Diretrizes
para Utilização
da Literatura
Médica

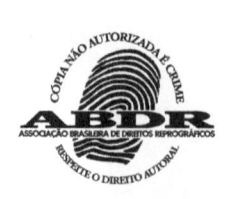

D597 Diretrizes para utilização da literatura médica : fundamentos para prática clínica da medicina baseada em evidências / Gordon Guyatt ... [et al.] ; tradução: Ananyr Porto Fajardo, Rita Brossard ; revisão técnica: Otávio Berwanger – 2. ed. – Porto Alegre : Artmed, 2011.
384 p. ; 20 cm.

ISBN 978-85-363-2403-6

1. Medicina clínica. I. Guyatt, Gordon.

CDU 616

Catalogação na publicação: Ana Paula M. Magnus – CRB-10/Prov-009/10

Gordon Guyatt, MD, MSc
Departments of Clinical Epidemiology
and Biostatistics and Medicine
Faculty of Health Sciences
McMaster University
Hamilton, Ontario, Canada

Drummond Rennie, MD
JAMA
Chicago, Illinois
Philip R. Lee Institute for Health Policy Studies
University of California, San Francisco
San Francisco, California, USA

Maureen O. Meade, MD, FRCPC, MSc
Departments of Medicine and Clinical
Epidemiology and Biostatistics
Faculty of Health Sciences
McMaster University
Hamilton, Ontario, Canada

Deborah J. Cook, MD, MSc
Departments of Medicine and Clinical
Epidemiology and Biostatistics
Faculty of Health Sciences
McMaster University
Hamilton, Ontario, Canada

Diretrizes para Utilização da Literatura Médica

2ª Edição

FUNDAMENTOS PARA PRÁTICA CLÍNICA
DA MEDICINA BASEADA EM EVIDÊNCIAS

Tradução:
Ananyr Porto Fajardo
Rita Brossard

Consultoria, supervisão e revisão técnica desta edição:
Otávio Berwanger
Diretor do Instituto de Ensino e Pesquisa do Hospital do Coração (HCor) de São Paulo.
Pós-Doutor em Epidemiologia pela Universidade Federal do Rio Grande do Sul (UFRGS).

artmed

2011

Obra originalmente publicada sob o título
Users' Guides to the Medical Literature:
Essentials of Evidence-Based Clinical Practice, Second Edition
ISBN 9780071590389 / 0071590382

Original edition copyright © 2008 by the American Medical Association (AMA).

Published by the McGraw-Hill Companies, Inc., New York, New York 10020.
All rights reserved.

Portuguese language translation copyright © 2011, Artmed Editora SA. All rights reserved.

All other rights reserved by the AMA. Additional proposed uses and licenses must be cleared by McGraw-Hill.

Users' Guides to the Medical Literature is a mark owned by the AMA.

Capa: *Mário Röhnelt*

Preparação de original: *Márcia Rolim Serafini*

Leitura final: *Mariana Medeiros Lenz*

Editora sênior – Biociências: *Letícia Bispo de Lima*

Editora responsável por esta obra: *Laura Ávila de Souza*

Projeto e editoração: *Techbooks*

Reservados todos os direitos de publicação, em língua portuguesa, à
ARTMED® EDITORA S.A.
Av. Jerônimo de Ornelas, 670 - Santana
90040-340 Porto Alegre RS
Fone (51) 3027-7000 Fax (51) 3027-7070

É proibida a duplicação ou reprodução deste volume, no todo ou em parte, sob quaisquer formas ou por quaisquer meios (eletrônico, mecânico, gravação, fotocópia, distribuição na Web e outros), sem permissão expressa da Editora.

SÃO PAULO
Av. Embaixador Macedo Soares, 10.735 - Pavilhão 5 - Cond. Espace Center
Vila Anastácio 05095-035 São Paulo SP
Fone (11) 3665-1100 Fax (11) 3667-1333

SAC 0800 703-3444

IMPRESSO NO BRASIL
PRINTED IN BRAZIL
Impresso sob demanda na Meta Brasil a pedido de Grupo A Educação.

A nossos estudantes de vários países, cujos interesse, paixão e perguntas investigadoras tornaram possível o desenvolvimento dos métodos que usamos para comunicar os conceitos da medicina baseada em evidências.

GG, MOM e DJC

À Deb, que cuidou de mim enquanto eu cuidava desse maravilhoso grupo de autores, em gratidão ao seu amor e bom humor.

DR

Colaboradores

Adrienne Randolph, MD, MSc
Department of Anesthesia, Perioperative and Pain Medicine
Children's Hospital Boston
Harvard Medical School
Boston, Massachusetts, USA

Ann McKibbon, MLS, PhD
Department of Clinical Epidemiology and Biostatistics
Health Information Research Unit
McMaster University
Hamilton, Ontario, Canada

Alexandra Barratt, MBBS, FAFPHM, MPH, PhD
Department of Epidemiology
School of Public Health
University of Sydney
Sydney, New South Wales, Australia

Brian Haynes, MD, MSc, PhD
Department of Clinical Epidemiology and Biostatistics
McMaster University
Hamilton, Ontario, Canada

Deborah J. Cook, MD, MSc
Departments of Medicine and Clinical Epidemiology and Biostatistics
Faculty of Health Sciences
McMaster University
Hamilton, Ontario, Canada

Dereck Hunt, MD, MSc, FRCPC
Health Information Research Unit
Henderson General Hospital
Hamilton, Ontario, Canada

Drummond Rennie, MD
JAMA
Chicago, Illinois
Philip R. Lee Institute for Health Policy Studies
University of California, San Francisco
San Francisco, California, USA

Gordon Guyatt, MD, MSc
Departments of Clinical Epidemiology and Biostatistics and Medicine
Faculty of Health Sciences
McMaster University
Hamilton, Ontario, Canada

Heiner C. Bucher, MD
Clinical Epidemiology
Basel Institute for Clinical
   Epidemiology
University Hospital Basel
Basel, Switzerland

Holger J. Schünemann, MD
Department of Epidemiology
Italian National Cancer
   Institute Regina Elena
Rome, Italy
Departments of Medicine
   and Social and Preventive
   Medicine
State University of New York at
   Buffalo
Buffalo, New York, USA

John P. A. Ioannidis, MD, PhD
Department of Hygiene and
   Epidemiology
University of Ioannina School
   of Medicine
Ioannina, Greece
Department of Medicine
Tufts University School of
   Medicine
Boston, Massachusetts, USA

Kameshwar Prasad, MD, DM, MMSc
Clinical Epidemiology Unit
All India Institute of Medical
   Sciences
New Delhi, India

Mark C. Wilson, MD, MPH
Department of Internal
   Medicine
University of Iowa Hospitals
   and Clinics
Iowa City, Iowa, USA

Maureen O. Meade, MD, FRCPC, MSc
Departments of Medicine and
   Clinical Epidemiology and
   Biostatistics
Faculty of Health Sciences
McMaster University
Hamilton, Ontario, Canada

Mitchell Levine, MD, MSc
Centre for Evaluation of
   Medicines
St. Joseph's Healthcare
Hamilton, Ontario, Canada

P. J. Devereaux, BSc, MD, PhD
Departments Clinical
   Epidemiology and
   Biostatistics
McMaster University
Hamilton, Ontario, Canada

Peter Wyer, MD
Department of Medicine
Columbia University College of
   Physicians and Surgeons
New York, New York, USA

Regina Kunz, MD, PhD
Basel Institute of Clinical
 Epidemiology
University Hospital Basel
Basel, Switzerland

Roman Jaeschke, MD, MSc
Department of Medicine
McMaster University
Hamilton, Ontario, Canada

Scott Richardson, MD
Department of Internal
 Medicine
Wright State University
Dayton, Ohio, USA

Sharon Straus, MD
Department of Medicine
University of Calgary
Calgary, Alberta, Canada
University of Toronto
Toronto, Ontario, Canada

Stephen Walter, PhD
Department of Clinical
 Epidemiology and
 Biostatistics
McMaster University
Hamilton, Ontario, Canada

Ted Haines, MD, MSc
Departments of Clinical
 Epidemiology and Biostatistics
 and Occupational
Health Program
McMaster University
Hamilton, Ontario, Canada

Thomas G. McGinn, MD, MPH
Department of General
 Internal Medicine
Mount Sinai School of
 Medicine
New York, New York, USA

Toshi A. Furukawa, MD, PhD
Department of Psychiatry
 and Cognitive-Behavioral
 Medicine
City University Graduate
 School of Medical Sciences
Mizuho-ku, Nagoya, Japan

Victor Montori, MD
Department of Medicine
Knowledge and Encounter
 Research Unit
Mayo Clinic and Foundation
Rochester, Minnesota, USA

Apresentação

Quando eu frequentava a escola na Inglaterra da época da guerra, a base do currículo, junto com banhos frios, matemática, repolho fervido e longas corridas de *cross-country*, era composta por latim e francês. É óbvio que latim era um exercício teórico – afinal de contas, os romanos estavam mortos. Contudo, embora a França fosse claramente visível logo além do Canal, durante anos esteve ocupada ou inacessível, de modo que aprender a língua francesa parecia também um exercício teórico, pouco prático. Era impensável para mim e para meus professores que eu fosse colocá-la em prática algum dia, que o francês fosse uma língua a ser falada.

Essa é a relação que muitos profissionais têm com a literatura médica: claramente visível, mas completamente inacessível. Reconhecemos que a prática deveria estar baseada em descobertas anunciadas nos periódicos médicos, mas também reconhecemos que em poucos anos a literatura dobra de tamanho, e a cada ano parecemos ter menos tempo para avaliá-la.[1] Dessa forma, a tarefa de dominar a literatura se torna cada vez mais impossível. A tradução de centenas de milhares de artigos sobre a prática do dia a dia parece ser uma tarefa obscura relegada para os outros. E, à medida que a literatura se torna mais inacessível, a ideia de que possa ser útil para determinado paciente se torna mais irreal.

Este livro, agora em sua 2ª edição, é planejado para mudar esse cenário. Ele foi desenvolvido para tornar o clínico fluente na linguagem da literatura médica em todas as suas formas; para libertá-lo da prática da medicina por repetição, por adivinhação e por sua experiência variavelmente integrada; para impedir que seja encurralado por representantes de empresas farmacêuticas ou por seus pacientes falando de novos tratamentos que ele não tem condições de avaliar; para acabar com sua dependência de fontes desatualizadas; para permitir que trabalhe a partir do paciente e use a literatura como uma ferramenta para resolver seus problemas; para oferecer-lhe acesso ao que for relevante e habilidade para avaliar a validade e a aplicabilidade a determinado paciente. Em outras palavras, para que o clínico consiga dominar o recurso mais poderoso da medicina.

A SÉRIE *USERS' GUIDES* NO JAMA

Deixei que Gordon Guyatt, MD, MSc, a força motriz, o organizador principal e o mais prolífico coautor da série *Users' Guides to the Medical Literature** no *Journal of the American Medical Association* (JAMA), descrevesse a história dessa série e deste livro no prefácio. Mas como o JAMA entrou nessa história?

No final da década de 1980, a convite de meu amigo David Sackett, MD, visitei seu departamento na Universidade McMaster para discutir um futuro empreendimento com o JAMA – uma série analisando as evidências por trás do exame e da história clínica. Depois dessas discussões, foi desenvolvida uma série de artigos e de revisões sistemáticas e, com o entusiástico apoio do então editor-chefe do JAMA, Dr. George Lundberg, o jornal começou a publicar a série *Rational Clinical Examination* em 1992.[2] Naquela época, eu havia estabelecido um excelente relacionamento profissional com o brilhante grupo da McMaster. Da mesma forma que Sackett, seu líder, seus membros tendiam a ser contrários ao individualismo, com experiência em trabalhar em conjunto e formar alianças com colegas novos e talentosos. Cumpriam suas promessas da mesma forma que seu líder.

Então, quando soube que estavam pensando em atualizar a maravilhosa série dos *Readers' Guides*, publicada em 1981 no *Canadian Medical Association Journal* (CMAJ), aproveitei essa relação profissional para instigá-los a atualizar e a expandir a série para o JAMA. Junto com Sackett e primeiro com Andy Oxman, MD, e depois com Gordon Guyatt na coordenação (quando Oxman saiu para assumir um posto em Oslo), nasceu a série *Users' Guides to the Medical Literature*. Começamos a publicar artigos da série no JAMA em 1993.[3]

---

* N. de T.: Publicado no Brasil pela Artmed em 2006 sob o título *Diretrizes para utilização de literatura médica: fundamentos para prática clínica da medicina baseada em evidências*.

No começo, pensamos que teríamos 8 ou 10 artigos, mas a resposta dos leitores foi tão entusiasmada, e a variedade de tipos de artigos na literatura foi tão grande que, 7 anos depois, ainda me encontro recebendo, enviando para revisão e editando artigos novos para a série. Um pouco antes que a 1ª edição deste livro fosse publicada, Gordon Guyatt e eu fechamos essa série em 25 partes, as quais apareceram como 33 artigos distintos para periódicos.

O passar dos anos, durante a preparação da série original do JAMA e a publicação da 1ª edição deste livro, trouxe um resultado particularmente útil. Alguns assuntos que eram raramente discutidos nos periódicos médicos importantes no início da década de 1990, mas que tinham desabrochado anos mais tarde, receberam a devida atenção. Por exemplo, em 2000, o JAMA publicou dois guias para usuários[4,5] sobre abordagem de relatos de pesquisa qualitativa na atenção em saúde. Para usar outro exemplo, revisões sistemáticas e metanálises, que receberam um enorme impulso pelas atividades da Cochrane Collaboration, tinham se tornado aspectos proeminentes da literatura. Um artigo[6] na série, publicado em 1994, discute como usar tais estudos. Outro exemplo seria o guia sobre recursos eletrônicos de informação em saúde[7], publicado em 2000. Cada um desses guias para usuários foi revisado e inteiramente atualizado para esta 2ª edição.

O LIVRO

Desde o início, os leitores nos instigaram a transformar a série em um livro. Essa era nossa intenção desde o princípio, mas cada artigo novo retardava sua implementação. Que sorte! Quando os *Readers' Guides* originais apareceram no CMAJ em 1981, a expressão "medicina baseada em evidências" de Gordon Guyatt ainda não tinha sido cunhada e somente uma ínfima proporção de profissionais de saúde tinha computador. A internet não existia, e a publicação eletrônica era apenas um sonho. Em 1992, a *web* – para fins práticos – mal tinha sido inventada; a bolha.com não tinha aparecido, muito menos estourado, e as profissões da saúde estavam recém começando a se alfabetizar em computação. Porém, no fim da década de 1990, quando Guyatt e eu propusemos aos colegas do JAMA a ideia de publicar não somente o livro impresso, mas também em formato para *web* e em CD-ROM, foram imediatamente receptivos. Colocar a última parte em prática foi um feito notável de Rob Hayward, MD, do Centre for Health Evidence da University of Alberta.

A ciência e a arte da medicina baseada em evidências (MBE), que este livro tanto reforça, desenvolveram-se marcantemente durante as duas últimas décadas, e isso está refletido em cada página. Encorajado pelo imediato sucesso da 1ª edição das *Diretrizes para utilização da literatura médica*, Gordon Guyatt e o Grupo de Trabalho em Medicina Baseada em Evidências mais uma vez atualizaram cada capítulo para esta 2ª edição.

Uma vez mais, agradeço a Gordon Guyatt por ser um autor inspirado e um maravilhoso professor, colega e amigo. Conheço pessoalmente e admiro muito um bom número de seus colegas do Grupo de Trabalho em Medicina Baseada em Evidências, mas seria injusto nomeá-los, dado o enorme esforço coletivo empreendido. Essa é uma empreitada que se concretizou devido ao esforço tenaz de muitos indivíduos. Do lado do JAMA, devo agradecer à enfermeira Annette Flanagin, MA, uma colega maravilhosa e eficiente, criativa e diplomática. Também agradeço a Barry Bowlus, a Joanne Spatz, a Margaret Winker, MD, e a Richard Newman, dos periódicos JAMA e Archives, que fizeram importantes contribuições. Além disso, agradeço os esforços de nossos parceiros na McGraw-Hill Medical – James Shanahan, Robert Pancotti, Scott Grillo e Helen Parr.

Finalmente, agradeço à Dra. Cathy DeAngelis, MD, MPH, editora-chefe dos periódicos JAMA e Archives, por seu forte apoio a mim, aos meus colegas e a este livro; por sua tolerância, e por manter o espírito de todos elevado com suas piadas formidáveis. Do princípio ao fim, Cathy levou o projeto adiante com sabedoria, bom humor e compreensão, e todos nós agradecemos.

Dr. Drummond Rennie
JAMA
University of California,
San Francisco

Referências

1. Durack DT. The weight of medical knowledge. *N Engl J Med*. 1978;298(14):773-775.
2. Sackett DL, Rennie D. The science of the art of the clinical examination. *JAMA*. 1992; 267(19): 2650-2652.
3. Guyatt GH, Rennie D. Users' guides to the medical literature. *JAMA*. 1993; 270(17):2096-2097.
4. Giacomini MK, Cook DJ; Evidence-Based Medicine Working Group. Users' guides to the medical literature, XXIII: qualitative research in health care A: are the results of the study valid? *JAMA*. 2000;284(3):357-362.
5. Giacomini MK, Cook DJ; Evidence-Based Medicine Working Group. Users' guides to the medical literature, XXIII: qualitative research in health care B: what are the results and how do they help me care for my patients? *JAMA*. 2000; 284(4):478-482.
6. Oxman AD, Cook DJ, Guyatt GH; Evidence-Based Medicine Working Group. Users' guides to the medical literature, VI: how to use an overview. *JAMA*. 1994; 272(17):1367-1371.
7. Hunt DL, Jaeschke R, McKibbon KA; Evidence-Based Medicine Working Group. Users' guides to the medical literature, XXI: using electronic health information resources in evidence-based practice. *JAMA*. 2000;283(14):1875-1879.

Prefácio

Em menos de 20 anos, a medicina baseada em evidências (MBE) avançou de uma tentativa de nome a um conceito inicial para a base fundamental da prática clínica que é usada no mundo todo. A primeira história do movimento apareceu na forma de um livro reconhecido.[1] Esta 2ª edição de *Diretrizes para utilização da literatura médica* reflete essa história e a base conceitual e pedagógica em evolução do movimento da MBE.

Em 1981, um grupo de epidemiologistas clínicos da Universidade McMaster, liderado por Dave Sackett, publicou a primeira de uma série de artigos orientando os clínicos sobre como ler artigos científicos.[2] Embora tenha sido um enorme avanço, a série tinha suas limitações. Depois de ensinar por muitos anos o que chamava de "avaliação crítica", o grupo foi reconhecendo cada vez mais a necessidade e os desafios de ir além da leitura superficial da literatura e do uso dos estudos de pesquisa para solucionar problemas de manejo de pacientes no dia a dia.

Em 1990, assumi o cargo de diretor da residência do Programa de Medicina Interna da McMaster. Sob a liderança de David Sackett, a avaliação crítica evoluiu para uma filosofia de prática médica baseada no conhecimento e na compreensão da literatura médica (ou na falta de tal conhecimento e de tal compreensão) apoiando cada decisão clínica. Acreditávamos que isso representasse um estilo fundamentalmente diferente de prática e precisávamos de uma expressão que capturasse essa diferença.

Minha missão como diretor da residência era treinar médicos para essa nova abordagem na prática clínica. Na primavera de 1990, apresentei nossos planos de modificação do programa aos membros do Departamento de Medicina, sendo que muitos deles não simpatizaram com a ideia. A expressão sugerida para descrever a nova abordagem era *medicina científica*. Aqueles já hostis ficaram enfurecidos e perturbados com a sugestão de que fossem "não científicos". Minha segunda tentativa de um nome para nossa filosofia de prática médica, medicina baseada em evidências, mostrou-se atraente.

A MBE apareceu primeiro no outono de 1990 em um documento informativo para residentes ingressantes ou pensando em se inscrever no programa de residência. A passagem relevante era:

> Os residentes aprendem a desenvolver uma atitude de "ceticismo esclarecido" em relação à aplicação de tecnologias diagnósticas, terapêuticas e prognósticas em seu manejo de pacientes no dia a dia. Esta abordagem [...] foi chamada de "medicina baseada em evidências" [...] A meta é conhecer as evidências que embasam a prática de alguém, a solidez das evidências e a força da inferência que as evidências permitem. A estratégia empregada exige um delineamento claro da(s) questão(ões) relevante(s); uma busca cuidadosa da literatura relacionada às questões; uma avaliação crítica das evidências e de sua aplicabilidade à situação clínica, e uma aplicação equilibrada das conclusões ao problema clínico.

A primeira vez que a expressão apareceu publicada foi no *American College of Physicians' Journal Club* em 1991.[3] Enquanto isso, nosso grupo de entusiasmados educadores médicos baseados em evidências da McMaster, incluindo Brian Haynes, Deborah J. Cook e Roman Jaeschke, estava refinando a prática e o ensino de MBE. Acreditando que estávamos chegando a algo grandioso, vinculamo-nos a um grupo maior de médicos professores universitários, em grande parte dos Estados Unidos, para formar o primeiro grupo de trabalho sobre MBE, e publicamos um artigo que expandiu enormemente a descrição da MBE, designando-a como "mudança de paradigma".[4]

Esse grupo de trabalho assumiu então a tarefa de produzir um novo conjunto de artigos – o sucessor dos guias para usuários – para apresentar uma abordagem mais realista da aplicação da literatura médica à prática clínica. Apesar de um grande número de pessoas ter feito importantes contribuições, o grupo que não era da McMaster ofereceu a maior contribuição ao intenso desenvolvimento de estratégias educacionais, incluindo Scott Richardson, Mark Wilson, Rob Hayward e Virginia Moyer. Com o infatigável apoio e a sábia orientação do editor substituto do JAMA, Drummond Rennie, o Grupo de Trabalho em Medicina Baseada em Evidências criou uma série em 25 partes intitulada *Users' Guides to the Medical Literature*, publicada entre 1993 e 2000.[5] A 1ª edição do livro foi descendente direta dessa série do JAMA, e esta 2ª edição representa sua mais recente versão.

Não demorou muito para que as pessoas imaginassem que os princípios da MBE eram igualmente aplicáveis para outros profissionais de atenção à saúde, incluindo enfermeiros, dentistas, ortodontistas, fisioterapeutas, terapeutas ocupacionais, quiropráticos e podiatras. Assim, expressões como *cuidados de saúde baseados em evidências* ou *prática baseada em evidências* são apropriadas para abranger toda a gama de aplicações clínicas da abordagem baseada em evidências à atenção ao paciente. Como este livro é direcionado principalmente aos médicos, mantivemos a expressão MBE.

Esta edição apresenta o que aprendemos com nossos alunos em 25 anos de ensino sobre conceitos de MBE. Graças ao interesse, ao entusiasmo e à diversidade desses alunos, conseguimos apresentar o conteúdo com crescente clareza e identificar exemplos mais exatos. Durante mais de 10 anos, nosso grupo ministrou uma oficina chamada Como ensinar prática baseada em evidências, na McMaster. Nessa oficina, mais de 100 professores de MBE do mundo todo, em estágios variados de suas carreiras como educadores, engajam-se em uma semana de educação mútua. Compartilham suas experiências, divulgam conceitos de MBE a estudantes e a recém-graduados, a residentes e a pós-graduandos. Invariavelmente, mesmo o mais antigo entre nós sai com novas e melhores maneiras de ajudar os estudantes a aprender ativamente os princípios fundamentais da MBE.

Também somos abençoados pela oportunidade de viajar pelo mundo, ajudando a ensinar em outras oficinas sobre MBE. Participar de tais encontros em lugares como Tailândia, Arábia Saudita, Egito, Paquistão, Omã, Cingapura, Filipinas, Japão, Peru, Chile, Brasil, Alemanha, Espanha, França, Bélgica, Noruega e Suíça – a lista continua – oferece-nos uma oportunidade de testar e refinar nossas abordagens de ensino com estudantes que têm formação e expectativas tremendamente heterogêneas. Em cada uma dessas oficinas, os professores locais de MBE compartilham suas experiências, lutas, realizações e dicas para o ensino de MBE, que são acrescentados ao nosso repertório.

Agradecemos pelo extraordinário privilégio de compartilhar, na forma desta 2ª edição de *Diretrizes para utilização da literatura médica*, o que aprendemos.

Gordon Guyatt, MD, MSc
University McMaster

Referências

1. Daly J. *Evidence-Based Medicine and the Search for a Science of Clinical Care.* Berkeley, CA: Milbank Memorial Fund and University of California Press; 2005.
2. How to read clinical journals, I: why to read them and how to start reading them critically. *CMAJ.* 1981;124(5):555-558.
3. Guyatt G. Evidence-based medicine. *ACP J Club (Ann Intern Med).* 1991;114 (suppl 2): A-16.
4. Evidence-Based Medicine Working Group. Evidence-based medicine: a new approach to teaching the practice of medicine. *JAMA.* 1992;268(17):2420-2425.
5. Guyatt GH, Rennie D. Users' guides to the medical literature. *JAMA.* 1993; 270(17): 2096-2097.

Sumário

1 Como usar a literatura médica – e este livro – para melhorar a atenção ao seu paciente 23
2 A filosofia da medicina baseada em evidências 27
3 Qual é a questão? 38
4 Encontrando as evidências 53
5 Por que os resultados dos estudos podem estar errados: erro aleatório e viés 97
6 Terapia (ensaios clínicos randomizados) 105
7 O tratamento diminui o risco? Compreendendo os resultados 133
8 Intervalos de confiança 147
9 Dano (estudos observacionais) 161
10 O processo de diagnóstico 188
11 Diagnóstico diferencial 198
12 Testes diagnósticos 214
13 Prognóstico 242
14 Sumarizando as evidências 259
15 Como usar uma recomendação para o manejo do paciente 285

Glossário 315
Índice 375

1

Como usar a literatura médica – e este livro – para melhorar a atenção ao seu paciente

GORDON GUYATT E MAUREEN O. MEADE

Neste capítulo:
- A estrutura das *Diretrizes para utilização da literatura médica*
- A abordagem das *Diretrizes para utilização da literatura médica*

O objetivo deste livro é ajudá-lo a fazer uso eficiente da literatura publicada para orientação da atenção a seu paciente. O que a literatura publicada abrange? Nossa definição é ampla. Você pode encontrar *evidências* em uma larga variedade de fontes, incluindo artigos originais de periódicos, *revisões* e *sinopses* de *estudos primários, diretrizes de prática* e livros-texto tradicionais e inovadores. Cada vez mais os clínicos podem acessar com maior facilidade muitas dessas fontes por meio da *web*. No futuro, a internet poderá ser a única rota de acesso para alguns recursos.

A ESTRUTURA DAS DIRETRIZES PARA UTILIZAÇÃO DA LITERATURA MÉDICA

Este livro não é como um romance, que você lê do princípio ao fim de uma vez só; na realidade, as *Diretrizes* estão desenhadas de modo que cada parte seja largamente autoexplicativa. Assim, esperamos que os clínicos possam ser seletivos na leitura. Também pode descobrir que o glossário de expressões é um útil lembrete das definições formais de expressões usadas no livro. Todos os itens do glossário aparecem em itálico no texto.

A ABORDAGEM DAS DIRETRIZES PARA UTILIZAÇÃO DA LITERATURA MÉDICA

A estrutura deste livro reflete como acreditamos que você deveria fazer uso da literatura para prestar um atendimento ótimo ao paciente. Nossa abordagem para responder a diagnóstico, tratamento, *dano* e *prognóstico* começa quando o profissional se depara com um dilema clínico (Fig. 1.1). Tendo identificado o problema, formula uma pergunta clínica estruturada (ver Cap. 3, Qual é a Pergunta?) e continua com a descoberta das melhores evidências relevantes (ver Cap. 4, Encontrando as evidências) (Fig. 1.1).

A maior parte dos capítulos inclui um exemplo de busca pelas melhores evidências. Essas buscas eram acuradas quando foram

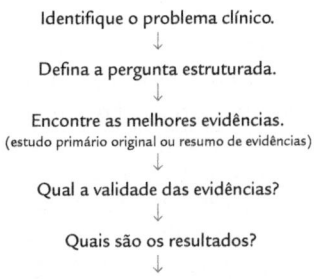

Identifique o problema clínico.
↓
Defina a pergunta estruturada.
↓
Encontre as melhores evidências.
(estudo primário original ou resumo de evidências)
↓
Qual a validade das evidências?
↓
Quais são os resultados?
↓
Como eu deveria aplicar os resultados ao atendimento do paciente?

FIGURA 1.1 Usando a literatura médica para prestar um atendimento ótimo ao paciente.

feitas, mas é improvável que você consiga exatamente os mesmos resultados se repeti-las agora. Os motivos para isso incluem acréscimos à literatura e mudanças estruturais ocasionais nas bases de dados. Assim, você deveria encarar as buscas como ilustração dos princípios de busca, em vez de buscas atualmente definitivas abordando a pergunta clínica.

Tendo identificado as melhores evidências, o clínico continua ao longo dos três passos para avaliá-las (Fig. 1.1). O primeiro passo é fazer a pergunta "os resultados do estudo são válidos?" Essa pergunta tem a ver com a credibilidade dos resultados. Outra maneira de fazer a pergunta é "esses resultados representam uma estimativa não enviesada da verdade ou foram influenciados de alguma maneira sistemática para levar a uma falsa conclusão?"

No segundo passo – quais são os resultados? – consideramos o tamanho e a precisão do *efeito do tratamento* com base nos ensaios clínicos randomizados (terapia) (ver Cap. 6, Terapia [ensaios clínicos randomizados]; Cap. 7, O tratamento diminui o risco? Compreendendo os resultados, e Cap. 8, Intervalos de confiança), as evidências que nos ajudam a gerar *probabilidades pré-teste* e a ir para *probabilidades pós-teste*, os resultados dos testes (diagnóstico) (ver Cap. 11, Diagnóstico diferencial, e Cap. 12, Testes diagnósticos), o tamanho e a precisão de nossa estimativa de um efeito prejudicial com base em estudos observacionais (dano) (ver Cap. 9, Dano [estudos observacionais]) e nossa melhor estimativa do destino de um paciente (prognóstico) (ver Cap. 13, Prognóstico).

À medida que compreendemos o resultado, podemos fazer a nós mesmos a terceira pergunta: "Como posso aplicar esses resultados ao atendimento do paciente?" Essa pergunta tem duas partes. Primeiro, você consegue generalizar (ou, para dizer de outro modo, particularizar) os resultados para seu paciente? Por exemplo, você deveria hesitar em instituir um tratamento se seu paciente fosse muito diferente daqueles que participaram do ensaio ou dos ensaios clínicos. Segundo, se os resultados forem generalizáveis para seu paciente, qual é a significância para ele? Os investigadores mediram todos os *desfechos importantes para os pacientes*? O impacto de uma intervenção depende tanto dos benefícios quanto dos *riscos* de estratégias de manejo alternativas.

Para ajudar a demonstrar a relevância clínica dessa abordagem, começamos cada capítulo central com um cenário clínico, demonstramos uma busca por literatura relevante e apresentamos uma tabela que sumariza os critérios para avaliação da validade, os resultados e a aplicabilidade do artigo de interesse. Então abordamos o cenário clínico por meio dos critérios de validade, de resultados e de aplicabilidade a um artigo da literatura médica.

A experiência nas enfermarias e em ambulatórios, além da primeira edição das *Diretrizes para utilização da literatura médica*, nos ensinou que essa abordagem é bem adequada às necessidades de qualquer clínico que esteja animado para alcançar uma prática baseada em evidências.

2

A filosofia da medicina baseada em evidências

GORDON GUYATT, BRIAN HAYNES, ROMAN JAESCHKE,
MAUREEN O. MEADE, MARK WILSON,
VICTOR MONTORI E SCOTT RICHARDSON

Neste capítulo:

- Dois princípios fundamentais da MBE
  Uma hierarquia das evidências
  Tomada de decisão clínica: evidências nunca são suficientes
- Habilidades clínicas, humanismo e MBE
- Desafios adicionais para a MBE

A *medicina baseada em evidências* (MBE) é sobre a solução de problemas clínicos.[1] Em 1992, descrevemos a MBE como uma mudança nos paradigmas médicos.[1] Em comparação com o paradigma tradicional da prática médica, a MBE atribui um valor menor à experiência clínica não sistemática e à base fisiopatológica, enfatiza o exame de *evidências* a partir da pesquisa clínica, sugere que a interpretação dos resultados da pesquisa clínica exige um conjunto formal de regras e atribui um valor mais baixo à autoridade do que o paradigma médico tradicional. Embora continuemos a achar que essa mudança de paradigma seja uma maneira válida de conceituar a MBE, frequentemente o mundo é complexo o suficiente para sugerir mais de uma maneira útil de pensar a respeito de uma ideia ou de um fenômeno. Neste capítulo, descrevemos outra conceituação que enfatiza como a MBE complementa e aperfeiçoa as habilidades tradicionais da prática clínica.

DOIS PRINCÍPIOS FUNDAMENTAIS DA MBE

Como uma abordagem característica à atenção ao paciente, a MBE envolve dois princípios fundamentais. Primeiro, postula uma *hierarquia de evidências* para orientar a tomada de decisão clínica. Segundo, a evidência sozinha nunca é suficiente para tomar uma decisão clínica. Os tomadores de decisão sempre devem pesar os benefícios e os riscos, a inconveniência e os custos associados a estratégias de manejo alternativas e, ao fazê-lo, considerar os valores e as preferências dos seus pacientes.

Uma hierarquia das evidências

Qual é a natureza das evidências na MBE? Sugerimos uma definição ampla: qualquer observação empírica constitui uma evidência em potencial, seja ela sistematicamente coletada ou não. Assim, as observações não sistemáticas do clínico individual constituem uma fonte de evidências; experimentos fisiológicos constituem outra fonte. As observações não sistemáticas podem levar a *insights* profundos, e os clínicos inteligentes desenvolvem um saudável respeito pelos *insights* de seus colegas mais velhos a respeito de observação clínica, diagnóstico e relação com pacientes e colegas.

Ao mesmo tempo, nossas observações clínicas pessoais frequentemente são limitadas por um tamanho de amostra pequeno e por deficiências em processos humanos de elaboração de inferências.[3] Previsões a respeito de efeitos de intervenção sobre desfechos importantes para o paciente, baseadas em experimentos fisiológicos, normalmente estão certas, porém ocasionalmente estão desastrosamente erradas. Numerosos fatores podem induzir os clínicos ao erro quando tentam interpretar os resultados de ensaios clínicos abertos convencionais de terapia, que incluem *história natural*, *efeitos placebo*, expectativas do paciente e do trabalhador da saúde e o desejo do paciente de agradar.

Dadas as limitações de observações clínicas não sistemáticas e de base fisiológica, a MBE sugere diversas hierarquias de evidências, uma das quais se relaciona a aspectos da *prevenção* e do tratamento (Tab. 2.1).

Aspectos do diagnóstico ou do *prognóstico* requerem diferentes hierarquias. Por exemplo, a *randomização* não é relevante para classificar quanto um teste consegue distinguir indivíduos com uma condição de interesse ou uma doença daqueles que estão saudáveis ou que apresentam uma condição ou uma doença concorrente. Para diagnóstico, o topo da hierarquia incluiria estudos que aceitassem pacientes sobre os quais os clínicos tivessem incerteza diagnóstica e que realizassem uma comparação *cega* entre o teste candidato e um *critério padrão* (ver Cap. 12, Testes diagnósticos).

TABELA 2.1 Hierarquia da força das evidências para prevenção e decisões de tratamento

- Ensaio clínico randomizado de n=1
- Revisões sistemáticas de ensaios clínicos randomizados
- Ensaio clínico randomizado individual
- Revisão sistemática de estudos observacionais abordando desfechos importantes para o paciente
- Estudo observacional único abordando desfechos importantes para o paciente
- Estudos fisiológicos (estudos da pressão sanguínea, débito cardíaco, capacidade para exercícios, densidade óssea e assim por diante)
- Observações clínicas não sistemáticas

A pesquisa clínica vai além da observação clínica não sistemática ao fornecer estratégias que evitem ou atenuem resultados falsos. As mesmas estratégias que minimizam o viés em ensaios terapêuticos convencionais envolvendo múltiplos pacientes podem resguardar contra resultados enganosos em estudos envolvendo pacientes únicos.[4] No *ensaio clínico randomizado de n = 1* (ECR de n = 1), o paciente e o clínico sofrem um cegamento para o fato de o paciente receber o medicamento ativo ou um placebo. O paciente atribui conceitos quantitativos a sintomas problemáticos durante cada período, e o ECR de n = 1 continua até que tanto o paciente quanto o clínico concluam se o primeiro está ou não se beneficiando da intervenção alvo. Os ECRs de n = 1 podem fornecer evidências definitivas sobre a efetividade de tratamento em pacientes individuais[5,6] e podem levar, no longo prazo, a diferenças na administração do tratamento.[7] Infelizmente, os ECRs de n = 1 estão restritos a condições crônicas com tratamentos que agem e param de agir rapidamente e estão sujeitos a consideráveis desafios logísticos. Normalmente devemos, portanto, nos basear em estudos de outros pacientes para fazer inferências relacionadas àquele à nossa frente.

O fato de o clínico generalizar, para seus pacientes, a partir dos resultados em outras pessoas, inevitavelmente enfraquece as inferências sobre impacto do tratamento e introduz aspectos complexos de como os resultados do ensaio clínico se aplicam a pacientes individuais. As inferências podem, apesar de tudo, ser fortes se os resultados vierem de uma *revisão sistemática* de ECRs metodologicamente fortes, com resultados consistentes. Geralmente as inferências serão um pouco mais fracas se for considerado um único ECR, a menos que seja grande e tenha arrolado pacientes muito semelhantes ao paciente em consideração (Tab. 2.1). Como os estudos observacionais podem subestimar ou, mais tipicamente, superestimar os *efeitos do tratamento* de maneira imprevisível,[8,9] seus resultados são menos confiáveis do que os de ECRs. Estudos fisiológicos e observações clínicas não sistemáticas fornecem as inferências mais fracas a respeito de efeitos de tratamento.

Essa hierarquia não é absoluta. Se os efeitos do tratamento forem suficientemente grandes e consistentes, estudos observacionais cuidadosamente conduzidos podem fornecer evidências mais fortes do que ECRs mal conduzidos. Por exemplo, estudos observacionais resultaram em inferências extremamente fortes sobre a eficácia da penicilina em pneumonia pneumocócica ou sobre a substituição de quadril em pacientes com osteoartrite debilitante do quadril. Definir a medida em que os clínicos devem moderar a força de suas inferências, quando somente estudos observacionais estão disponíveis, continua sendo um dos desafios importantes em MBE.

A hierarquia implica um claro curso de ação para que os médicos abordem os problemas dos pacientes; é a partir dela que deveriam procurar pelas evidências de melhor qualidade disponível. A hierarquia deixa claro que qualquer afirmativa de que não existe evidência para o efeito de um tratamento em particular não tem lógica. As evidências podem ser extremamente fracas – como a observação não sistemática de um único clínico ou os estudos fisiológicos que apontam para mecanismos de ação que são apenas indiretamente relacionados – mas sempre existe evidência.

Tomada de decisão clínica: evidências nunca são suficientes

Imagine uma mulher com dor crônica resultante de câncer terminal. Ela aceitou seu problema, resolveu seus assuntos privados, despediu-se e deseja receber somente cuidados paliativos. Ela desenvolve pneumonia pneumocócica severa. As evidências de que a antibioticoterapia reduz a morbidade e a mortalidade por pneumonia pneumocócica são fortes. Contudo, mesmo evidências tão convincentes não obrigam que essa paciente deva receber antibióticos. Seus valores são tais que ela preferiria abster-se do tratamento.

Agora imagine um segundo paciente, um homem de 85 anos de idade com demência severa que está mudo e incontinente, sem família ou amigos e que passa seus dias em aparente desconforto. Esse homem desenvolve pneumonia pneumocócica. Embora muitos clínicos discutam que aqueles responsáveis por seu atendimento não deveriam administrar nenhuma antibioticoterapia, outros sugerem que deveriam. Novamente, as evidências sobre a efetividade do tratamento não implicam automaticamente que o tratamento deva ser administrado.

Finalmente, imagine um terceiro paciente, uma mãe saudável com 30 anos de idade com dois filhos, que desenvolve pneumonia pneumocócica. Nenhum clínico duvidaria da sensatez de administrar a antibioticoterapia a essa paciente. Isso não significa, contudo, que um juízo de valor subjacente tenha sido desnecessário. Nossos valores são suficientemente concordantes e os benefícios ultrapassam tanto os riscos do tratamento que o juízo de valor subjacente é inaparente.

Por valores e preferências queremos dizer o rol de metas, expectativas, predisposições e crenças que os indivíduos têm para certas decisões e seus desfechos em potencial. A enumeração e o equilíbrio explícitos dos benefícios e dos riscos, central na MBE, traz os juízos de valor subjacentes à tomada de decisões de manejo a um relevo evidente.

Reconhecer que os valores desempenham seu papel em cada decisão importante de tratamento de um paciente ressalta nossa compreensão limitada sobre como assegurar que as decisões sejam consistentes com os valores individuais e, quando for apropriado, da sociedade. Economistas da saúde desempenharam um papel importante no desenvolvimento da ciência de mensurar as preferências dos pacientes.[10,11] Algumas decisões ajudam a incorporar indiretamente os valores dos pacientes. Se os pacientes realmente compreendem os riscos e os benefícios potenciais, suas decisões refletirão suas preferências.[12] Esses acontecimentos constituem um começo promissor. Contudo, ainda existem muitas perguntas não respondidas, referentes a como favorecer a expressão de preferências e a como incorporá-las em consultas clínicas já sujeitas a esmagadoras pressões de tempo.

A seguir, comentamos brevemente as habilidades adicionais que os clínicos devem dominar para alcançar uma atenção ótima ao paciente e a relação dessas habilidades com a MBE.

HABILIDADES CLÍNICAS, HUMANISMO E MBE

Ao resumir as habilidades e os atributos necessários para a prática baseada em evidências, a Tabela 2.2 ressalta como a MBE complementa aspectos tradicionais da experiência clínica. Um de nós, um internista de atenção de nível secundário, desenvolveu uma lesão em seu lábio um pouco antes de uma apresentação importante. Ficou preocupado e, pensando se deveria aplicar aciclovir, continuou

TABELA 2.2 Conhecimento e habilidades necessárias para uma prática baseada em evidências ótima

- Experiência em diagnóstico
- Conhecimento básico em profundidade
- Habilidades efetivas de busca na literatura
- Habilidades efetivas em avaliação crítica
- Habilidade para definir e compreender benefícios e riscos de alternativas
- Compreensão fisiológica em profundidade permitindo aplicação de evidências ao indivíduo
- Sensibilidade e habilidades de comunicação necessárias para uma completa compreensão do contexto do paciente
- Habilidade para permitir a expressão e compreender os valores e as preferências do paciente e aplicá-los às decisões de manejo

a gastar os 30 minutos seguintes procurando e avaliando evidências da mais alta qualidade. Quando começou a discutir sua incerteza remanescente com sua parceira, uma experiente dentista, ela interrompeu a discussão exclamando: "Mas, meu querido, isso não é herpes!"

Essa história ilustra a necessidade de obter o diagnóstico correto antes de buscar e aplicar evidências de pesquisa relacionadas ao tratamento ótimo. Depois de fazer o diagnóstico, o clínico se baseia em experiência e em conhecimento anterior para definir as opções de manejo relevantes. Tendo identificado as opções, pode procurar, avaliar e aplicar as melhores evidências relacionadas ao tratamento.

Ao aplicar as evidências, os clínicos se baseiam em sua experiência para definir aspectos que afetam a aplicabilidade dos resultados ao paciente individual. O clínico deve julgar a medida em que as diferenças no tratamento (p. ex., experiência cirúrgica local ou a possibilidade de não *adesão* do paciente), a disponibilidade de monitoramento ou as características do paciente (como idade, comorbidade ou circunstâncias pessoais) podem afetar as estimativas e o risco proveniente da literatura publicada.

Compreender as circunstâncias pessoais do paciente é particularmente importante[12] e exige compaixão, habilidades de escuta sensível e amplas perspectivas a partir das humanidades e das ciências sociais. Para alguns pacientes, a incorporação de valores dos pacientes às decisões importantes significará todo um rol de possíveis benefícios, riscos e inconveniências associadas a estratégias alternativas de manejo que sejam relevantes para ele. Para alguns pacientes e problemas, essa discussão deveria envolver a sua família. Para outros problemas – a discussão de *rastreamento* com antígeno específico para próstata com pacientes homens mais velhos, por exemplo – tentar envolver outros membros da família poderia violar fortes normas culturais.

Alguns pacientes ficam desconfortáveis com uma discussão explícita sobre benefícios e riscos e resistem a que os clínicos coloquem o que percebem como uma excessiva responsabilidade pela tomada de decisão sobre seus ombros.[13] Em tais casos, é responsabilidade do médico desenvolver percepção para garantir que as escolhas sejam consistentes com os valores e as preferências do paciente. Compreender e implementar o tipo de processo de tomada de decisão que os pacientes desejam e comunicar a informação da qual precisam com efetividade requer habilidades na compreensão da narrativa do paciente e da pessoa por trás da narrativa.[14,15]

DESAFIOS ADICIONAIS PARA A MBE

Os clínicos descobrirão que as limitações de tempo representam o maior desafio para a prática baseada em evidências. Felizmente, novos recursos para ajudá-los estão disponíveis e o ritmo da inovação é rápido. Pode-se considerar uma classificação de fontes de informação que vem com um recurso de memorização em inglês, 4S*: o estudo individual, a revisão sistemática de todos os estudos disponíveis sobre determinado problema, uma *sinopse* tanto de estudos individuais quanto de resumos e *sistemas* de informação.[16] Por sistemas queremos dizer resumos que se vinculam a várias sinopses relacionadas à atenção do problema de um paciente (sangramento gastrintestinal superior agudo) ou tipo de paciente em particular (paciente diabético ambulatorial) (Tab. 2.3). A seleção e a sumarização baseada em evidências está se tornando cada vez mais disponível em cada nível (ver Cap. 4, Encontrando as evidências).

---

* Em inglês, Studies, Systematic reviews, Synopses e Systems.

TABELA 2.3 Uma hierarquia das evidências pré-processadas[16]

Estudos	O pré-processamento envolve a seleção somente daqueles estudos que sejam tanto altamente relevantes quanto caracterizados por delineamentos de estudo que minimizem vieses e, assim, permitam uma maior força de inferência.
Revisões sistemáticas	Revisões envolvendo a identificação, a seleção, a avaliação e o resumo de estudos primários, abordando uma pergunta clínica focada usando métodos para reduzir a probabilidade de viés.
Sinopses	Resumos breves que englobem os detalhes metodológicos e os resultados-chave de um único estudo ou revisão sistemática.
Sistemas	Diretrizes de prática, protocolos assistenciais ou resumos de livros baseados em evidências, que integrem a informação baseada em evidências sobre problemas clínicos específicos e forneçam atualizações regulares para orientar a atenção a pacientes individuais.

Um segundo desafio enorme para a prática baseada em evidências é garantir que as estratégias de manejo sejam consistentes com os valores e as preferências do paciente. Em um ambiente com restrição de tempo, como podemos assegurar que o envolvimento do paciente na tomada de decisão tem o formato e a extensão que deseja e que o desfecho reflete suas necessidades e vontades? Progredir na abordagem dessa questão intimidadora exigirá um gasto considerável de tempo e energia intelectual por parte dos clínicos pesquisadores.

Este livro trabalha fundamentalmente com a tomada de decisão feita em nível de paciente individual. As abordagens baseadas em evidências também podem informar a elaboração de políticas de saúde,[17] decisões do dia a dia em saúde pública e decisões em nível de sistema, como aquelas enfrentadas por administradores de hospitais. Em cada uma dessas áreas, a MBE pode apoiar a meta apropriada de conseguir o maior benefício em saúde a partir de recursos limitados.

No campo político, lidar com valores diferentes coloca ainda mais desafios do que no escopo da atenção ao paciente individual. Deveríamos nos restringir à alocação alternativa de recursos em uma combinação fixa de recursos de atenção à saúde ou deveríamos comparar serviços de atenção à saúde em relação, por exemplo, a tarifas mais baixas para indivíduos ou para corporações? Como devemos lidar com o grande corpo de estudos observacionais sugerindo que fatores econômicos e sociais podem ter uma influência maior sobre a saúde das populações do que a prestação de atenção à saúde? Como devemos lidar com a tensão entre o que pode ser melhor para a pessoa e o que pode ser ótimo para a sociedade da qual a pessoa faz parte? O debate sobre tais assuntos está no cerne da elaboração de políticas de saúde baseada em evidências, mas, inevitavelmente, tem implicações na tomada de decisão em nível de paciente individual.

Referências

1. Haynes R, Sackett R, Gray J, Cook D, Guyatt G. Transferring evidence from research into practice, 1: the role of clinical care research evidence in clinical decisions. *ACP J Club.* 1996;125(3):A14-A16.
2. Napodano R. *Values in Medical Practice.* New York, NY: Humana Sciences Press; 1986.
3. Nisbett R, Ross L. *Human Inference.* Englewood Cliffs, NJ: Prentice-Hall; 1980.
4. Guyatt G, Sackett D, Taylor D, Chong J, Roberts R, Pugsley S. Determining optimal therapy—randomized trials in individual patients. *N Engl J Med.* 1986;314(14): 889-892.
5. Guyatt G, Keller J, Jaeschke R, Rosenbloom D, Adachi J, Newhouse M. The n-of-1 randomized controlled trial: clinical usefulness: our three-year experience. *Ann Intern Med.* 1990;112(4):293-299.
6. Larson E, Ellsworth A, Oas J. Randomized clinical trials in single patients during a 2-year period. *JAMA.* 1993;270(22):2708-2712.
7. Mahon J, Laupacis A, Donner A, Wood T. Randomised study of n of 1 trials versus standard practice. *BMJ.* 1996;312(7038):1069-1074.
8. Guyatt G, DiCenso A, Farewell V, Willan A, Griffith L. Randomized trials versus observational studies in adolescent pregnancy prevention. *J Clin Epidemiol.* 2000;53(2):167-174.
9. Kunz R, Oxman A. The unpredictability paradox: review of empirical comparisons of randomised and non-randomised clinical trials. *BMJ.* 1998;317(7167): 1185-1190.

10. Drummond M, Richardson W, O'Brien B, Levine M, Heyland D. Users' Guide to the Medical Literature XIII: how to use an article on economic analysis of clinical practice, A: are the results of the study valid? *JAMA*. 1997;277(19):1552-1557.
11. Feeny D, Furlong W, Boyle M, Torrance G. Multi-attribute health status classification systems: health utilities index. *Pharmacoeconomics*. 1995;7(6):490-502.
12. O'Connor A, Rostom A, Fiset V, et al. Decision aids for patients facing health treatment or screening decisions: systematic review. *BMJ*. 1999;319(7212):731-734.
13. Sutherland H, Llewellyn-Thomas H, Lockwood G, Tritchler D, Till J. Cancer patients: their desire for information and participation in treatment decisions. *J R Soc Med*. 1989;82(5):260-263.
14. Greenhalgh T. Narrative based medicine: narrative based medicine in an evidence based world. *BMJ*. 1999;318(7179):323-325.
15. Greenhalgh T, Hurwitz B. Narrative based medicine: why study narrative? *BMJ*. 1999;318(7175):48-50.
16. Haynes R. Of studies, syntheses, synopses, and systems: the "4S" evolution of services for finding current best evidence. *ACP J Club*. 2001;134(2):A11-A13.
17. Muir Gray F, Haynes R, Sackett D, Cook D, Guyatt G. Transferring evidence from research into practice, III: developing evidence-based clinical policy. *ACP J Club*. 1997;126(2):A14-A16.

3

Qual é a questão?

GORDON GUYATT, MAUREEN O. MEADE,
SCOTT RICHARDSON E ROMAN JAESCHKE

Neste capítulo:

- Três maneiras de utilizar a literatura médica
    Leitura superficial
    Solução de problemas
    Questões básicas e clínicas
- Esclarecendo sua questão
    A estrutura: pacientes, intervenção ou exposição, desfecho
    Cinco tipos de questões clínicas
    Encontrando um estudo adequadamente delineado para seu tipo de questão
    Três exemplos de esclarecimento de questão
    Exemplo 1 – Diabete e pressão sanguínea a ser alcançada
    Exemplo 2 – Perda transitória de consciência
    Exemplo 3 – Carcinoma de células escamosas
- Definindo a questão: conclusão

TRÊS MANEIRAS DE UTILIZAR A LITERATURA MÉDICA

Considere uma estudante de medicina, no início de seu treinamento, examinando um paciente com diabete melito recentemente diagnosticado. Ela fará perguntas como: o que é o diabete melito do tipo 2? Por que este paciente tem poliúria? Por que este paciente tem adormecimento e dor nas pernas? Que opções de tratamento estão disponíveis? Essas perguntas abordam a fisiologia humana normal e a fisiopatologia associada a um problema médico.

Livros tradicionais de medicina que descrevem a fisiologia, a patologia, a epidemiologia e as abordagens gerais de tratamentos fundamentais fornecem um recurso excelente para tratar essas *questões básicas*. Os tipos de questões que os clínicos amadurecidos normalmente fazem requerem recursos diferentes.

Leitura superficial

Um médico internista escaneando o ACP Journal Club de setembro/outubro de 2005 (http://www.acponline.org/journals/acpjc/jcmenu.htm) se depara com os seguintes artigos: *Intensive insulin-glucose infusion regimens with long-term or standard glucose control did not differ for reducing mortality in type 2 diabetes mellitus and MI,*[1] e *Review: mixed signals from trials concerning pharmacologic prevention of type 2 diabetes mellitus.*[2]

Esse internista está em vias de elaborar uma questão geral – que informações importantes novas eu deveria conhecer para tratar meus pacientes de maneira ótima? Tradicionalmente, os clínicos abordam essa questão assinando diversos periódicos médicos, nos quais aparecem artigos relevantes à sua prática. Mantêm-se atualizados passando os olhos sobre o sumário e lendo os artigos relevantes. Essa abordagem tradicional, a qual poderíamos denominar de modo superficial de utilização da literatura médica, tem importantes limitações de eficiência. A *medicina baseada em evidências* oferece soluções para esse problema.

A estratégia mais eficiente é restringir sua leitura superficial às *publicações secundárias*. Para medicina interna e geral, o ACP Journal Club publica *sinopses* de artigos que respondem tanto a critérios de relevância clínica como à qualidade de metodologia. Descrevemos esses periódicos secundários em maiores detalhes no Capítulo 4, Encontrando as evidências.

Algumas especialidades (atenção primária, saúde mental) e subespecialidades (cardiologia, gastrenterologia) já têm seus próprios periódicos secundários especializados; outras não. A New York Academy of Medicine mantém uma lista atualizada de periódicos secundários disponíveis em muitas disciplinas da atenção à saúde (http://www.ebmny.org/journal.html). Se você não tiver sorte suficiente para encontrar seu periódico específico, pode aplicar seu próprio filtro de relevância e metodologia a artigos em periódicos direcionados à especialidade ou subespecialidade. Quando tiver aprendido as habilidades, ficará surpreso com a pequena proporção de estudos que precisará acompanhar e a eficiência com a qual poderá identificá-los.

Solução de problemas

Clínicos experientes frente a um paciente com diabete melito farão perguntas como: em pacientes com diabete melito tipo 2 recém instalado, que aspectos clínicos ou resultados de exames predizem o desenvolvimento de complicações diabéticas? Em pacientes com diabete melito tipo 2 necessitando de terapia medicamentosa, começar com metmorfin resulta em um melhor controle da doença e reduz complicações no longo prazo mais do que outros tratamentos iniciais? Aqui, os clínicos estão definindo perguntas específicas levantadas ao cuidar de pacientes para, então, consultar a literatura para resolver essas questões.

Questões básicas e clínicas

Pode-se pensar no primeiro conjunto de perguntas, aquelas da estudante de medicina, como questões básicas, e aquelas dos conjuntos de leitura superficial e de solução de problemas como questões clínicas. Na maioria das situações, você precisa compreender completamente o básico antes de pensar em assuntos clínicos.

Um clínico experiente pode ocasionalmente necessitar de informações básicas, o que é mais provável quando um novo problema ou *síndrome* médica ("O que é SARS?"), um novo teste diagnóstico ("Como funciona o PCR?") ou uma nova modalidade de tratamento ("O que são agentes antipsicóticos atípicos?") aparecem no campo clínico.

ESCLARECENDO SUA QUESTÃO

A estrutura: pacientes, intervenção ou exposição, desfecho

Frequentemente questões clínicas vêm à mente de uma maneira que transforma a descoberta de respostas na literatura médica em um desafio. Dissecar a pergunta em seus componentes para facilmente encontrar as melhores *evidências* é uma habilidade fundamental.[2] Pode-se dividir a maioria das questões em três partes: a população ou os pacientes, a intervenção ou a *exposição* e o *desfecho* (Tab. 3.1).

Cinco tipos de questões clínicas

Além de esclarecer a população, a intervenção ou as exposições e o desfecho, é produtivo classificar a natureza da pergunta que

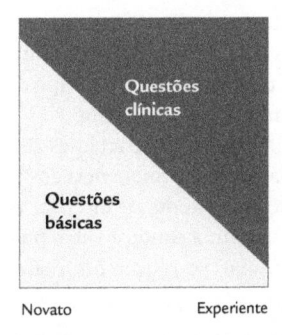

FIGURA 3.1 Representação da evolução das questões que fazemos, à medida que progredimos da condição de novatos, fazendo perguntas básicas, para especialistas, elaborando questões clínicas. Este livro explora como os profissionais em atividade podem usar a literatura médica para resolver suas questões clínicas.

TABELA 3.1 Elaborando questões clínicas

1. *A população ou os pacientes.* Quem são os pacientes relevantes?
2. *As intervenções ou exposições* (testes diagnósticos, alimentos, medicamentos, procedimentos cirúrgicos, tempo, fatores de risco, etc.). Quais são as estratégias de manejo que estamos interessados em comparar ou quais as exposições potencialmente prejudiciais com as quais estamos preocupados? Para aspectos de terapia, de prevenção ou de dano, sempre existirá tanto uma intervenção experimental quanto uma exposição supostamente prejudicial e uma intervenção ou estado controle, alternativo, com o qual comparar.
3. *O desfecho.* Quais são as consequências relevantes para o paciente das exposições que nos interessam? Também podemos estar interessados nas consequências para a sociedade, inclusive quanto a custos ou ao uso de recursos. Também pode ser importante especificar o período de interesse.

você está fazendo. Existem cinco tipos fundamentais de questões clínicas:

1. Terapia: determinar o efeito de intervenções sobre desfechos importantes para o paciente (sintomas, função, morbidade, mortalidade, custos)
2. Dano: verificar os efeitos de agentes potencialmente prejudiciais (inclusive terapias do primeiro tipo de questão) sobre desfechos importantes para o paciente
3. Diagnóstico diferencial: em pacientes com uma apresentação clínica particular, definir a frequência dos distúrbios subjacentes
4. Diagnóstico: definir o poder de um teste para diferenciar entre aqueles com e sem uma condição alvo ou doença
5. Prognóstico: estimar a evolução futura de um paciente

Encontrando um estudo adequadamente delineado para seu tipo de questão

Você precisa identificar corretamente a categoria do estudo porque, para responder à sua pergunta, deve encontrar um estudo delineado de forma apropriada. Se procurar por um *ensaio clínico randomizado (ECR)* para se informar sobre as propriedades de um teste diagnóstico, é improvável que encontre a resposta que procura. Agora revisaremos os delineamentos de estudos associados aos cinco principais tipos de questões.

Para responder a perguntas sobre um tópico terapêutico, identificamos estudos nos quais um processo análogo a jogar uma moeda para o alto determina se os participantes recebem um *tratamento experimental* ou um tratamento controle ou padrão, um ECR (ver Cap. 6, Terapia [ensaios clínicos randomizados]). Uma vez que os investigadores tenham alocado os participantes ao grupo de tratamento ou ao *grupo-controle*, os acompanharão ao longo do tempo para determinar se têm, por exemplo, um acidente vascular cerebral ou um infarto do miocárdio – é o que denominamos desfecho relevante (Fig. 3.2).

Idealmente, também procuraríamos por ensaios clínicos randomizados para abordar aspectos do *dano*. Para muitas exposições potencialmente prejudiciais, contudo, alocar aleatoriamente os pacientes não é prático nem ético. Por exemplo, não se pode sugerir para participantes em potencial de um estudo que um investigador decida, jogando uma moeda para o alto, se eles fumarão ou não durante os próximos 20 anos. Para exposições como o fumo, o melhor que se pode fazer é identificar estudos nos quais a escolha pessoal ou a casualidade determina se as pessoas estão expostas ou não. Esses *estudos observacionais* (com frequência subclassificados como *estudos de coorte* ou *estudos de caso-controle*) fornecem evidências mais fracas do que os ensaios clínicos randomizados (ver Cap. 12, Dano [estudos observacionais]).

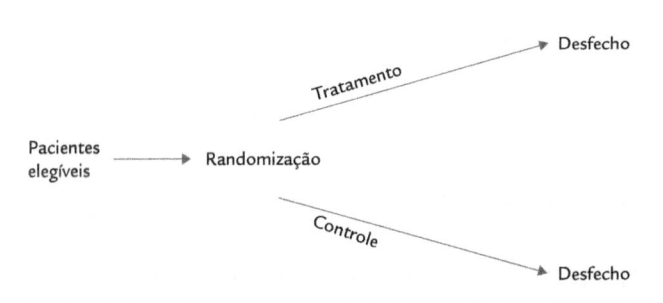

Figura 3.2 Estrutura de ensaios clínicos randomizados.

A Figura 3.3 mostra um delineamento de estudo observacional comum, no qual pacientes com e sem as exposições de interesse são acompanhados ao longo do tempo para determinar se experimentam o desfecho relevante. Para o tabagismo, um desfecho importante provavelmente seria o desenvolvimento de câncer.

Para definir um diagnóstico diferencial, precisamos de um delineamento de estudo diferente (Fig. 3.4). Aqui, os investigadores organizam um grupo de pacientes com uma apresentação similar (icterícia indolor, síncope, cefaleia), realizam uma extensa bateria de testes e, se necessário, acompanham os pacientes por certo tempo. Com isso, esperam definir a causa subjacente dos *sintomas* e *sinais* que cada paciente apresentava.

Definir o valor de um teste diagnóstico em particular (o que denominamos suas propriedades ou características operadoras) requer um delineamento levemente diferente (Fig. 3.5). Em estudos com testes diagnósticos, os investigadores identificam um grupo de pacientes nos quais suspeitam que exista uma doença ou uma condição de interesse (como tuberculose, câncer de pulmão ou anemia ferropriva), a qual denominamos condição alvo. Esses pacientes passam por um novo teste diagnóstico e um *padrão de referência*, *padrão-ouro* ou *critério padrão*. Os investigadores avaliam o teste diagnóstico ao comparar sua classificação de pacientes com aquela da referência padrão (Fig. 3.5).

Um tipo final de estudo examina o prognóstico de um paciente e pode identificar fatores que o modifiquem. Aqui, os in-

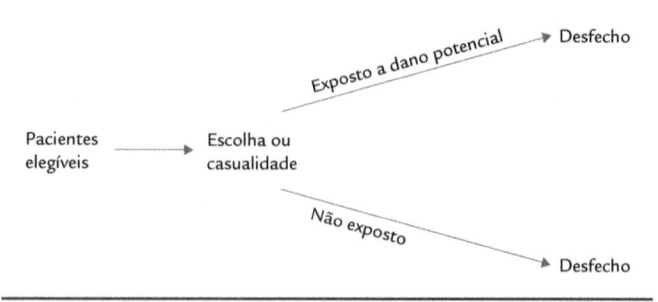

FIGURA 3.3 Estrutura de estudos observacionais de coorte.

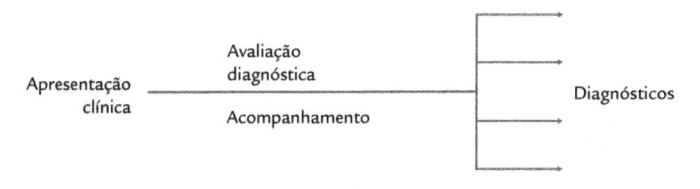

FIGURA 3.4 Estrutura de estudos de diagnóstico diferencial.

vestigadores identificam pacientes que pertencem a um grupo em particular (como mulheres grávidas, pacientes passando por cirurgia ou pacientes com câncer) com ou sem fatores que possam modificar seus prognósticos (tais como idade ou *comorbidade*). A exposição é o tempo, e os investigadores acompanham os pacientes para determinar se experimentam o *desfecho relevante*, como um problema de nascimento ao fim de uma gestação, um infarto do miocárdio depois de uma cirurgia ou a sobrevivência ao câncer (Fig. 3.6).

Três exemplos de esclarecimento de questão

Forneceremos agora exemplos da transformação de questões clínicas não estruturadas em questões estruturadas que facilitam o uso da literatura médica.

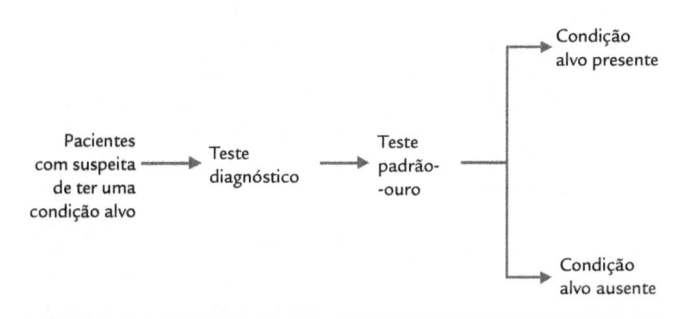

FIGURA 3.5 Estrutura de estudos de propriedades de testes diagnósticos.

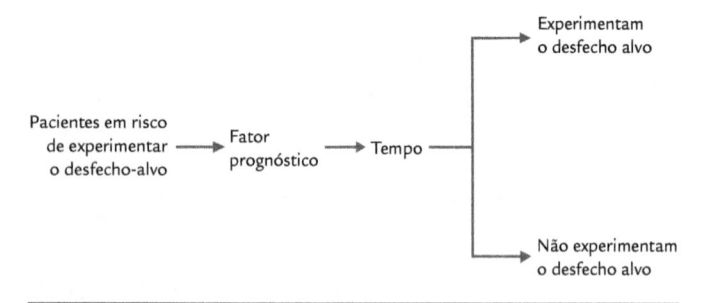

```
                                        ┌──▶ Experimentam
                                        │    o desfecho alvo
Pacientes em risco     Fator            │
de experimentar  ──▶  prognóstico ──▶ Tempo ──┤
o desfecho-alvo                         │
                                        │
                                        └──▶ Não experimentam
                                             o desfecho alvo
```

FIGURA 3.6 Estrutura de estudos de prognóstico.

Exemplo 1 – Diabete e pressão sanguínea a ser alcançada

Uma mulher branca de 55 anos de idade se apresenta com diabete melito tipo 2 e hipertensão. Seu controle glicêmico é excelente com metformina e ela não tem histórico de complicações. Para manejar sua hipertensão, ela toma uma pequena dose diária do diurético tiazida. Durante um período de 6 meses sua pressão sanguínea está próxima de 155/88 mmHg.

Questão inicial: ao tratar a hipertensão, que pressão sanguínea devemos ter como meta?

Aprofundando: uma limitação dessa formulação da questão é que ela não consegue especificar a população com detalhes suficientes. Os benefícios do controle estrito da pressão sanguínea podem diferir em pacientes diabéticos *versus* pacientes não diabéticos e em pacientes com e sem complicações diabéticas.

O detalhe no qual especificamos a população de pacientes é uma faca de dois gumes. Sendo muito específicos (mulheres de meia-idade com diabete tipo 2 não complicado), garantiremos que a resposta que alcançarmos seja aplicável aos nossos pacientes. Podemos, entretanto, não conseguir descobrir algum estudo que se restrinja a essa população. A solução é começar com uma população específica de pacientes, mas estar pronto para omitir especificações para descobrir um artigo relevante. Nesse caso, podemos nos preparar para omitir "mulher", "meia-idade", "não complicado" e "tipo 2", nessa ordem. Se suspeitarmos que a pressão sanguínea ótima a ser alcançada possa ser semelhante em pacientes diabéticos e não diabéticos, e isso se provar absolutamente necessário, podemos omitir o "diabete".

Podemos desejar especificar que estamos interessados no acréscimo de um agente anti-hipertensivo específico. Alternativamente, a intervenção de interesse pode ser qualquer tratamento anti-hipertensivo. Mais ainda, uma parte chave da intervenção será a meta para controle da pressão sanguínea. Por exemplo, podemos estar interessados em saber se faz qualquer diferença se nossa pressão sanguínea diastólica alvo for menor do que 80 mmHg *versus* menor do que 90 mmHg. Outra limitação da formulação inicial da questão é que ela não consegue especificar os critérios pelos quais julgaremos o alvo apropriado para nosso tratamento para hipertensão.

Questão aperfeiçoada (passível de busca): uma questão de TERAPIA
- *Pacientes*: pacientes hipertensos com diabete tipo 2 sem complicações diabéticas.
- *Intervenção/exposição*: qualquer agente anti-hipertensivo objetivando uma meta de pressão sanguínea diastólica de 90 mmHg *versus* uma meta comparativa de 80 mmHg.
- *Desfechos*: acidente vascular cerebral, infarto do miocárdio, morte cardiovascular, mortalidade total.

Exemplo 2 – Perda transitória de consciência

Um homem com 55 anos de idade, anteriormente bem, apesar de ser um bebedor pesado, apresenta-se ao setor de emergência com um episódio de perda transitória de consciência. Na noite da consulta, ele tomou cinco cervejas, como de costume, e começou a subir as escadas na hora de dormir. O próximo evento do qual se lembra é ser acordado por seu filho, que o encontrou deitado perto do fim da escada. O paciente demorou cerca de um minuto para recobrar a consciência e permaneceu confuso por mais dois minutos. Seu filho não testemunhou qualquer tremor e não houve nenhuma incontinência. O resultado do exame físico foi insignificante; o eletrocardiograma mostrou um ritmo sinusal com um batimento de 80/min e sem anormalidades. Glicose, sódio e outros resultados laboratoriais estavam normais.

Questão inicial: qual a extensão da investigação que deveria ser feita para esse paciente?

Aprofundando: a questão inicial nos dá uma pequena ideia de onde procurar uma resposta na literatura. De fato, existe um rol de perguntas que poderiam ser úteis na escolha de uma estratégia investigativa ótima. Poderíamos, por exemplo, colocar uma questão sobre diagnóstico diferencial: se conhecêssemos a distribuição de diagnósticos definitivos em tais pacientes, poderíamos escolher investigar os mais comuns e omitir investigações direcionadas a possibilidades remotas.

Outra informação que nos ajudaria seria sobre as propriedades de testes diagnósticos individuais. Se um eletroencefalograma fosse extremamente acurado para diagnosticar uma convulsão, ou um monitor Holter 24 horas para diagnosticar arritmia, ficaríamos muito mais inclinados a solicitar os testes do que se eles não identificassem pacientes com os problemas subjacentes ou classificassem falsamente pacientes sem os problemas.

Alternativamente, podemos elaborar uma questão sobre prognóstico. Se pacientes como o nosso tivessem um prognóstico benigno, ficaríamos menos ansiosos em investigar extensivamente do que se os pacientes tendessem a piorar. Finalmente, a resposta definitiva do grau de intensidade com o qual deveríamos investigar viria de um ensaio clínico randomizado, no qual pacientes semelhantes a esse homem fossem alocados em uma investigação mais intensiva *versus* menos intensiva.

Questões aperfeiçoadas (passíveis de busca): uma questão de DIAGNÓSTICO DIFERENCIAL
- *Pacientes*: pacientes de meia-idade apresentando perda transitória de consciência.
- *Intervenção/exposição*: investigação e acompanhamento cuidadosos.
- *Desfechos*: frequência de transtornos subjacentes, como síncope vasovagal, convusões, arritmia e acidente isquêmico transitório.

Uma questão de DIAGNÓSTICO
- *Pacientes*: pacientes de meia-idade apresentando perda transitória de consciência.
- *Intervenção/exposição*: eletroencefalograma.
- *Desfechos*: investigação seguindo padrão-ouro (provavelmente acompanhamento a longo prazo).

Uma questão de PROGNÓSTICO
- *Pacientes*: pacientes de meia-idade apresentando perda transitória de consciência.
- *Intervenção/exposição*: tempo.
- *Desfechos*: morbidade (arritmias complicadas ou convulsões, acidentes vasculares cerebrais, acidentes sérios) e mortalidade no ano após a consulta.

Uma questão de TERAPIA
- *Pacientes*: pacientes de meia-idade apresentando perda de consciência.
- *Intervenção/exposição*: investigação abrangente *versus* um comparativo com investigação mínima.
- *Desfechos*: morbidade e mortalidade no ano após a consulta.

Exemplo 3 – Carcinoma de células escamosas

Um homem com 60 anos de idade e histórico de tabagismo de 40 maços por ano se apresenta com hemoptise. Uma radiografia de tórax mostra uma massa parenquimal com um mediastino normal, e uma aspiração com agulha fina da massa mostra um carcinoma de células escamosas. Além da hemoptise, o paciente é assintomático e o resultado do exame físico é inteiramente normal.

Questão inicial: que investigações deveriam ser realizadas antes de decidir se deve ser oferecida uma cirurgia a esse paciente?

Aprofundando: os aspectos-chave, definidores desse paciente, são seu carcinoma de células não pequenas e o fato de que seu histórico médico, o exame físico e a radiografia de tórax não mostram evidências de doença metastática intra ou extratorácica. Estratégias investigativas alternativas abordam dois aspectos separados: o paciente tem doença mediastínica oculta e o paciente tem doença mediastínica extratorácica oculta? Para essa discussão, focalizaremos o primeiro aspecto. Estratégias investigativas para abordar a possibilidade de doença mediastínica oculta incluem a realização de mediastinoscopia ou de tomografia computadorizada (TC) do peito e o procedimento conforme os resultados dessa investigação.

Quais desfechos estamos tentando influenciar em nossa escolha de abordagem investigativa? Gostaríamos de prolongar a vida do paciente, mas é provável que a extensão de seu tumor primário seja o maior determinante de sobrevida, e nossas investigações não podem mudar isso. Desejamos detectar metástases mediastínicas ocultas, se estiverem presentes, porque se o câncer houver se disseminado para o mediastino é improvável que a cirurgia de ressecção beneficie o paciente. Assim, na presença de doença mediastínica, os pacientes normalmente receberão abordagens paliativas, evitando-se uma toracotomia desnecessária.

Poderíamos estruturar nossa questão clínica duas maneiras. Uma seria perguntar sobre a utilidade da TC para identificar doença mediastínica. Mais definitivo seria fazer uma questão de terapia: que estratégia investigativa resultaria em desfechos clínicos superiores?

Questões aperfeiçoadas (passíveis de busca): uma questão de DIAGNÓSTICO
- *Pacientes*: câncer de pulmão de células não pequenas recentemente diagnosticado sem nenhuma evidência de metástase extrapulmonar.
- *Intervenção/exposição*: TC do peito.
- *Desfecho*: disseminação mediastínica pela mediastinoscopia.

Uma questão de TERAPIA
- *Pacientes*: câncer de pulmão de células não pequenas recentemente diagnosticado sem nenhuma evidência de metástase extrapulmonar.
- *Intervenção/exposição*: mediastinoscopia para todos ou restrita àqueles com lesões suspeitas à TC do tórax.
- *Desfecho*: toracotomia desnecessária.

DEFININDO A QUESTÃO: CONCLUSÃO

Construir uma questão passível de busca que lhe permita usar a literatura médica para resolver problemas não é simples. Requer uma detalhada compreensão dos aspectos clínicos envolvidos no manejo do paciente. Os três exemplos deste capítulo ilustram que cada consulta com um paciente pode desencadear diversas questões clínicas e que você deve pensar cuidadosamente sobre o que realmente quer saber. Manter a estrutura da pergunta em mente – paciente, intervenção ou exposição e controle e desfecho – é extremamente útil para chegar a uma pergunta que possa ser respondida. Identificar o tipo de questão – terapia, dano, diagnóstico diferencial, diagnóstico e prognóstico – assegurará ainda mais que você está procurando um estudo com um delineamento adequado.

A definição cuidadosa da questão fornecerá um outro benefício: será menos provável que você seja enganado por um estudo que aborde uma questão relacionada à que você está interessado, mas com uma ou mais diferenças. Por exemplo, assegurar-se de que o estudo compara tratamento experimental com atenção atual ótima pode ressaltar as limitações dos ensaios que usam um controle com *placebo* no lugar de outro agente ativo. Especificar que você está interessado em desfechos importantes para o paciente (como fraturas de ossos longos) torna vívidas as limitações de estudos que enfocam *desfechos substitutos* (como a densidade óssea). Especificar que você está fundamentalmente interessado em evitar a progressão para diálise o tornará apropriadamente cauteloso com um *desfecho combinado* de progressão para diálise ou dobrar o nível de creatinina sérica. Você não descartará tais estudos, mas a definição cuidadosa da pergunta ajudará a aplicar criticamente os resultados à atenção ao seu paciente.

Um último benefício crucial da consideração cuidadosa da pergunta é que ela estabelece o estágio para busca eficiente e efetiva da identificação e da recuperação das melhores evidências. O Capítulo 4, Encontrando as evidências, usa os componentes do paciente, da intervenção e do desfecho, para fornecer as ferramentas de busca necessárias para uma *prática baseada em evidências* efetiva.

Referências

1. Yusuf S. Intensive insulin-glucose infusion regimens with long-term or standard glucose control did not differ for reducing mortality in type 2 diabetes mellitus and MI. *ACP J Club*. 2005;143(2):43.
2. Kenealy TAB. Review: mixed signals from trials concerning pharmacological prevention of type 2 diabetes mellitus. *ACP J Club*. 2005;143(2):44.

4

Encontrando as evidências

ANN McKIBBON, PETER WYER, ROMAN JAESCHKE
E DERECK HUNT

Neste capítulo:

- Introdução
- Quatro categorias de fontes de informação e como os clínicos as utilizam
- Procurar na literatura médica às vezes é inútil
- Quatro critérios para escolher recursos de informação
  Solidez da abordagem baseada em evidências
  Abrangência e especificidade
  Facilidade de uso
  Disponibilidade
- Fontes de informação que atendem a pelo menos alguns critérios
  Recursos (sistemas) semelhantes a livros-texto
  Recursos pré-filtrados (sinopses)
  Revisões sistemáticas e diretrizes (resumos)
  Estudos originais/primários
  Serviços de alerta ou atualização
  Outros recursos
  Formato

- Respondendo a exemplos de questões
  Questões básicas
  Questões clínicas
- Conclusão

INTRODUÇÃO

A avaliação de lacunas do conhecimento, a formulação de perguntas, a coleta, a síntese e a aplicação de *evidências* no cuidado aos pacientes estão entre os fundamentos da atenção à saúde informada. Frequentemente os clínicos usam recursos de informação como livros-texto, Medline e consultoria com colegas respeitados ao coletar evidências. Existem muitos recursos de informação, e cada disciplina e subespecialidade da medicina tem ferramentas e recursos singulares de informação. Nem todos os recursos, entretanto, oferecem informações sólidas que possam ser acessadas fácil e eficientemente. Este capítulo lhe ajudará a aprimorar suas habilidades de busca de informações e lhe orientará na escolha dos melhores recursos para o uso clínico.

Começamos pela descrição de uma maneira de categorizar os recursos e pela revisão detalhada de alguns dos recursos mais úteis, concentrando-nos naqueles que são baseados em evidências com alto potencial de impacto clínico. Terminamos o capítulo ilustrando estratégias de busca em diversas bases de dados, que podem ser desafiadoras ao uso. Nossa meta não é discutir todas as possíveis escolhas, mas sim fornecer uma amostra representativa dos recursos mais úteis e um esquema para que você explore diferentes tipos e classes. Existem poucas recomendações do tipo "melhor oferta" neste capítulo. A utilidade de um recurso depende de muitos fatores, tais como a oferta de recursos de sua instituição, sua especialidade, seu estágio de treinamento e sua familiaridade com o tópico específico de uma busca. Além disso, existem poucas evidências que comparem recursos. O American Board of Internal Medicine está estudando esse assunto. Abordaremos a descoberta de informações para responder a *questões básicas* e a *questões clínicas*, além da busca relacionada à leitura superficial e à atualização.

Para começar nossa consideração a respeito de recursos externos de informação, vamos revisar rapidamente a distinção entre questões básicas e questões clínicas, descritas no capítulo anterior (ver Cap. 3, Qual é a questão?).

As questões básicas podem envolver um único fato, como o agente microbiológico causador da doença de Chagas, a dose recomendada de um medicamento ou uma lista dos atributos da síndrome CHARGE (coloboma ocular, defeitos cardíacos, atresia das coanas, retardo do crescimento e/ou do desenvolvimento, anormalidades genitais e/ou urinárias e anormalidades da audição e surdez). Frequentemente envolvem muito mais informações, como as perguntas "O que é a síndrome de Gerstmann?" ou "Como insiro um acesso central venoso na jugular?"

As questões clínicas são perguntas orientadas que fornecem a base de evidências para decisões clínicas específicas; são melhor estruturadas usando o esquema PICO (paciente/população, intervenção, comparação e desfecho [*outcome*]). Este capítulo e as *Diretrizes para utilização da literatura médica* como um todo dão enfoque ao o achado eficiente das melhores respostas a questões clínicas.

QUATRO CATEGORIAS DE FONTES DE INFORMAÇÃO E COMO OS CLÍNICOS AS UTILIZAM

A Tabela 4.1 resume quatro categorias de recursos de informação. Segue uma descrição mais completa de cada categoria com exemplos de recursos.

1. *Sistemas:* alguns recursos de informação oferecem evidências clínicas atualizadas regularmente, às vezes integradas com outros tipos de informações sobre atenção à saúde, e orientação ou recomendações para manejo de pacientes. Os sistemas existentes incluem o PIER (http://acponline.org/index.html), UpToDate (http://www.uptodate.com/), Clinical Evidence (http://www.clinicalevidence.com/ceweb/conditions/index.jsp) e EBM Guidelines: Evidence-based medicine (http://www3.interscience.wiley.com/cgi-bin/mrwhome/112605734/HOME).

TABELA 4.1 Categorias de recursos para informação clínica

Categoria	Descrição	Grau de processamento de evidências	Quantas existem	Facilidade de uso
Sistemas	Recursos similares a livros-texto, que resumem e integram evidências clínicas com outros tipos de informações direcionadas a decisões/orientações da prática clínica	Processamento substancial, com a integração de evidências e prática – pode orientar a atenção (dar respostas) ou fornecer evidências sobre uma ação clínica	Poucas	Muito fácil
Sinopses	Resumos de estudos e revisões sistemáticas que incluem aconselhamento ou orientações para aplicação por clínicos experientes	As evidências são avaliadas externamente, com pontos fortes e fracos fornecidos em cada artigo/tópico	Milhares	Fácil
Resumos	Revisão sistemática de artigos e diretrizes de prática clínica – você avalia a informação e toma decisões	Revisões sistemáticas e diretrizes de alta qualidade que resumem e apresentam evidências a partir de estudos primários; algumas diretrizes também podem ser consideradas sinopses	Menos de 50.000	O uso pode consumir tempo e o acesso ao texto completo pode exigir alguma busca

(Continua)

TABELA 4.1 Categorias de recursos para informação clínica (*Continuação*)

Categoria	Descrição	Grau de processamento de evidências	Quantas existem	Facilidade de uso
Estudos	Estudos individuais (p. ex., artigos do Medline)	Nenhum processamento de evidências – os indivíduos devem avaliar e aplicar	Milhões	Exige que o clínico avalie criticamente; são difíceis de encontrar e podem exigir busca em grandes bases de dados

Adaptada de Haynes.[1]

2. *Sinopses:* periódicos e produtos com recursos pré-filtrado, como o ACP Journal Club (http://www.acpjc.org/) e o InfoPOEMs (http://www.infopoems.com/), servem a duas funções. Inicialmente, os artigos atuam como um serviço de alerta para manter os clínicos atualizados em relação a avanços recentes. Quando organizados de forma rigorosa e sistemática, o conteúdo de tais recursos se transforma, com o tempo, em uma base de dados de artigos importantes. A New York Academy of Medicine mantém uma lista de periódicos com material pré-filtrado para diversas disciplinas (http://www.ebmny.org/journal.html).
3. *Resumos:* a Cochrane Collaboration (http://www.cochrane.org) oferece revisões sistemáticas de intervenções para atenção à saúde, enquanto a Campbell Collaboration oferece revisões similares no âmbito social, comportamental e educacional (http://www.campbellcollaboration.org/). Você também pode encontrar revisões sistemáticas no Medline e em outras bases de dados. Ao coletar as evidências sobre um tópico, as revisões

sistemáticas se tornam mais úteis do que os *estudos primários* ou individuais.
4. *Estudos:* estudos originais ou primários (p. ex., aqueles armazenados no Medline). Existem muitos estudos, mas as informações neles contidas precisam de avaliação antes de serem aplicadas a problemas clínicos.

Diretrizes para prática clínica ilustram que essa classificação (como qualquer outra) tem suas limitações: as diretrizes apresentam aspectos de sistemas e resumos e, às vezes, de sinopses. Por exemplo, a Database of Abstracts of Reviews of Effects; (Dare, http://www.york.ac.uk/inst/crd/crddatabases.htm) não somente inclui revisões, mas também elementos de diretrizes nas quais comentaristas especialistas sugerem como os clínicos poderiam aplicar os achados das revisões.

Os clínicos utilizam recursos correspondentes a todas as categorias apresentadas para encontrar as informações que precisam durante o atendimento clínico.[2] Nem todos os recursos, entretanto, resultam em respostas úteis a questões clínicas. Diversos estudos[2-4] demonstram que, quando os clínicos usam recursos de informação para responder a questões clínicas, os recursos escolhidos fornecem as melhores evidências somente em 50% dos casos. Apesar disso, algumas evidências sugerem que a busca de informação externa melhora os processos paciente-atenção e pode melhorar os desfechos em saúde.[5-8]

PROCURAR NA LITERATURA MÉDICA ÀS VEZES É INÚTIL

Considere a seguinte questão clínica: em pacientes com embolia pulmonar, em que medida aqueles com infarto pulmonar têm um *desfecho* pior do que aqueles sem infarto pulmonar?

Antes de formular a estratégia de busca e começar a pesquisa na literatura para responder a essa pergunta, deveríamos pensar sobre como os investigadores diferenciariam os pacientes com e sem infarto. Como nenhum método 100% definitivo, exceto a autópsia, apresenta essa diferenciação, nossa busca está condenada antes mesmo de começarmos.

Esse exemplo ilustra que a literatura médica não lhe ajudará quando não existir nenhum delineamento de estudo factível que os investigadores possam usar para resolver um problema. Sua busca também será fútil se ninguém despender tempo e esforço para conduzir e publicar o estudo necessário. Antes de embarcar em uma busca, considere cuidadosamente se é provável que o resultado valha o tempo despendido.

QUATRO CRITÉRIOS PARA ESCOLHER RECURSOS DE INFORMAÇÃO

A busca eficiente envolve a escolha das fontes de informação apropriadas à questão clínica – muito semelhante a você escolher testes diagnósticos adequados aos sintomas do seu paciente. O esquema na Tabela 4.1 oferece uma diretriz inicial para fazer escolhas. Se for provável que um recurso completamente integrado e confiável (um recurso do tipo "sistema") responda à sua questão, seria sábio usá-lo. Dependendo do nível de detalhamento de que você precisa, uma *diretriz de prática* ou uma revisão sistemática, ou uma sinopse bem feita de uma diretriz ou de uma revisão sistemática pode ser a próxima melhor opção. Para algumas perguntas, você buscará estudos individuais.

A Tabela 4.2 descreve critérios de seleção que são específicos para decisões sobre uma fonte de informação ótima. Apesar de a maioria dos clínicos desejar ter pelo menos uma fonte de informação abrangente na qual pudesse confiar, as particularidades da pergunta sendo feita podem demandar uma variedade de recursos.

Solidez da abordagem baseada em evidências

Um recurso de informações baseadas em evidências oferecerá acesso a uma amostra representativa de evidências da mais alta qualidade abordando uma pergunta clínica. Os recursos baseados em evidências que resumem evidências delimitarão explicitamente sua pergunta, conduzirão uma busca abrangente, avaliarão a *validade* dos estudos individuais e, se for adequado, fornecerão uma estimativa combinada do impacto dos *desfechos* de interesse (ver Cap. 14, Resumindo as evidências). Os recursos baseados em evidências que fornecem recomendações utilizarão revisões sistemáticas existentes

TABELA 4.2 Critérios de seleção para escolha ou avaliação de recursos

Critério	Descrição
Solidez da abordagem baseada em evidências	1. Qual a força do compromisso com as evidências para apoiar inferências? 2. O recurso indica bem a força das evidências por trás das recomendações ou outro conteúdo? 3. O recurso oferece *links* para aqueles que desejarem examinar as evidências?
Abrangência e especificidade	1. O recurso abrange minha disciplina ou área de conteúdo adequadamente? 2. Abrange questões do tipo que estou fazendo (p. ex., terapia, diagnóstico, prognóstico, dano?) 3. Atinge minha área de prática específica?
Facilidade de uso	1. Oferece o tipo de informação que preciso de forma rápida e consistente?
Disponibilidade	1. Está prontamente disponível em todos os locais onde eu poderia usá-lo? 2. Posso adquiri-lo com facilidade?

ou conduzirão suas próprias para fornecer as melhores estimativas de benefício e *risco* de estratégias de manejo alternativas para todos os *desfechos importantes para o paciente*. Então utilizarão um sistema apropriado para graduar as recomendações e explicitarão *valores e preferências* subjacentes (ver Cap. 15, Como utilizar uma recomendação para o manejo do paciente).

Abrangência e especificidade

Um recurso ideal abrangerá a maioria das perguntas relevantes à sua prática – e isso é tudo. Assim, recursos limitados à sua área de prática, como coletânea de sinopses planejadas para ajudá-lo a se manter atualizado sobre os acontecimentos mais recentes (por exemplo, Evidence-Based Cardiovascular Medicine, Evidence-Based Mental Health e Evidence-Based Oncology) podem responder às suas necessidades com a maior eficiência.

Alguns recursos são específicos para tipos particulares de perguntas. Por exemplo, Clinical Evidence e a Cochrane Database of Systematic Reviews atualmente se restringem a assuntos referentes ao manejo e não incluem estudos de acurácia de diagnóstico (apesar de ambos planejarem incluir esse material logo). As bases de dados da Cochrane Library estão restritas a *ensaios clínicos* e a revisões sistemáticas de tais ensaios.

Facilidade de uso

Alguns recursos são fáceis e rápidos de usar. Por exemplo, o tamanho relativamente pequeno da base de dados do ACP Journal Club facilita a busca. A base de dados contém uma coletânea de sinopses dos estudos de alta qualidade mais relevantes que aparecem em aproximadamente 140 periódicos relacionados à medicina interna. Sua excelente ferramenta de busca assegura a facilidade de procura de qualquer assunto, de viniyoga para dor na lombar a *metanálises* sobre medicamentos que reduzem colesterol ou câncer de mama associado ao uso de anticoncepcional oral.

O Medline é muito mais desafiador para ser usado eficientemente, devido à sua dimensão, que comportava um pouco menor que 17 milhões de artigos no início de 2008 (http://www.nlm.nih.gov/bsd/licensee/2008_stats/baseline_med_filecount.html) e um aumento de 700 mil artigos por ano. O PubMed, uma interface do Medline, é uma das maneiras mais fáceis de usar o Medline. O PubMed é planejado para clínicos e inclui aspectos como "Clinical Queries" ("Questões Clínicas") que limitam a recuperação àqueles artigos com alta probabilidade de serem relevantes às decisões clínicas.

Os clínicos também podem achar as revisões da Cochrane desafiadoras. Embora normalmente você consiga encontrar rapidamente uma revisão relevante, quando ela existir, as revisões são tão abrangentes, complexas e variáveis na qualidade de sua apresentação que com frequência precisam de um tempo considerável para serem assimiladas e aplicadas.

Disponibilidade

Os recursos mais confiáveis e eficientes frequentemente são caros. Médicos que trabalham em instituições podem acessar recursos de informação *online* de sua faculdade de medicina ou da biblioteca de seu hospital, inclusive textos completos de muitos artigos de periódicos. Médicos em prática privada em países com alto produto interno bruto (PIB) podem ter acesso a alguns recursos por intermédio de suas associações profissionais, mas outros podem se sobrecarregar com o custo da assinatura. Profissionais de saúde em países mais pobres podem ter acesso institucional por meio da iniciativa InterRed-Saúde de Acesso à Pesquisa (HINARI) da Organização Mundial da Saúde (OMS) (http://hinari.bvs.br/home_pt.htm) ou de outras organizações, mas enfrentam obstáculos financeiros ainda maiores. Apesar disso, alguns recursos como o PubMed e certos periódicos (p. ex., Canadian Medical Association Journal e a maioria dos periódicos da BioMed Central) são gratuitos para todos (http://www.gfmer.ch/Medical_journals/Free_medical.php). Muitos outros periódicos oferecem acesso gratuito ao conteúdo entre 6 e 12 meses depois da publicação (p. ex., BMJ, JAMA e Mayo Proceedings) ou a uma parte de seus conteúdos na época da publicação. O *Merck Manual*, um livro *online* utilizado com frequência (http://www.merck.com/mrkshared/mmanual/home.jsp), também é gratuito; contudo, não atende em grande medida ao critério de ser tão baseado em evidências em sua abordagem como alguns dos recursos pagos.

FONTES DE INFORMAÇÃO QUE ATENDEM A PELO MENOS ALGUNS CRITÉRIOS

As Tabelas 4.3 e 4.4 oferecem breves informações comparativas referentes a exemplos de recursos em cada categoria (sistemas, sinopses, resumos e estudos). A Tabela 4.3 inclui aqueles recursos de informação que sintetizam dados e fornecem resumos do conhecimento existente. Para esses recursos, incluímos discussões explícitas sobre como as evidências são avaliadas e como isso é transmitido aos usuários de informações específicas.

A Tabela 4.4 inclui aqueles recursos que não sintetizam dados – fornecem acesso a revisões sistemáticas individuais e a estudos originais. Incluímos alguns dos serviços importantes em cada tabela ao tentar inserir alguns recursos de baixo custo (ou gratuitos) para aqueles com orçamento limitado. O custo dos recursos é variá-

TABELA 4.3 Categorização de exemplos representativos de recursos de informação prontamente disponíveis

Categoria/ exemplos de categoria	Solidez da abordagem baseada em evidências	Abrangência	Facilidade de uso e disponibilidade/custo em US$ arredondados para os US$ 50,00 mais próximos
Recursos (sistemas) semelhantes a livros-texto			
Clinical Evidence	Forte	Somente terapia; principalmente atenção primária	Fácil de usar; comercialmente disponível; US$ 300 para versão *online* e impressa
PIER	Forte	Majoritariamente terapia; principalmente atenção primária e medicina interna	Fácil de usar; comercialmente disponível; US$ 100 para versão PDA
UpToDate	Forte	A maioria das áreas clínicas, especialmente medicina interna e atenção primária	Fácil de usar, embora a busca não seja ideal; US$ 450 no primeiro ano e depois US$ 350 por ano; US$ 10.000 a mais para bibliotecas
DynaMed	Forte	A maioria das áreas clínicas, especialmente medicina interna e atenção primária	Fácil de usar; US$ 200, porém gratuito se você ajudar no desenvolvimento
EBM Guidelines	Forte	A maioria das áreas de prática de atenção primária	Versões para internet US$ 100; celular (PC manual, PDA ou telefone) + versão para internet US$ 300; impressa US$ 400; bibliotecas e grupos recebem preços individualmente

(Continua)

TABELA 4.3 Categorização de exemplos representativos de recursos de informação prontamente disponíveis (*Continuação*)

Categoria/ exemplos de categoria	Solidez da abordagem baseada em evidências	Abrangência	Facilidade de uso e disponibilidade/custo em US$ arredondados para os US$ 50,00 mais próximos
Manual Merck	Fraca	A maioria das áreas clínicas	Fácil de usar; gratuita
Pré-filtradas (sinopses)			
ACP Journal Club	Forte	Estudos em medicina interna recentemente publicados; abrange estudos de todas as categorias	Fácil de usar; US$ 100 para versão impressa
InfoPOEMs	Forte	Estudos em medicina de família recentemente publicados; abrange estudos de todas as categorias	Fácil de usar; US$ 250
DARE (Database of Abstracts of Reviews of Effects) York, Reino Unido	Forte	Abrange todas as disciplinas; concentra-se em terapia e prevenção; resumos de revisões sistemáticas de estudos de desempenho de testes diagnósticos também podem ser encontrados	Fácil de usar; gratuita

(*Continua*)

TABELA 4.3 Categorização de exemplos representativos de recursos de informação prontamente disponíveis (*Continuação*)

Categoria/ exemplos de categoria	Solidez da abordagem baseada em evidências	Abrangência	Facilidade de uso e disponibilidade/custo em US$ arredondados para os US$ 50,00 mais próximos
Bandolier	Forte	Abrangência limitada para médicos de atenção primária no Reino Unido	Fácil de usar; US$ 100 para versão impressa, gratuita *online*, embora haja um intervalo de vários meses entre as duas versões

TABELA 4.4 Recursos de informação que oferecem acesso a revisões sistemáticas e estudos originais (o peso das evidências se aplica a cada estudo ou revisão, e não ao recurso como um todo)

Categoria/ exemplos de categorias	Abrangência	Facilidade de uso/ disponibilidade
Revisões sistemáticas e diretrizes (sínteses)		
Revisões sistemáticas	Revisões de uso em atenção clínica são frequentemente limitadas em seu âmbito; portanto, é preciso conseguir identificar rapidamente se existe um artigo relevante	Difícil de encontrar e ainda mais difícil de conseguir o texto completo; também exige algum esforço para aplicar a informação na revisão ao atendimento clínico
US National Guidelines Clearinghouse	Ampla abrangência das diretrizes dos EUA e de outras nações; frequentemente apresenta diversas diretrizes sobre o mesmo tópico	Fácil de buscar; um dos pontos fortes do *site* é conseguir "comparar" diretrizes sobre o mesmo tópico; gratuito; muitas diretrizes disponíveis em texto completo

(*Continua*)

TABELA 4.4 Recursos de informação que oferecem acesso a revisões sistemáticas e estudos originais (o peso das evidências se aplica a cada estudo ou revisão, e não ao recurso como um todo) *(Continuação)*

Categoria/ exemplos de categorias	Abrangência	Facilidade de uso/ disponibilidade
Cochrane Database of Systematic Reviews	Abrange uma larga variedade de disciplinas; limitada à terapia e à prevenção	É fácil encontrar uma revisão Cochrane, mas às vezes é difícil aplicá-la devido à amplitude da abrangência; US$ 300, mas os resumos são gratuitos; incluída em muitos recursos combinados como o Ovid
Estudos primários		
Medline	Muitos estudos primários em todas as disciplinas e áreas de pesquisa	É difícil encontrar um estudo específico e, com frequencia, é difícil de usar; gratuito pelo PubMed
Cochrane Controlled Trials Registry (CCTR)	Todas as especialidades e todos os tópicos para os quais um ensaio clínico for relevante (principalmente terapia e prevenção)	A Cochrane Library inclui DARE, revisões sistemáticas Cochrane e CCTR; US$ 300 para toda a biblioteca; a maneira mais rápida de determinar se um ensaio clínico sobre o tópico foi publicado
PubMed Clinical Queries	Busca limitada àqueles artigos com alguma possibilidade de ter aplicação clínica direta	Mais fácil de usar do que o Medline, pois as perguntas transformam o Medline em uma ferramenta clínica; gratuito
CINAHL	Os custos de armazenagem da base de dados são altos para aqueles não associados a um estabelecimento de ensino ou que não têm acesso a uma biblioteca de hospital	Similar ao Medline, pois o tamanho introduz problemas para conseguir realizar uma busca com rapidez e eficiência

(Continua)

TABELA 4.4 Recursos de informação que oferecem acesso a revisões sistemáticas e estudos originais (o peso das evidências se aplica a cada estudo ou revisão, e não ao recurso como um todo) (*Continuação*)

Categoria/ exemplos de categorias	Abrangência	Facilidade de uso/ disponibilidade
Outros		
Google	Uma das principais ferramentas de busca na *web* – pode-se encontrar quase tudo	É fácil encontrar algo, o difícil é achar justamente o que você quer e saber o valor e a evidência por trás do conteúdo; a maneira mais rápida de descobrir artigos de alto impacto que chegaram recentemente à imprensa e às manchetes na mídia
SumSearch	Um sistema de busca para muitas das importantes bases de dados em saúde – busca com uma parada somente; abrangente	Fácil de usar; acesso gratuito
TRIP	Um sistema único de busca para 150 bases de dados; busca com uma parada somente; abrangente; também tem 27 subseções especializadas (de alergia à urologia)	Fácil de usar; acesso gratuito
MedlinePlus	Abrangente, com forte ênfase sobre informação paciente/consumidor; algumas boas informações básicas para médicos	Informação para pacientes com *links* para *sites* da *web*; gratuito
Sites individuais da *web*	Ampla abrangência, porém dispersa	Informações quase ilimitadas e desconhecidas; gratuito

vel, dependendo de muitos fatores, inclusive assinaturas individuais *versus* por biblioteca e nacionalidade. Utilizamos dólares norte-americanos arredondados para os US$ 50,00 mais próximos e os preços do fim de 2007 para assinaturas individuais. No fim das tabelas oferecemos uma descrição narrativa dos recursos individuais, prestando especial atenção ao seu objetivo e a como são preparados.

Frequentemente os recursos de informação estão disponíveis em pacotes ou formatos variados (p. ex., Internet, em PDA – personal digital assistants, como recursos eletrônicos ou em papel e integrados a pacotes de serviços). O vendedor ou fornecedor do produto, uma bibliotecária associada à sua instituição ou grupo profissional podem ajudá-lo a determinar suas opções para acesso. Concluímos este capítulo fornecendo dicas de busca para os recursos potencialmente úteis para uma larga variedade de clínicos, mas pode ser desafiador usá-los eficientemente.

Recursos (sistemas) semelhantes a livros-texto

O **Clinical Evidence** do BMJ Publishing Group (http://www.clinicalevidence.com/ceweb/conditions/index.jsp) abrange mais de 200 doenças e 2.500 tratamentos, sendo regularmente atualizado e ampliado com novos tópicos. Seu conteúdo está baseado em revisões sistemáticas publicadas ou em revisões que a equipe realiza para autores, e é apresentado na forma de perguntas (p. ex., o uso regular de enxaguatórios bucais reduz a halitose?). O recurso fornece as evidências para benefícios e *danos* de tratamentos específicos e diz se as evidências são fracas ou não existentes (por exemplo, goma de mascar sem açúcar para halitose). O Clinical Evidence começou a abordar alguns aspectos de diagnóstico.

O **PIER** é o Physician Information Education Resource do American College of Physicians (http://pier.acponline.org/index.html). Seus pontos fortes são a orientação que oferece para os clínicos e a forte abordagem baseada em evidências. Os autores, que são clínicos experientes, recebem notificações a respeito de estudos recentemente publicados e de artigos de revisão sistemática que tenham importância para seu capítulo. Os capítulos são cuidadosamente elaborados em torno de uma estrutura consistente e todas as recomendações são intimamente vinculadas às evidências por trás da recomendação.

Em comparação com o Clinical Evidence, o PIER fornece recomendações explícitas. O conteúdo e as evidências são apresentados usando métodos padronizados entre doenças e disciplinas. Os autores de cada capítulo definem explicitamente suas questões, são abrangentes ao considerar todas as intervenções e os desfechos importantes para o paciente, analisam a validade de estudos individuais, utilizam um sistema de graduação de alta qualidade e explicitam seus valores e preferências. O PIER enfoca o tratamento, apesar de incluir diagnóstico e aspectos éticos e legais de assuntos relacionados à atenção à saúde. Sua limitação principal é a falta de uma abrangência ampla.

O **UpToDate** é um livro *online* que, pelo menos em parte, devido à sua facilidade de uso, abrangência e inclusão de informações orientadas por doenças, é muito popular entre generalistas, especialistas e, particularmente, funcionários de hospital (http://www.uptodate.com). Da mesma forma que o PIER, e diferentemente do Clinical Evidence, o UpToDate fornece recomendações (diretrizes) para clínicos. É caro para bibliotecas, embora os custos para indivíduos sejam similares àqueles de outros produtos para informação. Apesar de existir alguma variação à medida que avança por meio de tópicos, o UpToDate segue a formulação estruturada de perguntas, identificando uma seleção sem viés da literatura baseada em evidências relevante sobre uma busca ampliada (embora não abrangente) e, em seus avanços mais recentes, utilizando os graus de recomendação, de avaliação, de desenvolvimento e de avaliação (sistema Grade) para analisar a qualidade de evidências e a força de recomendações.[9] O UpToDate reconhece explicitamente a importância de valores e preferências na tomada de decisão, incluindo declarações de afirmativas de valores e preferências.

O **DynaMed** é um serviço para médicos de atenção primária, com quase 2.000 resumos de doenças que são atualizados com informações de mais de 500 periódicos (http://www.dynamicmedical.com/). Todas as informações têm níveis de evidência e graus de recomendação. Apesar de ser possível adquirir o DynaMed mediante assinatura ou por intermédio de sua biblioteca, se você se oferecer como voluntário para ajudar a elaborar o recurso, receberá acesso gratuito à base de dados.

As **EBM Guidelines** constituem uma série de recomendações abrangendo ampla variedade de tópicos relevantes à atenção primária. Foi originalmente produzida pela Finnish Medical Society com financiamento governamental para fornecer diretrizes e recomendações baseadas em evidências para uso nacional. Todas as diretrizes são revisadas anualmente. As recomendações estão vinculadas por *links* às evidências, e tanto as revisões sistemáticas Cochrane como a Dare estão resumidas para produzir e manter uma coletânea abrangente de diretrizes de tratamento e diagnóstico. As recomendações estão vinculadas a quase 1.000 diretrizes clínicas e a 2.500 resumos graduados de evidências, tendo mais de 350 especialistas clínicos como autores. Arquivos de imagens e de áudio também estão incluídos. Especialistas consultando em áreas vizinhas podem achá-lo útil. Está disponível em diversas línguas, incluindo inglês, finlandês, alemão, sueco, russo, estoniano, húngaro e outras. Informações para assinatura estão disponíveis em http://www.ebm-guidelines.com.

O **Manual Merck** está disponível na internet sem custo. Diferentemente do UpToDate ou da Clinical Evidence, nem sempre uma consideração sistemática da pesquisa atual embasa suas recomendações. Os pontos fortes incluem a abrangência, a facilidade de uso e o custo zero (http://merck.com/mrkshared/mmanual).

Recursos pré-filtrados (sinopses)

O ACP Journal Club, o Evidence-Based Medicine e diversos periódicos baseados no ACP Journal Club estão disponíveis mediante assinatura impressa ou como publicações *online*. A equipe de pesquisa do ACP Journal Club lê 140 periódicos fundamentais em atenção à saúde e em especialidades para identificar estudos e artigos de revisão de alta qualidade que têm potencial para aplicação clínica (aqueles que apresentam uma metodologia embasada, respondem a uma pergunta clínica e relatam dados sobre desfechos clinicamente importantes). A partir dessa combinação de artigos, os médicos prestadores de atendimento escolhem os estudos clinicamente mais importantes e com o maior potencial de impacto clínico, que são então sumarizados em resumos estruturados. Um especialista clínico comenta a metodologia e orienta sobre aplicações dos achados. Somente 1 em aproximadamente 150 artigos é considerado suficientemente importante para ser resumido. A versão *online* (números atuais e uma base de dados com busca para todo o conteúdo) está disponível via American College of Physicians ou por intermédio da coletânea de bases de dados do Ovid Technologies. O ACP Journal Club aborda fundamentalmente a medicina interna e suas subespecialidades, mas também inclui entradas limitadas relevantes a outras especialidades, inclusive pediatria.

O **InfoPOEMs** é semelhante ao ACP Journal Club no que diz respeito ao fornecimento de alertas para avanços clínicos bem feitos e importantes e um serviço de busca de seus artigos coletados. Seu foco principal é a medicina de família. A equipe clínica lê mais de 100 periódicos em busca de artigos de aplicação direta a doenças comuns e incomuns, observadas por médicos de família. A compilação de números antigos (base de dados que permite buscas) é denominada InfoRETRIEVER (http://infopoems.com/). Bem estruturados e bem apresentados, todos os artigos têm uma base clínica para decisões em atenção primária que os usuários apreciam. Da mesma forma que o ACP Journal Club, o InfoPOEMs está restrito a seu escopo de prática e a artigos recentemente publicados. A assinatura inclui notificação periódica de novas evidências por correio eletrônico, bem como o direito de baixar para computadores individuais e o acesso continuado à *web*.

O **Bandolier** oferece um serviço de resumos para o National Health Service no Reino Unido, que também está disponível para o mundo todo (http://www.jr2.ox.ac.uk/bandolier/). Abrange tópicos clínicos selecionados a respeito de uma ampla variedade de disciplinas e combina uma revisão de evidências clínicas com comentários e recomendações.

O *site* da New York Academy of Medicine (http://www.ebmny.org/journal.html) fornece uma lista desses periódicos pré-filtrados (sinopses), incluindo periódicos específicos por especialidade, baseados no ACP Journal Club. Existem exemplos de recursos pré-filtrados que não são em inglês. Por exemplo, Medycyna Praktyczna é publicado em polonês (http://www.mp.pl). Evidence-Based Medicine, o periódico de sinopses para médicos e internistas de atenção primária publicado pelo BMJ Publishing Group (http://ebm.bmjjournals.com/), também é traduzido em francês (http://www.ebm-journal.presse.fr) e italiano (http://www.onfomedica.com/ebm.htm).

Revisões sistemáticas e diretrizes (resumos)

A **Cochrane Database of System Reviews**, construída e mantida pela Cochrane Collaboration, contém revisões sistemáticas que abrangem quase todas as intervenções de atenção à saúde (terapia e prevenção) (http://www3.interscience. wiley.com/cgi-bin/mrwhome/106568753/HOME). Até o número 1 de 2008, 3.385 revisões foram completadas, tendo sido postados mais 1.786 protocolos de revisão em andamento. Cada revisão é extremamente abrangente – talvez até demais. As revisões Cochrane estão disponíveis de muitas maneiras e por diferentes fornecedores (p. ex., em Ovid e PubMed, bem como em programas eletrônicos e versões *web* pela Wiley InterScience). A busca é fácil, apesar de alguns sistemas apresentarem maior facilidade de busca do que outros. Os resumos são gratuitos, porém as revisões completas exigem assinatura ou fonte institucional. Alguns países como o Reino Unido, a Austrália, a Nova Zelândia e a Islândia têm acesso em todo o país por meio de financiamento governamental, enquanto alguns países com PIB mais baixo receberam direito de acesso gratuito (http://www3.interscience.wiley.com/cgi-bin/mrwhome/106568753/DoYouAlreadyHaveAccess.html). A maioria das bibliotecas acadêmicas e de grandes hospitais oferece acesso ao texto completo das revisões Cochrane.

A **Dare** (Database of Abstracts of Reviews of Effects) é uma base de dados gratuita de resumos filtrados criticamente de revisões sistemáticas não Cochrane em uma grande variedade de tópicos e disciplinas da saúde (http://www.york.ac.uk/inst/crd/crddatabases. htm#DARE). É um programa eletrônico embasado na *web* e também está incluído na Cochrane Library. A DARE inclui mais revisões sistemáticas do que a Cochrane, mas não são tão abrangentes – mais de 600 revisões são adicionadas anualmente. A DARE apresenta facilidade e rapidez de busca, e os que a desenvolvem prestam atenção à força das evidências de cada revisão que resumem. Os resumos DARE de outras revisões podem ser particularmente úteis para os médicos que não têm tempo para filtrar nem acesso eletrônico ao texto completo das revisões originais – esse aspecto permite que algumas pessoas sugiram que a DARE possa ser categorizada como um recurso de sinopses.

As **diretrizes de prática clínica** fortemente baseadas em evidências oferecem orientação útil para tomada de decisão por profissionais de saúde. A base de dados US National Guidelines Clearinghouse inclui o texto completo de muitas diretrizes norte-americanas e internacionais sobre quase todos os tópicos concebíveis (http://www.guideline.gov/). O *site* inclui milhares de diretrizes e oferece resumos sistemáticos de mais de 2.200 delas. A busca é fácil, embora a recuperação inicial seja com frequência relativamente grande. O *site* permite comparações de diversas diretrizes simultaneamente na tela do computador ao conferir as diretrizes que você quiser, adicionando-as a sua coletânea e comparando as diretrizes conferidas. A informação resultante inclui uma comparação lado a lado dos componentes da diretriz, tais como os métodos de busca da literatura e a especificação de seus valores e preferências (ver Cap. 15, Como utilizar uma recomendação para o manejo do paciente). Outras diretrizes internacionais podem ser encontradas na UK National Library for Health (http://libraries.nelh.nhs.uk/guidelinesFinder/default.asp/page+INTER). A Ontario Medical Association vai um passo adiante no processo de avaliação: fornece uma coletânea de diretrizes pré-filtradas que respondem a critérios estritos de qualidade (http://www.gacguidelines.ca).

Muitas revisões sistemáticas estão incluídas no Medline e em outras grandes bases de dados. As revisões sistemáticas são com frequência difíceis de recuperar dessas bases de dados, devido ao volume de outras citações.

Estudos originais/primários

Existem milhões de estudos originais, e o processamento das evidências toma tempo e esforço. Como os sistemas, as sinopses e os resumos conduzem a maior parte desse processamento, recomendamos a utilização de estudos originais em atenção clínica somente quando não for possível encontrar às respostas às suas perguntas em outro lugar. Se você realmente precisar recuperar estudos originais, provavelmente utilizará as grandes bases de dados bibliográficos a seguir para ajudar seu acesso.

O **Medline** é a base de dados fundamental de pesquisa e prática em atenção à saúde. Muitos dos métodos mais tradicionais de acesso aos artigos do Medline (p. ex., Ovid Technologies; http://ovid.com/site/index.jsp/top+1) são delineados para facilitar estratégias complexas de busca, como aquelas realizadas por bibliotecárias médicas. Você tem muitas opções para conseguir acesso ao Medline (http://diabetesmonitor.com/database.htm), embora a maioria dos clínicos usem o Ovid (por intermédio de suas instituições) ou o PubMed.

O **PubMed Clinical Queries** (http:/www.ncbi.nlm.nih.gov/entrez/query/static/clinical.shtml) funciona de modo que sua busca seja restrita a uma base de dados "virtual" dos estudos no Medline que provavelmente tenham aplicação clínica direta. O PubMed também pode procurar em toda a base de dados do Medline.

A base de dados **CINAHL** (Cumulative Index to Nursing and Allied Health Literature; http://www.cinahl.com/) é independente do Medline e é a base de dados fundamental para a enfermagem e para profissões aliadas da saúde. Profissionais de todas as formações podem achá-la útil para buscar artigos sobre *qualidade da atenção* e *melhora da qualidade*. Também é rica em *pesquisa qualitativa*. Médicos de emergência podem usá-la como fonte de aspectos relevantes para atendimento de emergência pré-hospitalar. Da mesma forma que outras grandes bases de dados, disponibiliza rotas múltiplas de acesso (http://www.cinahl.com/prodsvcs/prodsvcs.htm).

A **Embase** (http://www.elsevier.com/wps/find/bibliographicdatabasedescription.cws_home/523328/description+description) é uma grande base de dados europeia (mais de 11 milhões de citações) similar ao Medline no âmbito e no conteúdo, com pontos fortes em medicamentos e em disciplinas de profissões de saúde aliadas. É improvável que os clínicos usem a Embase, devido à sua disponibilidade limitada – instituições importantes de pesquisa, em vez de hospitais ou organizações menores, são os fornecedores mais comuns de acesso, com base em considerações de custo. Até 70% das citações do Embase não estão incluídas no Medline.

O **Cochrane Controlled Trials Registry**, que faz parte da Cochrane Library (http://www.cochrane.org/reviews/clibintro.htm), é a maior compilação eletrônica de ensaios clínicos existente (527.885 citações até 2008, número 1) e está disponível como parte de uma assinatura da Cochrane Library ou de diversos pacotes de bases de dados da Revisão de Medicina Baseada em Evidências do Ovid (http://www.ovid.com/site/catalog/DataBase/904.jsp?top=

2&mid=3&bottom=7&subsection=10). Seus arquivos de ensaios originais são uma base de dados associada à base de dados de revisões sistemáticas da Cochrane. Esse arquivo é construído a partir de grandes bases de dados, inclusive Medline e Embase, bem como de outras fontes usadas pelos grupos de revisão na Cochrane Collaboration, incluindo buscas manuais da maioria dos periódicos de saúde importantes. O arquivo de ensaios clínicos é o método mais rápido e confiável para determinar se um ensaio clínico sobre qualquer tópico foi publicado.

Serviços de alerta ou atualização

A comunicação eletrônica (i.e., correio eletrônico) é um excelente método para manter os clínicos atualizados sobre as evidências em estudos e revisões sistemáticas recentemente publicadas. Você pode receber facilmente o sumário de periódicos ou os artigos recentemente publicados sobre um tópico específico ou assinar um serviço que notifique sobre os avanços em muitos periódicos. O PubMed, por intermédio de seu serviço My NCBI (http://www.ncbi.nlm.nih.gov/books/bv.fcgi?rid=helpPubMed.section.PubMedhelp.My_NCBI), permite que você estabeleça uma busca que automaticamente enviará uma mensagem eletrônica com citações de artigos recentemente publicados com base no conteúdo (p. ex., asma em adolescentes) ou no título de periódicos. A Universidade Chinesa de Hong Kong mantém um *site* com *links* para solicitar alertas por correio eletrônico para todas as importantes editoras de periódicos (http://www.lib.cuhk.edu.hk/information/publisher.htm).

O **Bmjupdates+** é um serviço de alerta gratuito referente a estudos e a revisões sistemáticas recentemente publicadas em 140 periódicos (http://bmjupdates.mcmaster.ca/). Você escolhe a frequência com que quer receber notificações por correio eletrônico e as disciplinas em que estiver interessado e define o nível de escore ou de relevância clínica e novidade determinado pelos avaliadores em disciplinas múltiplas.

O **InfoPOEMS** (http://www.infopoems.com/) também oferece alertas por correio eletrônico para novas evidências clínicas em estudos e revisões sistemáticas. Cada alerta inclui informações clínicas iniciais sobre a aplicação dos achados.

O **Journal Watch Online** é outro serviço de alerta (http://www.jwatch.org/issues_by_date.shtml) com uma ampla abrangência de novas evidências. O New England Journal of Medicine produz esse serviço com o objetivo de manter os clínicos atualizados sobre as pesquisas mais importantes na literatura médica geral. O Journal Watch oferece resumos e comentários não estruturados sobre os artigos que identifica, mas não utiliza um filtro de qualidade ou um filtro crítico estruturado do tipo incorporado nos recursos descritos anteriormente, no item sinopses.

Outros recursos

Existem muitas ferramentas de busca na internet, das quais o Google (http://www.google.com/) é a mais popular, seguida pelo Ask (anteriormente Ask Jeeves) (http://www.ask.com/), pelo MSN (http://www.msn.com/) e pelo Yahoo (http://www.yahoo.com/). As ferramentas de busca ou enviam "aranhas" eletrônicas, que "andam" na *web* para indexar material para posterior recuperação, ou se baseiam em indexação humana de *sites*. O Search Engine Watch mantém uma lista de serviços importantes e muito usados (http://searchenginewatch.com/links/article.php/2156221) e classifica a utilidade de cada um. Quantidades quase ilimitadas de informação estão disponíveis na internet. Caracteristicamente, encontra-se informações de fontes sem fundamentação ou não cientificamente supervisionadas, livremente entremeadas com referências a artigos em periódicos biomédicos revisados por pares.

Na internet, os pesquisadores devem entender que não estão procurando em uma base de dados definida, mas sim surfando nos mares em constante movimento das comunicações eletrônicas; assim, o material que é apoiado em evidências pode não vir à tona em determinada época. Contudo, uma busca na internet pode constituir a maneira mais rápida de localizar um artigo que tenha atraído atenção da mídia logo após sua divulgação e durante o período no qual ainda não tenha sido indexado pelo Medline ou que provavelmente não esteja indexado.

O **Google Scholar** (http://scholar.google.com/) é um serviço que oferece uma busca de informação acadêmica semelhante ao Google (p. ex., artigos, dissertações, livros, resumos e textos completos das editoras). O Medline está incluído (embora possa estar até um ano atrasado). Você tem acesso a material classificado (ao que for mais importante e não necessariamente à mais recente informação) e a outros documentos que citem um item importante que você tenha identificado. O Google Acadêmico tem um complexo sistema de busca e o tópico Ajuda é, de fato, muito útil (http://scholar.google.com/intl/en/scholar/help.html).

Também existem ferramentas de busca que recuperam e combinam resultados de múltiplas outras ferramentas de busca (ferramentas de metabusca) (http://searchenginewatch.com/links/article.php/2156241).

- A **SumSearch** é uma ferramenta de metabusca médica. Ao usá-la, você pode pesquisar bases de dados médicas múltiplas com uma entrada de termos de busca (http://sumsearch.uthscsa.edu/). Por exemplo, a entrada de, "repouso no leito", forneceu *links* agrupados para 27 entradas na Wikipedia, 21 diretrizes (US National Guidelines Clearinghouse), 18 revisões amplas ou narrativas (boas para responder a perguntas básicas), uma DARE ou revisão sistemática Cochrane, 87 outras revisões sistemáticas do PubMed e 59 estudos originais abrangendo terapia e estudos etiológicos do PubMed Clinical Queries. Em comparação, o Google recupera aproximadamente 588.000 entradas sobre "repouso" e os itens não estão agrupados por fonte ou por itens semelhantes para acesso mais fácil.
- A **TRIP** é similar à SumSearch quanto à busca em múltiplas bases de dados e em outros recursos fortemente baseados em evidências, com apenas uma entrada do termo ou termos de busca (http://tripdatabase.com/). Atualmente, a TRIP procura em mais de 150 bases de dados e recursos relacionados. É rica em revisões sistemáticas, diretrizes de prática clínica (coletâneas nacionais norte-americanas, britânicas, canadenses, australianas e neozelandesas), perguntas e respostas clínicas e imagens médicas. Também oferece uma coleção substancial de recursos sobre informações ao paciente, bem como tópicos de avaliação clínica (TACs). Aproveita o PubMed Clinical Queries em sua busca e inclui *links* para o Bmjupdates+ para permitir uma recuperação de conjuntos de documentos mais relevante

clinicamente. A TRIP era um sistema pago, mas agora é gratuito. No começo de 2008 tinha 27 sistemas mini-TRIP especializados baseados em conteúdos de atenção à saúde (de alergia à urologia).

O **Medline Plus** é o *site* principal para *links* da *web* relacionados à informação em saúde na internet. A US National Library of Medicine tem esse serviço gratuito, que é planejado para fornecer informações de alta qualidade e importância em saúde para pacientes e famílias. Os membros da equipe oferecem acesso a *sites* que respondem a critérios de qualidade preestabelecidos. Provavelmente algumas informações sejam úteis aos clínicos, especialmente em áreas nas quais não sejam especialistas. Muitos clínicos se sentem confiantes ao encaminhar seus pacientes para obtenção de informações para consumidor/paciente no Medline Plus (http://medlineplus.gov/).

Formato

Os recursos de informação estão disponíveis em muitos formatos: papel, programa eletrônico, instalação em computador (p. ex., CD-ROM) ou via internet. O palmtop está se tornando um parceiro importante na oferta rápida de recursos de informações e no local do atendimento. Não incluímos uma cartilha sobre como escolher palmtops ou recursos de informação para esses aparelhos. Colegas, *sites* comerciais ou os próprios palmtops são a melhor fonte para determinar se equipamentos portáteis são o veículo para lhe fornecer recursos de informação.

RESPONDENDO A EXEMPLOS DE QUESTÕES

O restante deste capítulo oferece dicas para busca por tipo de pergunta e recursos específicos de informação. Concentremo-nos nas alternativas que sejam desafiadoras ao uso efetivo e que sejam prontamente disponíveis.

Questões básicas

A maioria das perguntas básicas frequentemente é melhor respondida por livros-texto padrão como *Harrison's Principles of Internal*

Medicine, Nelson Textbook of Pediatrics, Benson's Current Obstetric and Gynecological Diagnoses and Treatments e *Lawrence's Essentials of General Surgery* ou por textos eletrônicos inovadores como o UpToDate. Para oferecer uma busca mais rápida para questões básicas, algumas empresas também agrupam coleções de livros para serem buscados em série. Duas importantes coletâneas de textos médicos são MDConsult (http://www.mdconsult.com/offers/standard.html) e Stat!Ref (http://www.statref.com/). Muitas vezes essas coletâneas também incluem outros recursos além dos livros.

Os livros e outros recursos classificados como sistemas muitas vezes são fáceis para realizar uma busca. A maioria deles se baseia em entradas de um conceito único como uma doença ou um teste diagnóstico que nos leva a diversas categorias ou capítulos. A internet também pode ser muito útil para questões básicas.

Questões clínicas

As fontes de informação mais eficientes para questões clínicas são recursos classificados nas categorias de informação de sistemas e sinopses.

Busca em recursos baseados em sistemas e sinopses (recursos pequenos)

Você pode buscar recursos de pequeno porte usando palavras ou expressões comuns, como doenças ou problemas e categorias como terapia ou prognóstico – o tamanho dessas palavras ou expressões torna a busca mais fácil e eficiente. Por exemplo, no ACP Journal Club, todos os nove artigos "house dust mite" ["casa poeira ácaro"] podem ser encontrados ao se colocar somente "mites" [ácaros] como termo de busca (Ovid Medline e PubMed têm aproximadamente 10.000 artigos sobre ácaros). Normalmente, algumas experimentações simples com um novo sistema ou algumas dicas de colegas usuários são suficientes para começar. A experiência continuada com o recurso aprimora as habilidades de busca.

Busca por sinopses e resumos (recursos de tamanho moderado)

À medida que um recurso cresce, fica mais difícil usá-lo efetivamente – palavras isoladas ou expressões simples resultam em informação demais. Sinopses e resumos normalmente são recursos maiores do que sistemas (similares a livros-texto), porém muito menores do que aqueles que incluem estudos (p. ex., Medline). Termos e expressões simples, com algumas categorias de escolha, são suficientes para recursos menores, mas delinear estratégias efetivas de busca com os recursos de informação maiores requer mais atenção.

A mesma estratégia de busca, ou similar, pode funcionar diferentemente, dependendo da rota de acesso a uma base de dados em particular. Por exemplo, a versão eletrônica de revisões sistemáticas Cochrane pela editora eletrônica Wiley InterScience tem uma ferramenta de busca que muitas vezes procura por todas as ocorrências dos termos procurados em toda a base de dados. Esse método pode recuperar grandes conjuntos de citações, muitas das quais não são relevantes, mas são recuperadas devido a ocorrências isoladas de termos de busca. Já a ferramenta de busca Ovid, para a mesma base de dados, funciona de forma diferente. Ovid Technologies é um importante recurso na oferta de informação aos clínicos; oferece acesso a uma grande seleção de bases de dados, inclusive ao Medline e à Cochrane Library. Seu ponto forte é a abrangente coletânea de recursos, que são acessados usando os mesmos mecanismos de busca. O inconveniente é que, devido ao tamanho de alguns dos recursos, o sistema de busca é complexo, exigindo uma curva de aprendizagem relativamente íngreme. Outro aspecto é que a busca pelo Ovid é, com frequência, mais econômica. Por exemplo, a busca na Cochrane Database of Systematic Reviews, usando a interface Ovid, resulta em 31 revisões, enquanto a base de dados Wiley InterScience resulta em 42 revisões, embora ambos os sistemas busquem pela expressão "patient adherence" ["adesão do paciente"].

A maior parte dos recursos, além dos produtos pequenos, oferece tutoriais e dicas de pesquisa, e as bibliotecárias médicas frequentemente estão disponíveis para lhe ensinar individualmente ou em uma aula como usar um sistema.

Busca de resumos e estudos primários utilizando o PubMed

Se (e somente se) recursos similares aos descritos anteriormente falharem em fornecer uma resposta a suas perguntas clínicas, então você pode mudar para uma das grandes bases de dados como o Medline. Um dos sistemas mais disponíveis é o PubMed. A US National Library of Medicine fez um trabalho substancial para desenvolver a interface de busca do PubMed em sua base de dados, de modo que este seja fácil de ser usado com efetividade pelos clínicos. O PubMed é gratuito e mais de 70 milhões de buscas são feitas nele por mês (http://www.nlm.nih.gov/pubs/factsheets/PubMed.html). Os criadores do PubMed desenvolveram um tutorial útil e abrangente (http://www.nlm.nih.gov/bsd/PubMed_tutorial/m2001.html) que pode complementar a aprendizagem por tentativa e erro.

Como o PubMed é um recurso útil entre as disciplinas e está prontamente disponível, mostraremos a você algumas dicas e técnicas simples. Nossa demonstração está delineada para equipar o leitor com uma orientação básica. Muitos clínicos, em busca de estudos de qualidade relativamente alta pertinentes a uma questão específica, acham conveniente desviar-se da maior parte do sistema e ir diretamente para a função *Clinical Queries*, descrita a seguir. Para facilitar a efetividade dessas demonstrações, recomendamos que você acesse o PubMed em seu próprio *browser* e acompanhe os passos à medida que os descrevemos.

Busca simples utilizando expressões (linguagem natural)

Da mesma forma que muitos outros recursos de informação como o Google, o PubMed tem uma única caixa de busca. Apenas digite um termo ou uma série de expressões que representem exatamente o que você está buscando. A escolha dos termos a usar será fácil se você tiver desenvolvido perguntas usando o formato PICO: pacientes, intervenção, comparação e desfecho (*outcome*, em inglês). O PubMed usa o corretor ortográfico do Google e está programado para fazer o trabalho de encontrar sinônimos para seus termos – apenas coloque uma expressão ou uma palavra por conceito de PICO. Em geral, se você usar três ou mais conceitos, sua recuperação ficará limitada a um tamanho razoável. Entretanto, independentemente de quão efetivas sejam suas habilidades de busca, suas recuperações quase inevitavelmente incluirão algumas citações que não estão em pauta.

Um método frequentemente bem sucedido para enriquecer sua recuperação de busca é clicar no botão "Related Articles" ["Artigos Relacionados"], à direita do artigo no qual você estiver mais interessado; então, o PubMed procurará artigos relacionados ao seu. Se sua busca inicial descobrir um artigo que esteja relacionado exatamente ao seu tópico, o botão "Related Articles" muitas vezes será útil para identificar mais citações.

Para lhe mostrar como essas abordagens de busca podem funcionar, veja as figuras no texto. Começamos com uma pergunta PICO (Tab. 4.5) tentando determinar a idade gestacional ideal para uma gestação de gêmeos a termo em uma mulher com 35 anos de idade que quer saber se uma cesárea planejada ou um parto vaginal planejado estão associados a melhores desfechos, especificamente à mortalidade.

Inserimos os quatro conjuntos de termos de busca – "twin pregnancy", "planned C-section", "vaginal delivery" e "mortality" – na caixa de busca do PubMed em janeiro de 2008 e encontramos somente três artigos (Fig. 4.1). O segundo, de Smith e colaboradores,[10] parece uma boa combinação para nossa pergunta. Esse conjunto de recuperação é pequeno e a pergunta da cesárea ou parto vaginal para gêmeos é muito comum; portanto, provavelmente muito mais estudos abordaram essa pergunta. Em vez de selecionar outro conjunto de termos e tentar novamente, você pode clicar no link "Related Articles" na Figura 4.1. Essa recuperação é agora de 1.301 artigos (Fig. 4.2). Esse número é muito grande, mas a busca ainda é útil, porque os artigos estão listados por ordem de classificação de importância percebida – você só precisa buscar na lista até que tenha a informação que precisa ou encontre outra citação que queira conferir com artigos relacionados. Esse método de busca por

TABELA 4.5 PICO e determinação de termos de busca

PICO	Elemento	Termos de busca para o PubMed
P(aciente)	Gestação gemelar a termo	"Term twin pregnancy"
I(ntervenção)	Cesárea planejada	"Planned C-section"
C(omparação)	Parto vaginal planejado	"Vaginal delivery"
O(*utcome* – desfecho)	Mortalidade infantil	"Mortality"

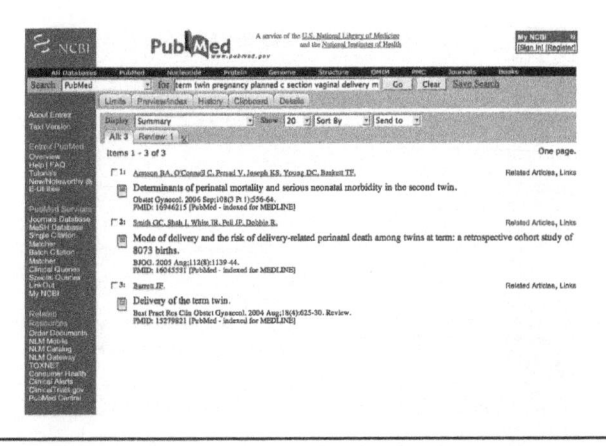

FIGURA 4.1 Resultado da busca do PubMed utilizando um conjunto de expressões.

Observe os links "Related Articles" à direita das citações.
Reproduzida com permissão da US National Library of Medicine (NLM) e do PubMed.

artigos relacionados é muito rápido e elimina a necessidade de descobrir termos precisos de busca. Se não gostar de seus resultados, apenas mude rapidamente para outro conjunto de expressões de busca e comece o ciclo de novo.

Você também pode ver os artigos relacionados à medida que segue uma lista de citações. Por exemplo, se estiver procurando por estudos que usaram desenhos infantis no diagnóstico de cefaleia por enxaqueca e encontrar um conjunto de citações que parecem interessantes, pode solicitar que o formato de exibição seja "Abstract Plus". Você obterá o quadro a seguir (Fig. 4.3). O artigo principal mostra que desenhos infantis são úteis a partir dos quatro anos de idade para ajudar no diagnóstico de enxaqueca. O primeiro artigo relacionado é uma atualização do estudo, que mostra que os mesmos mecanismos de desenho podem fornecer dados que podem representar o sucesso ou o fracasso do tratamento das enxaquecas infantis.

No PubMed ou em outros sistemas, você não está limitado a expressões que poderiam estar no título ou no resumo somente. A busca na tela a seguir é a que é definida para recuperar um artigo

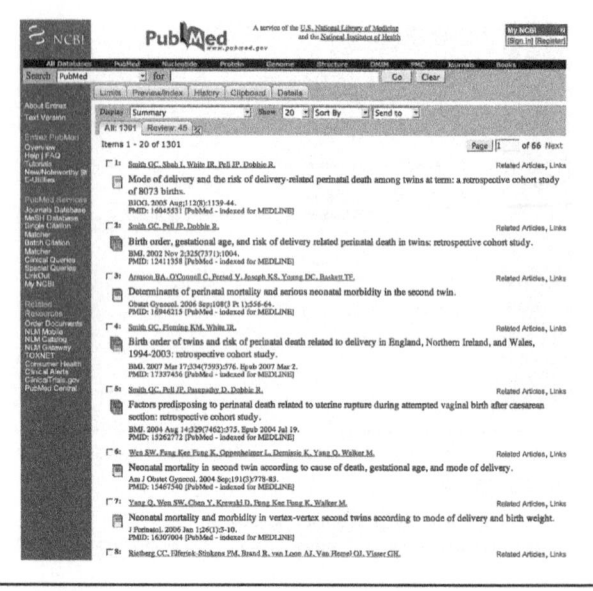

Figura 4.2 Resultado da busca baseada no *link* "Related Article", ampliada de 3 citações para muitas mais, devolvidas em ordem de "importância".

Reproduzida com permissão da US National Library of Medicine (NLM) e do PubMed.

que você já sabe que existe no CMAJ. Belanger estudou a época da alimentação de bebês com cereais e o risco de doença celíaca. Utilizamos os termos "belanger cmaj timing" na Figura 4.4. Observe o ícone de texto completo – todos os artigos no CMAJ estão disponíveis gratuitamente em texto completo e você pode conseguir todo o artigo diretamente a partir de uma citação do PubMed.

Artigos que estão disponíveis em texto completo apresentam símbolos oferecendo este acesso tanto no *site* do editor como na central do PubMed. Esses *links* para texto completo estão disponíveis para muitas centenas de títulos de periódicos e seus números estão aumentando. Para ampliar o número de artigos em texto completo aos quais você tem acesso, algumas bibliotecas hospitalares e universitárias instalaram *links* a partir de sua coleção de periódicos com texto completo para o PubMed. Para acessar a versão de

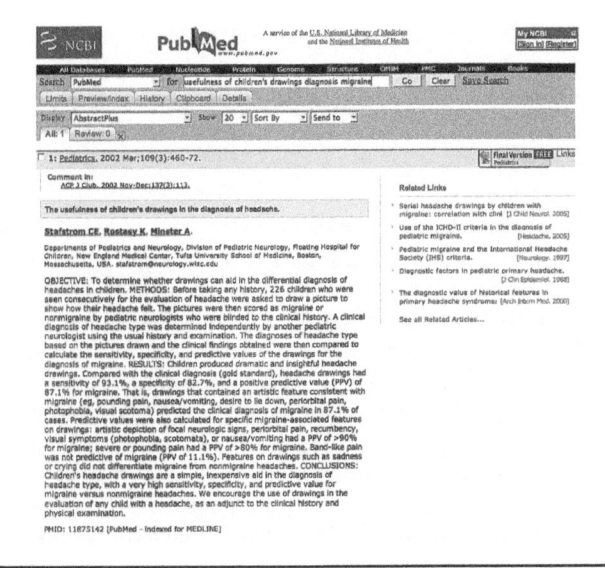

FIGURA 4.3 Diagnóstico de enxaqueca em crianças por meio do uso de seus desenhos.

Artigo apresentado com *links* para artigos relacionados.
Reproduzida com permissão da US National Library of Medicine (NLM) e do PubMed.

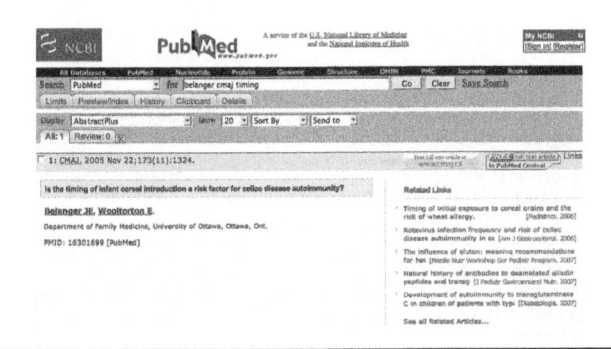

FIGURA 4.4 Buscando um artigo conhecido e observando a disponibilidade de um texto completo.

Reproduzida com permissão da US National Library of Medicine (NLM) e do PubMed.

PubMed que está customizada para sua biblioteca e sua coleção de periódicos eletrônicos, verifique com sua bibliotecária a disponibilidade e a melhor forma de acessá-la.

Limites

Você pode limitar seus resultados no PubMed ao usar todos os tipos de aspectos de artigos individuais (p. ex., ano de publicação, sexo dos participantes, língua inglesa e tipo de artigo, como ensaios clínico controlado [ECC] ou metanálise). Olharemos para o botão da função dos limites na Figura 4.5, bem como descreveremos a capacidade do PubMed "entender" seus termos de busca. Na pesquisa, queremos identificar metanálises de clínicas geriátricas para reduzir a hospitalização de pacientes idosos com doença cardíaca congestiva. A representação PICO da pergunta é apresentada na Tabela 4.6. Nesse caso, estamos lidando com uma população de pacientes em vez de um paciente apenas – ambos se encaixam no formato PICO.

Aproveitando a capacidade do PubMed de reconhecer termos de busca alternativos, limitamos nossa digitação ao inserir "heart failure nursing hospitalization" ["doença cardíaca enfermagem hospitalização"] na caixa de busca e selecionamos em limites para metanálise, participantes humanos, participantes que tenham mais de 65 anos de idade, língua inglesa e artigos com resumos (uma técnica para recuperar mais estudos e menos cartas e editoriais) (Fig. 4.5). O PubMed automaticamente traduziu nossa busca na estraté-

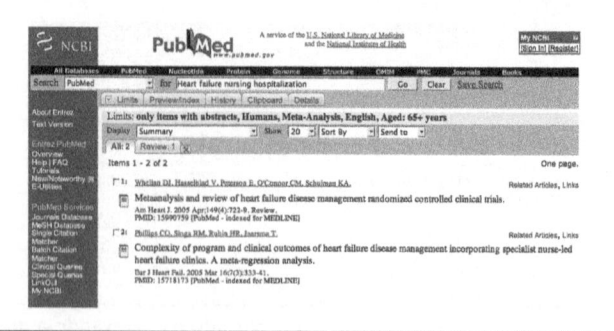

FIGURA 4.5 Busca no PubMed mostrando limites.

Reproduzida com permissão da US National Library of Medicine (NLM) e do PubMed.

gia na Tabela 4.7. Observe que o conceito de hospitalização é buscado usando a grafia norte-americana e a britânica. Observe também que essa tradução de termos nem sempre funciona, porque não apenas obtivemos o aspecto de usar enfermeiros para melhorar a atenção, mas também conseguimos artigos sobre aleitamento materno. Como acrescentamos o limite de idade geriátrica, o aspecto do aleitamento materno [*nursing*, em inglês] provavelmente não complicará nossa recuperação.

Palavra texto significa qualquer ocorrência da palavra ou da expressão no título ou no resumo do artigo; termos MeSH são títulos de assuntos médicos (vocabulário controlado) que os indexadores aplicam a todos os artigos Medline.

As *Clinical Queries* estão disponíveis no PubMed, bem como no Ovid, e são usadas por muitos clínicos para tornar sua busca no Medline mais rápida e mais eficiente para tópicos clínicos. A "rota" para *Clinical Queries* está no lado esquerdo da tela na barra azul (ver Fig. 4.5). As Figuras 4.6 até 4.8 mostram como se pode avançar ao longo das diversas telas, procurando por estudos clínicos de alta qualidade que avaliem a mortalidade relacionada ao consumo excessivo de álcool. A pergunta PICO ("Em adultos, o consumo excessivo de álcool comparado com consumo não excessivo de álcool está associado a um aumento na mortalidade?") com termos de busca está incluída na Tabela 4.8.

TABELA 4.6 PICO e determinação de termos de busca

PICO	Elemento	Termos de busca para o PubMed
P(aciente)	Pacientes idosos com doença cardíaca	"Limit by age to > 65 y heart failure"
I(ntervenção)	Clínicas de enfermagem	"Nursing"
C(omparação)	Qualquer	[Nada – deixe o conceito de fora]
O(*utcome* – desfecho)	Hospitalização	"Hospitalization"
Outros conceitos	Metanálise	"Limit to meta-analysis"

TABELA 4.7 Tradução do PubMed de conceitos em termos e estratégias de busca

Doença cardíaca	"heart failure" [palavra texto] ou "heart failure" [termos MeSH]
Hospitalização	"hospitalization" [palavra texto] ou "hospitalisation" [palavra texto] ou "hospitalization" [termos MeSH]
Enfermagem	"nursing" [subtítulo] ou "nursing" [termos MeSH] ou ("breast feeding" [palavra texto]) ou "breast feeding [termos MeSH] ou "nursing" [palavra texto]
Geriatria	"aged" [termos MeSH]
Humanos	"humans" [termos MeSH]

A Figura 4.6 mostra uma busca por consumo excessivo de álcool somente: foram recuperados mais de 1.100 artigos. Adicionando o limite *Clinical Queries* para etiologia com uma busca ampla

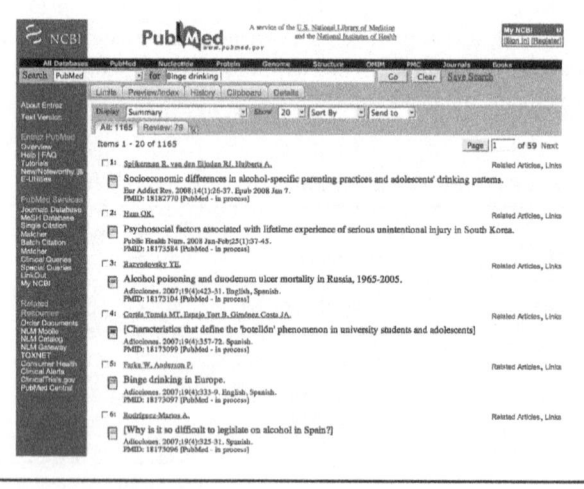

FIGURA 4.6 Resultados de todo o Medline para consumo excessivo de álcool.

Reproduzida com permissão da US National Library of Medicine (NLM) e do PubMed.

(busca sensível) diminui o total para 796 – ainda muito alto (Fig. 4.7). O que as *Clinical Queries* fazem na prática é tomar um conjunto de termos de busca que comprovaram serem efetivos ao recuperar artigos clínicos de alta qualidade com o potencial de serem importantes para perguntas relacionadas à terapia, ao diagnóstico, etc. Então você acrescenta seu conteúdo, nesse caso consumo excessivo de álcool, e o PubMed acrescenta os termos de método adequados. Para uma busca ampla de etiologia, esses termos são (risk*[Title/Abstract] OR risk* [MeSH:noexp] OR risk*[MeSH:noexp] OR cohort studies [Termos MeSH] OR group* [Palavra Texto]). (O asterisco [*] denota truncamento – escolha de múltiplos fins para o termo. O noexp indica que o sistema não está escolhendo termos relacionados, mas não equivalentes ao termo em questão.) Você pode ver o começo dessa estratégia de busca *string* na caixa de busca da Figura 4.8. Mudar para a busca de perguntas clínicas estreitas de etiologia (busca específica) diminui o número de estudos recuperados para aproximadamente 100 citações. As Figuras 4.9 e 4.10 mostram como "controlar" o processo de busca e como fazer um pouco da própria manipulação.

Ao clicar na barra "History" ["Histórico"], você pode conseguir uma lista das expressões que utilizou na sessão de busca mais recente

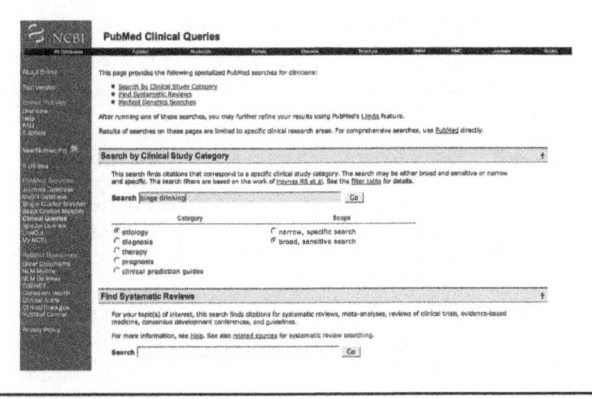

FIGURA 4.7 Busca de perguntas clínicas para consumo excessivo de álcool: busca ampliada de etiologia/dano.

Reproduzida com permissão da US National Library of Medicine (NLM) e do PubMed.

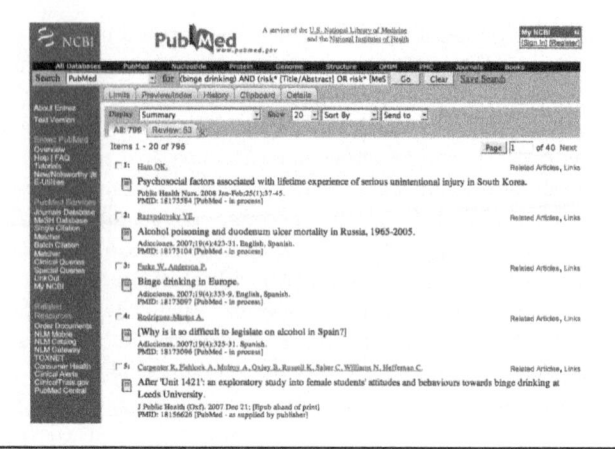

FIGURA 4.8 Recuperação de busca utilizando o limite de etiologia ampliada.

Reproduzida com permissão da US National Library of Medicine (NLM) e do PubMed.

(Fig. 4.9). Para nossa busca, o termo número 9 é a busca que está limitada ao consumo excessivo de álcool pelo uso da categoria clínica de busca ampla para etiologia. (Se você estiver acompanhando no seu computador, o número provavelmente é diferente.) O resultado para o termo de busca 9 é substancial, e não adicionamos o conceito de "mortalidade". Poderíamos fazer isso de diversas maneiras. Contudo, para esse exemplo, trabalhamos com nossos termos de busca

TABELA 4.8 PICO e determinação de termos de busca

PICO	Elemento	Termos de busca para o PubMed
P(aciente)	Adultos	[Deixe em branco]
I(ntervenção/ exposição)	Consumo excessivo de álcool	"Binge drinking"
C(omparação)	Consumo não excessivo de álcool	[Deixe em branco]
O(*utcome* – desfecho)	Mortalidade	"Mortality"

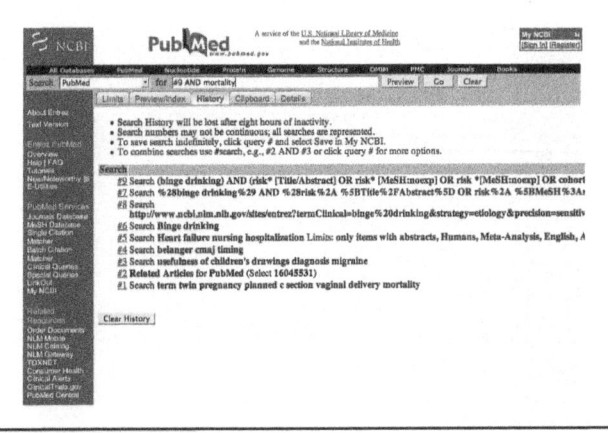

FIGURA 4.9 Assumindo o controle do PubMed e acrescentando termos de sua escolha à busca existente.

Reproduzida com permissão da US National Library of Medicine (NLM) e PubMed.

existentes. Queremos combinar nossa busca de etiologia sobre consumo excessivo de álcool com mortalidade. Na caixa de busca no topo da página, digitamos "#9" e combinamos com o termo "mortality" – observe que você pode usar "AND" ou "and" (#9 AND mortality). Usar AND junto ao termo "mortality" diminui a recuperação para 83 citações de mortalidade associada ao consumo excessivo de álcool, usando o filtro de etiologia nas perguntas clínicas.

Busca de resumos e estudos primários utilizando outros recursos de informação abrangentes

As grandes bases de dados como Medline, CINAHL, PsycINFO e Embase oferecem desafios aos clínicos que desejam encontrar informações diretamente aplicáveis ao atendimento clínico. O tamanho da base de dados e os relativamente poucos estudos importantes e relevantes que estão imersos no grande volume de literatura tornam a pesquisa complexa. Apesar de algumas poucas dicas iniciais seguidas por tentativa e erro poderem permitir que você se torne proficiente em realizar buscas simples, pesquisas abrangentes objetivando um alto detalhamento exigem a experiência de uma bibliotecária que trabalhe com pesquisa.

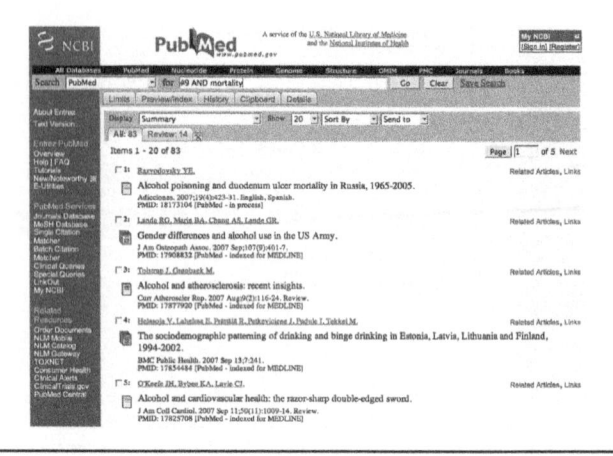

FIGURA 4.10 Resultado da busca utilizando o recurso de "AND" + uma palavra a buscas anteriores.

Reproduzida com permissão da US National Library of Medicine (NLM) e do PubMed.

Muitas bibliotecas estão equipadas com uma coletânea customizada de bases de dados e serviços da Ovid Technologies. O Ovid oferece uma busca única e *links* entre bases de dados e serviços para textos completos de artigos disponíveis para o sistema daquela biblioteca. Para mostrar um pouco do poder e da complexidade da busca usando o Ovid, fizemos uma busca nesse formato para procurar estudos que usem antibióticos orais ou intravenosos em um usuário de drogas intravenosas com 28 anos de idade com endocardite. O formato PICO da pergunta é mostrado na Tabela 4.9.

A busca no Ovid é construída ideia por ideia (Fig. 4.11). Para começar esse processo de construção, nosso primeiro conceito de busca é endocardite – inserir o termo e conferi-lo na lista de terminologia MeSH preferida mostra que, entre 1996 e 2008, 5.726 artigos incluíram informações sobre endocardite. Também pedimos ao sistema que automaticamente buscasse todos os aspectos de um tópico – essa "explosão" permite agregar aspectos gerais de endocardite e de endocardite bacteriana. Usando o mesmo método durante o mesmo período, 5.679 artigos abordaram algum aspecto sobre o abuso intravenoso de substâncias, mais de 100.000 artigos

TABELA 4.9 PICO e determinação de termos de busca

PICO	Elemento	Termos de busca para o PubMed
P(aciente)	Usuário de drogas IV	"Substance abuse"; "intravenous"
	Endocardite	Endocarditis
	Adulto	"Limit to adults" (18-44 y)
I(ntervenção)	Antibióticos	"Antibiotics"
	Oral	"Administration"; "oral"
C(omparação)	Antibióticos	[Deixe em branco] – já o tem
	Intravenoso	"Infusions", "parenteral"
O(*utcome* – desfecho)	Qualquer	[Deixe em branco]

sobre qualquer antibiótico, quase 40.000 sobre administração oral de medicamentos e mais de 25.000 sobre infusões parenterais. A explosão de infusões parenterais escolhe as infusões intravenosas, uma maior aproximação em relação ao que estamos procurando. Combinamos os conjuntos e identificamos somente uma citação que inclui todos os nossos conceitos. Pararemos aqui, mas para fins ilustrativos, poderíamos também limitar a adultos, a humanos e a uma busca sensível a perguntas clínicas por artigos sobre terapia de alta qualidade. Poderíamos também ter limitado outros aspectos de recuperação, como língua inglesa ou artigos com resumos. A citação recuperada é um ECC relatado em 1996.[11]

Aspectos diversos de busca

Não abordamos muitos aspectos da descoberta de informações, como a procura de estatísticas relacionadas à saúde. As páginas *web* da Universidade de Michigan (http://www.lib.umich.edu/govdocs/stats.html), dos Centers for Disease Control and Prevention, do National Center for Health Statistics (http://www.cdc.gov/nchs) e da National Library of Medicine (http://www.nlm.nih.gov/services/statistics.html) são bons lugares para começar a procurar estatísticas internacionais, nacionais e locais sobre mortalidade, mor-

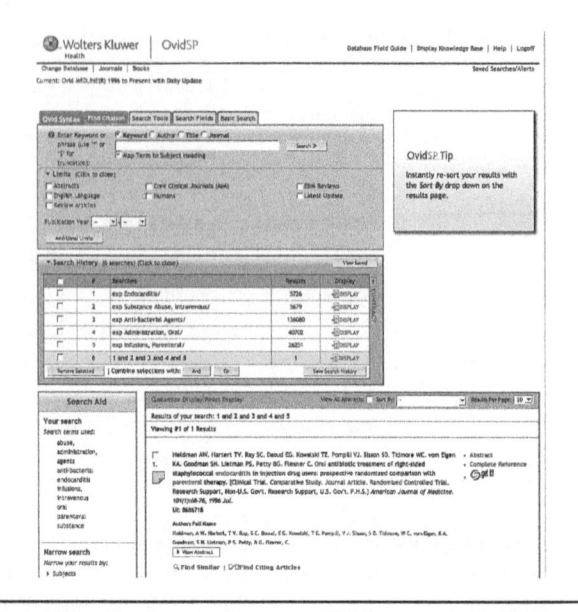

FIGURA 4.11 Busca complexa em múltiplos passos do Ovid no Medline.

Imagem fornecida com permissão de Ovid Technologies, uma empresa Wolters Kluwer Health. Reimpressa com permissão do único proprietário do copyright. Copyright © 2007. Todos os direitos reservados.

bidade, utilização, educação e requisitos para recursos humanos. Também não abordamos a busca por algumas áreas de conteúdo (p. ex., *avaliação econômica, regras de predição clínica, prevalência de doenças, serviços de saúde e estudos qualitativos*). Se você quiser expandir suas habilidades em busca nessas e em outras áreas, converse com os bibliotecários da sua organização para obter instrução individual ou em grupo, bem como dicas e exemplos de busca que acompanham o cenário no começo de cada capítulo deste livro.

Você também pode querer desenvolver seus próprios recursos personalizados em áreas de conteúdo específico. Muitos profissionais acham conveniente compilar seus próprios resumos de evidências sobre tópicos de particular interesse para fácil acesso no decurso do ensino e do atendimento ao paciente. Tais recursos podem extrair vantagem da capacidade tecnológica institucional ou de opções como o Catmaker, desenvolvido pelo Centre for Evidence-Based Medicine (http://www.cebm.net/catmaker.asp). O Evidence-Based Emergency Medicine Working Group da New York Academy of Medicine oferece o Journal Club Storage Bank (http://ebem.org/jcb/journalclubbank/html) para professores e profissionais de emergência como um repositório *online* de resumos de evidências. É possível postar seus próprios resumos para fácil localização. É protegido por senha para evitar que conteúdos sejam mal interpretados como publicações eletrônicas para uso externo.[12]

CONCLUSÃO

Neste capítulo examinamos brevemente muitos, mas de maneira alguma todos, os recursos potenciais de informação. Estimulamos que você considere a atualização de suas ferramentas de informação e desenvolva métodos efetivos de descoberta de evidências que precisar em sua prática. Encorajamos você a usar recursos fortemente baseados em evidências apropriados para sua disciplina. A busca mais eficiente envolve a procura de informações em alguns dos sistemas similares a livros-texto primeiro, indo em seguida para sinopses e para resumos de evidências (revisões sistemáticas e diretrizes de prática clínica) e, então, às grandes bases de dados bibliográficos, somente se for necessário.

Observações

Declaração de conflito de interesse: Ann McKibbon, Dereck Hunt e Roman Jaeschke trabalharam com o ACP Journal Club; Ann McKibbon recebia apoio salarial. Roman Jaeschke continua com esse trabalho. Roman Jaeschke também pesquisou o uso do UpToDate e é consultor externo para esse recurso. Ann McKibbon e Roman Jaeschke elaboraram revisões sistemáticas Cochrane. Ann McKibbon ajudou a desenvolver o PubMed Clinical Queries e o Bmjupdates+. Peter Wyer faz parte do Evidence-Based Emergency Medicine Working Group da New York Academy of Medicine, o qual oferece o Journal Club Storage Bank. Nenhum dos autores será compensado pessoal ou financeiramente pelo uso de qualquer dos recursos listados neste capítulo.

Referências

1. Haynes RB. Of studies, syntheses, synopses, and systems: the "4S" evolution of services for finding current best evidence. *ACP J Club*. 2001;134(2):A11-A13.
2. McKibbon KA, Fridsma DB. Effectiveness of clinician-selected electronic information resources for answering primary care physicians' information needs. *JAMA*. 2006;13(6):653-659.
3. Hersh WR, Crabtree MK, Hickman DH, et al. Factors associated with success in searching MEDLINE and applying evidence to answer clinical questions. *J Am Med Inform Assoc*. 2002;9(3):283-293.
4. Westbrook JI, Coirea WE, Gosling AS. Do online information retrieval systems help experienced clinicians answer clinical questions? *JAMA*. 2005;12(3):315-321.
5. Schaafsma F, Verbeek J, Hulshof C, van Dijk F. Caution required when relying on a colleague's advice: a comparison between professional advice and evidence from the literature. *BMC Health Serv Res*. 2005;5:59.
6. Lindberg D, Siegel ER, Rapp BA, Wallingford KT, Wilson SR. Use of MEDLINE by physicians for clinical problem solving. *JAMA*. 1993;269(24):3124-3129.
7. Klein MS, Ross FV, Adams DL, Gilbert CM. Effect of online literature searching on length of stay and patient care costs. *Acad Med*. 1994;69(6):489-495.
8. Pluye P, Grad RM, Dunikowski LG, Stephenson R. Impact of clinical informationretrieval technology on physicians: a literature reviews of quantitative, qualitative and mixed methods studies. *Int J Med Inform*. 2005;74(9):745-768.
9. Schünemann HJ, Jaeschke R, Cook DJ, et al.; for ATS Documents Development and Implementation Committee. An official ATS statement: grading the quality of evidence and strength of recommendations in ATS guidelines and recommendations. *Am J Respir Crit Care Med*. 2006;174(5):605-614.
10. Smith CS, Pell JP, Cameron AD, Dobbie R. Mode of delivery and the risk of delivery-related perinatal death among twins at term: a retrospective cohort study of 8073 births. *BJOG*. 2005;112(8):1139-1144.
11. Heldman AW, Hartert TV, Ray SC, et al. Oral antibiotic treatment of right-sided staphylococcal endocarditis in injection drug users: prospective randomized comparison with parenteral therapy. *Am J Med*. 1996;101(1):68-76.
12. Yeh B, Wyer PC. Bringing Journal Club to the bedside: a hands-on demonstration of an on-line repository allowing electronic storage and point-of-care retrieval of journal club exercises for emergency medicine residency programs [abstract 349]. *Acad Emerg Med*. 1999;6(5):487.

5

Por que os resultados dos estudos podem estar errados: erro aleatório e viés

GORDON GUYATT, ROMAN JAESCHKE
E MAUREEN O. MEADE

Neste capítulo:
- Erro aleatório
- Viés
- Estratégias para redução do viés: terapia e dano

Nossas perguntas clínicas têm uma resposta correta que corresponde a uma realidade ou a uma verdade subjacente. Por exemplo, existe uma verdadeira magnitude subjacente do impacto de ß-bloqueadores sobre a mortalidade em pacientes com doença cardíaca, do impacto de esteroides inalados sobre exacerbações em pacientes com asma e do impacto da endarterectomia da carótida sobre a incidência de acidente vascular cerebral em pacientes com ataques de isquemia transitórios. Pesquisas tentam estimar essa verdade subjacente. Infelizmente, entretanto, nunca saberemos qual é esse impacto verdadeiro (Tab. 5.1). Os estudos podem ser falhos em seu delineamento ou na sua condução e introduzirem um *erro sistemático (viés)*. Mesmo que um estudo seja perfeitamente delineado e executado, ainda ficaríamos com incerteza do alcance da verdade subjacente. A próxima seção explica por quê.

ERRO ALEATÓRIO

Pense em uma moeda perfeitamente equilibrada. Cada vez que jogamos a moeda para o alto, a *probabilidade* de que caia cara ou coroa para cima é igual – 50%. Imagine, contudo, que, como investigadores, não saibamos que a moeda está perfeitamente equilibrada – de fato, não temos ideia de quão bem equilibrada está e gostaríamos de descobrir. Podemos elaborar nossa questão formalmente: Qual é a verdadeira probabilidade subjacente de que resulte cara ou coroa de qualquer moeda jogada para o alto ao cair? Nosso primeiro experimento abordando essa questão é uma série de 10 moedas jogadas para o alto; o resultado: oito caras e duas coroas. O que podemos concluir? Considerando nosso resultado como valor nominal, inferimos que a moeda está muito enviesada (i.e., sofreu um desequilíbrio tal que resulta mais frequentemente em caras do que em coroas) e que a probabilidade de cair com a face da cara para cima em qualquer jogada para o alto é de 80%.

Poucos ficariam felizes com essa conclusão. A razão para nosso desconforto é que sabemos que o mundo não é construído de modo que uma moeda perfeitamente equilibrada sempre resulte em cinco caras e cinco coroas em qualquer conjunto de 10 moedas jogadas para o alto. Mais ainda, o resultado está sujeito ao acaso, conhecido também como *erro aleatório*. Algumas vezes 10 jogadas para o alto de uma moeda perfeitamente equilibrada resultarão em 10 caras. Ocasionalmente, 9 das 10 jogadas resultarão em caras. Em raras ocasiões, encontraremos caras em todas as 10 jogadas. A Figura 5.1 mostra a real distribuição de caras e coroas em repetidas séries de jogadas de moedas para o alto.

E se as 10 jogadas de moeda para o alto resultarem em cinco caras e cinco coroas? Nosso conhecimento sobre o acaso nos deixa inseguros quanto à autenticidade da moeda: uma série de 10 jogadas para o alto de uma moeda muito equilibrada (uma probabilidade verdadeira de caras de 0,8, por exemplo) poderia, por acaso, resultar em cinco caras e cinco coroas.

Digamos que uma agência de financiamento, intrigada com os resultados de nosso primeiro pequeno experimento, nos ofereça recursos para realizar um estudo maior. Agora, aumentamos consideravelmente o tamanho da amostra de nosso experimento, realizando uma série de 1.000 jogadas de moeda para o alto. Terminamos com 500 caras e 500 coroas e estamos prontos para concluir que estamos lidando com uma moeda "verdadeira"? Ainda não. Sabemos que se a verdadeira probabilidade subjacente de caras fosse de 51%, às vezes veríamos 1.000 jogadas de moeda para o alto resultarem no que recém observamos.

TABELA 5.1 Resultados de estudo e a verdade subjacente

Resultado de um estudo completo evidencia um efeito de tratamento aparente
- Termo técnico: estimativa ponto (da verdade subjacente)
- Exemplo: risco relativo de morte é 75%
- Possível verdade subjacente 1: redução do risco relativo de morte realmente é 25%
- Possível verdade subjacente 2: risco relativo de morte é apreciavelmente menor ou maior do que 25%

Possíveis explicações para a falta de exatidão da estimativa ponto
- Erro aleatório (sinônimo: acaso)
- Erro sistemático (sinônimos: viés, limitação na validade)

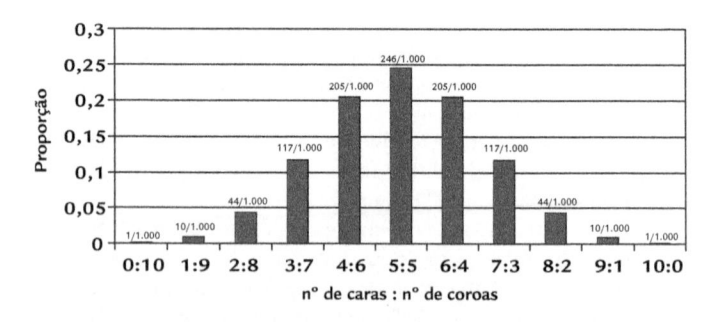

FIGURA 5.1 Distribuição teórica de resultados de um número infinito de repetições de 10 jogadas para o alto de uma moeda enviesada.

Podemos aplicar essa lógica aos resultados de experimentos abordando aspectos da atenção à saúde em humanos. Um *ensaio clínico randomizado(ECR)* demonstra que 10 em cada 100 pacientes tratados morrem no decorrer do tratamento, assim como 20 em cada 100 pacientes-controle. O tratamento realmente reduz a taxa de morte em 50%? Talvez, mas o conhecimento sobre o acaso nos deixará em considerável incerteza a respeito da magnitude do *efeito do tratamento* – e talvez sobre se realmente o tratamento ajuda de alguma maneira.

> Para usar um exemplo real, em um estudo de doença cardíaca congestiva, 228 de 1.320 (17%) dos pacientes com doença cardíaca entre moderada e severa alocados para receberem *placebo* morreram, assim como 156 de 1.327 (12%) dos alocados para receberem bisoprolol.[1] Embora a verdadeira redução subjacente no *risco relativo* de morrer provavelmente esteja por volta dos 34% sugeridos pelo estudo, devemos reconhecer que ainda permanece uma considerável incerteza sobre a verdadeira magnitude do efeito (ver Cap. 8, Intervalos de confiança).

Recordemos a pergunta inicial: Por que, independentemente de quão poderoso e bem delineado seja nosso estudo, nunca teremos certeza do verdadeiro efeito do tratamento? A resposta é: acaso.

VIÉS

O que significa dizer que um estudo é válido ou crível? Neste livro, usamos *validade* como um termo técnico relacionado à magnitude do viés. Em comparação com o erro aleatório, o viés leva a desvios sistemáticos (i.e., o erro possui direção) da verdade subjacente. Em estudos de tratamento ou *dano*, o viés leva tanto a uma subestimativa como a uma superestimativa do benefício ou do dano subjacente (Tab. 5.2).

O viés pode ser introduzido como resultado de diferenças além da intervenção experimental entre pacientes em tratamento e *grupos-controle* na época em que ingressaram em um estudo. No começo de um estudo, cada paciente, se for deixado sem tratamento, está destinado a ficar bem – ou mal. Ficar mal significa ter um evento adverso – digamos, um derrame – durante o decurso do estudo. Com frequência, nos referimos ao evento adverso, que é o foco de um estudo, como o *desfecho relevante* ou *evento de interesse*. Resultará um viés se os pacientes tratados e controle diferirem substancialmente quanto ao desfecho no começo do estudo. Por exemplo, se pacientes do grupo-controle tiverem arteriosclerose mais severa ou forem mais velhos do que seus correlatos, seu destino será ter maior proporção de eventos adversos do que aqueles no grupo-intervenção ou tratamento, e os resultados do estudo serão enviesa-

TABELA 5.2 Como um estudo de uma intervenção (tratamento) pode conter vieses?

Grupos-intervenção e controle podem ser diferentes no início.
  Exemplo: os pacientes no grupo-controle são mais doentes ou mais velhos.

Os grupos-intervenção e controle podem, independentemente do tratamento experimental, se tornar diferentes à medida que o estudo avança.
  Exemplo: os pacientes no grupo-intervenção recebem medicação efetiva adicional.

Grupo-intervenção e controle podem diferir, independentemente do tratamento, no final.
  Exemplo: mais pacientes doentes perdidos durante o acompanhamento no grupo-intervenção.

dos em favor do grupo-tratamento; ou seja, o estudo resultará em uma estimativa sistematicamente maior dos efeitos do tratamento do que o que seria obtido se os grupos do estudo fossem prognosticamente parecidos.

Mesmo que os pacientes nos grupos-intervenção e controle comecem o estudo com o mesmo *prognóstico*, o resultado ainda pode ser enviesado. Isso ocorrerá se intervenções efetivas forem administradas de forma diferente aos grupos-tratamento e controle. Por exemplo, em um estudo de um agente novo para prevenção de complicações de arterioesclerose, o grupo-intervenção poderia receber terapia mais intensiva com estatina do que o grupo-controle.

Finalmente, os pacientes podem começar com prognóstico semelhante e assim permanecerem, mas o estudo pode terminar com um resultado enviesado. Isso poderia ocorrer se o estudo perdesse pacientes no acompanhamento (ver Cap. 6, Terapia [ensaios clínicos randomizados]), ou porque um estudo é interrompido precocemente devido a um grande efeito do tratamento aparente.

ESTRATÉGIAS PARA REDUÇÃO DO VIÉS: TERAPIA E DANO

Observamos que o viés se manifesta por meio de diferenças em fatores prognósticos em grupos-tratamento e controle no começo de um estudo ou de diferenças em prognósticos surgidas quando um estudo prossegue. O que os investigadores podem fazer para reduzir esses vieses? A Tabela 5.3 resume as estratégias disponíveis em ECR de terapia e *estudos observacionais* abordando aspectos de dano.

Ao estudar novos tratamentos, frequentemente os investigadores têm bastante controle. Podem reduzir a probabilidade de diferenças na distribuição de aspectos prognósticos em pacientes tratados e não tratados no início, pela *alocação aleatória* de pacientes aos dois grupos. Podem reduzir consideravelmente os efeitos placebo ao administrarem tratamentos aparentemente idênticos, mas biologicamente inertes – placebos – aos pacientes do grupo-controle. O cegamento dos clínicos para o fato de os pacientes estarem recebendo uma terapia ativa ou placebo pode eliminar o risco de *cointervenções* importantes, e o cegamento de avaliadores de desfecho minimiza o viés na avaliação da *taxa de eventos*.

TABELA 5.3 Maneiras de reduzir o viés em estudos de terapia e dano

Fonte de viés	Terapia: estratégia para reduzir o viés	Dano: estratégia para reduzir o viés
Diferenças observadas no começo do estudo		
Pacientes tratamento e controle diferem em prognóstico	Randomização	Ajuste estatístico para fatores prognósticos na análise dos dados
	Randomização com estratificação	Pareamento
Diferenças que aparecem quando o estudo prossegue		
Efeitos placebo	Cegamento de pacientes	Escolha de desfechos (como mortalidade) menos sujeitos ao efeito placebo
Cointervenção	Cegamento de cuidadores	Documentação de diferenças de tratamento e ajuste estatístico
Viés em avaliação de desfecho	Cegamento de avaliadores de desfecho	Escolha de desfechos (como mortalidade) menos sujeitos ao viés do observador
Diferenças no término do estudo		
Perda no acompanhamento	Garantia de um acompanhamento completo	Assegurar acompanhamento completo
Interrupção precoce do estudo devido a um grande efeito	Conclusão do estudo como foi inicialmente planejado	
Omissão de pacientes que não receberam o tratamento designado	Adesão ao princípio da intenção de tratar e inclusão de todos os pacientes no braço ao qual foram randomizados	

Em geral, os investigadores que estão estudando o efeito de exposições potencialmente prejudiciais têm muito menos controle do que aqueles que estão investigando os efeitos potencialmente benéficos de um tratamento. Devem ficar satisfeitos em comparar pacientes cuja exposição seja determinada por suas escolhas ou circunstâncias e podem abordar diferenças potenciais no destino do paciente somente por ajuste estatístico para fatores prognósticos conhecidos. O cegamento é impossível, então sua melhor defesa contra os efeitos placebo e viés em avaliação de desfecho é escolher *desfechos*, como a morte, que estejam menos sujeitos a esses vieses. Investigadores abordando ambos os conjuntos de questões podem reduzir o viés ao minimizar a perda no acompanhamento (ver Tab. 5.1).

Essas regras gerais nem sempre se aplicam. Às vezes, investigadores estudando um novo tratamento acham difícil ou impossível randomizar pacientes para grupos-tratamento e controle. Sob tais circunstâncias, escolhem delineamentos de estudos observacionais, e os clínicos devem aplicar os critérios de validade desenvolvidos para aspectos de dano para tais estudos.

De forma semelhante, se a exposição potencialmente danosa for uma droga com efeitos benéficos, os investigadores podem conseguir randomizar pacientes para grupos-intervenção e controle. Se forem aspectos de terapia ou dano, a força da inferência a partir de ECRs quase invariavelmente será maior do que a força da inferência de estudos observacionais.

Referência

1. CIBIS-II Investigators and Committees. The Cardiac Insufficiency Bisoprolol Study II (CIBIS-II): a randomised trial. *Lancet*. 1999;353(9146):9-13.

6

Terapia (ensaios clínicos randomizados)

GORDON GUYATT, SHARON STRAUS, MAUREEN O. MEADE, REGINA KUNZ, DEBORAH J. COOK, PJ DEVERAUX E JOHN IOANNIDIS

Neste capítulo:

- Cenário clínico

    Um paciente com doença coronariana e sangramento gastrintestinal: como posso melhor ajudar a evitar eventos vasculares e minimizar o risco de sangramento?

- Encontrando as evidências

    As diretrizes para utilização da literatura médica

- Os resultados são válidos?

    Os grupos-intervenção e controle começaram com o mesmo prognóstico?

    O equilíbrio prognóstico foi mantido à medida que o estudo progredia?

    Os grupos eram equilibrados em termos de prognóstico na conclusão do estudo?

- Quais são os resultados?

    Qual foi o tamanho do efeito do tratamento?

    Qual foi a precisão da estimativa do efeito do tratamento?

    Exemplo 1

    Exemplo 2

- Como posso aplicar os resultados ao cuidado com o paciente?

  Os pacientes do estudo eram semelhantes ao paciente do meu consultório?

  Todos os desfechos importantes para o paciente foram considerados?

  Os prováveis benefícios do tratamento compensam o dano e os custos em potencial?

- Resolução clínica

CENÁRIO CLÍNICO

Um paciente com doença coronariana e sangramento gastrintestinal: como posso melhor ajudar a evitar eventos vasculares e minimizar o risco de sangramento?

Você é um médico internista acompanhando um homem de 62 anos de idade com doença de úlcera péptica e angina estável, para quem você vem prescrevendo aspirina em baixa dosagem, uma estatina, um inibidor de enzima conversora de angiotensina e nitratos quando necessário. Recentemente, o paciente desenvolveu um sangramento gastrintestinal alto. A biópsia feita por endoscopia foi negativa para *Helicobacter pylori*. No hospital, o gastrenterologista que está cuidando de seu paciente substituiu a aspirina por clopidogrel (apoiado na citação de uma revisão sistemática de derivados de tienopiridina, inclusive clopidogrel, em pacientes com alto risco vascular sobre uma diminuição nas chances de um sangramento gastrintestinal em comparação com aspirina; razão de chances [OR], 0,71; *intervalo de confiança* [IC] de 95%, 0,59-0,86).[1]

Você usa o ACP Journal Club para verificar a literatura médica e, revisando o histórico do paciente, se lembra de um artigo recente que pode ser relevante. Atualmente o paciente está estável e você pede que retorne em uma semana para uma revisão adicional de seus medicamentos.

ENCONTRANDO AS EVIDÊNCIAS

As *evidências* de populações com doença vascular sugerem que o clopidogrel provavelmente seja similar, se não superior, à aspirina em sua capacidade de prevenir eventos vasculares em pacientes com angina estável,[2] permitindo que você se concentre na prevenção de sangramento. Portanto, você formula a seguinte pergunta: em um paciente com úlcera péptica associada à aspirina, o clopidogrel é efetivo na prevenção de sangramento recorrente de úlcera? Pesquisando no ACP Journal Club no sistema Ovid de sua biblioteca médica com os termos "clopidogrel" e "gastrintestinal bleeding", são identificados três artigos, um dos quais termina por ser seu objetivo: "Aspirin plus esomeprazol reduced recurrent ulcer bleeding more than clopidogrel in high-risk patient."[3] Você imprime uma cópia e o texto completo do artigo original.[4]

Esse artigo descreve um *ensaio randomizado controlado* (ECR) por *placebo* incluindo 320 pacientes com sangramento por úlcera confirmado endoscopicamente, com resultado negativo tanto no exame para detecção de *Helicobacter pylori* como para sua erradicação bem sucedida, e uso regular antecipado de terapia antiplaquetária. Os participantes foram *aleatoriamente alocados* para 75 mg diárias de clopidogrel e placebo ou para 80 mg de aspirina e 20 mg de esomeprazol (um potente inibidor de bomba protônica) duas vezes por dia durante 12 meses. O *desfecho* primário foi sangramento recorrente de úlcera, e os desfechos secundários incluíram sangramento gastrintestinal baixo e efeitos adversos.

As diretrizes para utilização da literatura médica

A Tabela 6.1 apresenta nossa abordagem usual em três passos para o uso de um artigo da literatura médica para orientar sua prática. Você achará esses critérios úteis para uma diversidade de perguntas relacionadas à terapia, incluindo tratamento de doenças sintomáticas (p. ex., asma ou artrite), *prevenção* de complicações distantes de doenças (p. ex., morte cardiovascular depois de infarto do miocárdio) e rastreamento para uma doença silenciosa, porém tratável (p. ex., rastreamento para câncer de cólon).

TABELA 6.1 Diretrizes para utilização da literatura médica para um artigo sobre terapia

Os resultados são válidos?
- Os grupos-intervenção e controle começaram com o mesmo prognóstico?
  - Os pacientes foram randomizados?
  - A randomização foi mantida em sigilo?
  - Os pacientes nos grupos do estudo eram semelhantes em relação a fatores prognósticos conhecidos?
- O equilíbrio prognóstico foi mantido à medida que o estudo progredia?
  - Em que extensão o estudo foi cegado?
- Os grupos eram equilibrados em termos de prognóstico na conclusão do estudo?
  - O acompanhamento foi completo?
  - O ensaio foi interrompido precocemente?
  - Os pacientes foram analisados nos grupos para os quais estavam randomizados?

Quais são os resultados?
- Qual foi o tamanho do efeito do tratamento?
- Qual foi a precisão da estimativa do efeito do tratamento?

Como posso aplicar os resultados ao cuidado com o paciente?
- Os pacientes do estudo eram semelhantes ao paciente do meu consultório?
- Todos os desfechos importantes para o paciente foram considerados?
- Os prováveis benefícios do tratamento compensam o dano e os custos em potencial?

Se a resposta para uma pergunta-chave (Os pacientes foram randomizados?) for "não", algumas das outras perguntas (A randomização foi mantida em *sigilo*? Os pacientes foram analisados nos grupos para os quais foram randomizados?) perderão a relevância. Como você verá, *estudos observacionais* não randomizados resultam em inferências muito mais fracas do que ECRs. Apesar disso, os clínicos devem usar as melhores evidências disponíveis ao manejar seus pacientes, mesmo que a qualidade dessas evidências seja limitada (ver Cap. 2, A filosofia da medicina baseada em evidências). Os critérios no Capítulo 9 (Dano [estudos observacionais]) o ajudarão a avaliar um estudo observacional abordando um tratamento potencial que ainda não tenha sido avaliado em um ECR.

OS RESULTADOS SÃO VÁLIDOS?

Os grupos-intervenção e controle começaram com o mesmo prognóstico?

Os pacientes foram randomizados?

Pergunte a si mesmo se a atenção hospitalar prolonga a vida. Um estudo descobre que mais pessoas doentes morrem no hospital do que na comunidade. Facilmente rejeitaríamos a conclusão ingênua de que a atenção hospitalar mata porque compreendemos que pacientes hospitalizados estão mais doentes do que os pacientes na comunidade.

Embora a lógica do equilíbrio prognóstico esteja clara ao comparar pacientes hospitalizados com aqueles na comunidade, pode ser menos óbvia em outros contextos. Até recentemente, clínicos e epidemiologistas (e quase todo o mundo) acreditavam que a terapia de reposição hormonal (TRH) diminuiria o *risco* de eventos coronarianos (morte e infarto do miocárdio) em mulheres pós-menopáusicas. A crença emergiu dos resultados de muitos estudos que descobriram que mulheres recebendo TRH tinham um menor risco de eventos coronarianos.[5] Os resultados do primeiro grande ensaio clínico de mulheres com doença arterial coronariana (DAC) estabelecida trouxe uma surpresa: a TRH falhou em reduzir o risco de eventos coronarianos.[6] Mais recentemente, a Women's Health Initiative demonstrou que a TRH também fracassou na prevenção primária de DAC.[7]

Outras surpresas geradas por ensaios clínicos incluem a demonstração de que vitaminas antioxidantes não reduzem o câncer gastrintestinal[8] – e um desses agentes, a vitamina E, na verdade, pode aumentar a mortalidade por todas as causas[9] – e que uma diversidade de drogas inicialmente promissoras aumentam a mortalidade em pacientes com insuficiência cardíaca.[10-15] Tais surpresas ocorrem periodicamente quando os investigadores conduzem ensaios clínicos para testar observações a partir de estudos nos quais pacientes e médicos determinam qual tratamento um paciente deve receber.[16]

O motivo por que estudos nos quais a preferência do paciente ou do médico determina se o primeiro deve receber tratamento ou controle (estudos observacionais) frequentemente originam resultados enganosos é que morbidade e mortalidade resultam de muitas causas, sendo o tratamento apenas uma delas. Estudos sobre tratamento tentam determinar o impacto de uma intervenção sobre eventos como acidente vascular cerebral, infarto do miocárdio e morte – ocorrências que chamamos de *desfechos de interesse* do ensaio. A idade de um paciente, a severidade subjacente da doença, a presença de *comorbidade* e um rol de outros fatores tipicamente determinam a frequência na qual um desfecho de interesse de um ensaio ocorre (*fatores prognósticos* ou *determinantes de desfecho*). Se fatores prognósticos – conhecidos por nós ou não – se mostrarem desequilibrados entre um grupo-tratamento e um *grupo-controle* de um ensaio, o desfecho do estudo sofrerá viés, subestimando ou superestimando o efeito do tratamento. Como fatores prognósticos conhecidos frequentemente influenciam as recomendações dos clínicos e as decisões dos pacientes a respeito de aceitar fazer determinado tratamento, estudos observacionais muitas vezes originam resultados enviesados.

Estudos observacionais teoricamente podem parear pacientes, seja na seleção de indivíduos para estudo ou na análise estatística subsequente, para fatores prognósticos conhecidos (ver Cap. 9, Dano [estudos observacionais] e Cap. 5, Por que os resultados dos estudos podem estar errados: erro aleatório e viés). O poder da randomização é que grupos-tratamento e controle têm maior probabilidade de estarem equilibrados com respeito a determinantes de desfecho tanto conhecidos como desconhecidos.

> Qual foi a causa do *viés* nos estudos observacionais de TRH? Evidências sugerem que as mulheres que faziam TRH tinham um *status* socioeconômico mais alto.[17] O aparente benefício com a TRH provavelmente se devia a fatores como um estilo de vida mais saudável e um maior senso de controle sobre a vida. Independentemente da explicação, agora temos certeza de que foi seu *prognóstico* anterior, não a TRH, que levou a taxas menores de DAC.

Embora a randomização seja uma técnica poderosa, nem sempre é bem sucedida na criação de grupos com prognósticos semelhantes. Os investigadores podem cometer erros que comprometem a randomização ou esta pode falhar simplesmente devido à falta de sorte. As duas próximas seções abordam esses aspectos.

A randomização foi mantida em sigilo?

Alguns anos atrás, um grupo de investigadores australianos realizou um ensaio randomizado de apendicectomia a céu aberto *versus* laparoscópica.[18] O ensaio se desenvolvia sem sobressaltos durante o dia. À noite, contudo, a presença do cirurgião atendente era necessária para o procedimento laparoscópico, mas não para aquele a céu aberto, e a limitada disponibilidade da sala cirúrgica transformava o procedimento laparoscópico mais prolongado em uma dificuldade. Relutantes em chamar uma consultoria, às vezes os residentes adotavam o que encaravam como uma solução prática. Quando um paciente elegível aparecia, seguravam os envelopes semiopacos contendo a designação para o estudo contra a luz. Abriam o primeiro envelope que ordenasse um procedimento a céu aberto. O primeiro paciente elegível na manhã seria então alocado para o grupo de apendicectomia laparoscópica de acordo com o envelope deixado para trás (D. Wall, comunicação por escrito, junho de 2000). Se os pacientes que se apresentavam à noite estivessem mais doentes do que aqueles que se apresentavam durante o dia, o comportamento dos residentes resultaria em viés contra o procedimento a céu aberto.

Quando aqueles que incluem os pacientes não conhecem e não podem controlar o braço para o qual o paciente é alocado, nos referimos à randomização como mantida em sigilo. Em ensaios sem manutenção de sigilo, aqueles responsáveis pelo recrutamento podem sistematicamente incluir pacientes mais – ou menos – doentes tanto para o grupo-tratamento como para o controle. Esse comportamento derrotará o propósito da randomização, e o estudo originará um resultado com viés.[19-21] Investigadores cuidadosos garantirão que a randomização será mantida em sigilo por meio de estratégias como a randomização remota, na qual o indivíduo que recruta o paciente telefona para um centro de metodologia para descobrir o braço do estudo para o qual o paciente está designado.

Os pacientes nos grupos tratamento e controle eram semelhantes em relação a fatores prognósticos conhecidos?

O objetivo da randomização é criar grupos cujo prognóstico seja semelhante em relação aos desfechos relevantes. Às vezes, devido à falta de sorte, a randomização falhará no alcance dessa meta. Quanto menor é o tamanho da amostra, maior é a probabilidade de que o ensaio apresente um desequilíbrio prognóstico.

> Imagine um ensaio testando um tratamento novo para insuficiência cardíaca que inclua pacientes na classe funcional III e IV da New York Heart Association. Os pacientes na classe IV têm um prognóstico muito pior do que aqueles na classe III. O ensaio é pequeno, com somente oito pacientes. Ninguém ficaria surpreso se todos os pacientes na classe IV fossem alocados para o grupo-controle. Tal resultado do processo de alocação causaria um sério viés no estudo em favor do tratamento. Se o ensaio incluísse 800 pacientes, ficaríamos espantados se a randomização colocasse todos os 400 pacientes de classe III no braço do tratamento. Quanto maior é o tamanho da amostra, maior é a probabilidade de a randomização alcançar sua meta de equilíbrio prognóstico.

Você pode conferir quão efetivamente a randomização equilibrou os fatores prognósticos ao procurar uma apresentação das características do paciente dos grupos tratamento e controle no começo do estudo – os aspectos prognósticos iniciais ou de entrada. Embora nunca saibamos se existe similaridade nos fatores prognósticos desconhecidos, ficamos seguros quando os conhecidos estão bem equilibrados.

Nem tudo está perdido se os grupos-tratamento não forem similares no início. Técnicas estatísticas permitem o ajuste do resultado do estudo para diferenças iniciais. *Análises ajustadas* podem não ser preferíveis a análises não ajustadas, mas, quando ambas geram a mesma conclusão, ganha-se confiança na *validade* do resultado do estudo.

O equilíbrio prognóstico foi mantido à medida que o estudo progredia?

Em que extensão o estudo foi cegado?

Se a randomização for bem sucedida, os grupos tratamento e controle de um estudo começam com um prognóstico similar. Contudo, a randomização não garante que os dois grupos permaneçam equilibrados em termos de prognóstico. O *cegamento*, se possível, é a estratégia ótima para manutenção do equilíbrio prognóstico.

A Tabela 6.2 descreve cinco grupos envolvidos em ensaios clínicos que, idealmente, continuarão sem saber se os pacientes estão recebendo a *terapia experimental* ou a terapia-controle. Provavelmente você sabe que os pacientes que fazem um tratamento em cuja efetividade acreditam podem se sentir melhor e ter melhor resultado do que aqueles que não creem na sua efetividade, mesmo que o tratamento não tenha nenhuma atividade biológica. Apesar da magnitude e da consistência do *efeito placebo* continuarem incertas[22-25], investigadores interessados na determinação do impacto biológico de um tratamento farmacológico ou não farmacológico assegurarão que os pacientes estejam cegos para a alocação de tratamento. De forma similar, delineamentos rigorosos de pesquisa garantirão o cegamento daqueles que coletam, avaliam e analisam os dados (Tab. 6.2). Demonstrações de viés introduzido por falta de cegamento – como os resultados de um ensaio em esclerose múl-

TABELA 6.2 Cinco grupos que deveriam, se possível, ser cegados para designação de tratamento

Pacientes	Evitar efeitos placebo
Clínicos	Impedir a administração diferencial de terapias que afetem o desfecho relevante (cointervenção)
Coletadores de dados	Impedir o viés na coleta de dados
Adjudicadores de desfecho	Impedir o viés nas decisões a respeito de um paciente ter ou não um desfecho relevante
Analistas de dados	Evitar o viés em decisões relacionadas à análise de dados

Quando a perda durante acompanhamento ameaça seriamente a validade? Regras empíricas (você pode encontrar limiares de 20%) são enganosas. Considere dois ensaios clínicos hipotéticos, cada um deles com 1.000 pacientes tanto no grupo-tratamento como no controle, dos quais 30 (3%) são perdidos durante acompanhamento (Tab. 6.3). No ensaio A, os pacientes tratados morrem à metade da taxa do grupo-controle (200 *versus* 400), uma *redução de risco relativo* (*RRR*) de 50%. Em que medida a perda durante acompanhamento potencialmente ameaça nossa inferência de que o tratamento reduz a taxa de morte pela metade? Se supusermos o pior (ou seja, que todos os pacientes perdidos durante acompanhamento morreram), o número de mortes no grupo experimental seria de 230 (23%). Se não houver mortes entre os pacientes-controle que foram perdidos durante acompanhamento, nossa melhor estimativa do efeito do tratamento na redu-

TABELA 6.3 Quando a perda durante acompanhamento afeta seriamente a validade?

	Ensaio A		Ensaio B	
	Tratamento	Controle	Tratamento	Controle
Número de pacientes randomizados	1.000	1.000	1.000	1.000
Número (%) perdido durante acompanhamento	30 (3)	30 (3)	30 (3)	30 (3)
Número (%) de mortes	200 (20)	400 (40)	30 (3)	60 (3)
RRR não contando pacientes perdidos durante acompanhamento	0,2/0,4 = 0,50		0,03/0,06 = 0,50	
RRR – pior cenário[a]	0,17/0,4 = 0,43		0,00/0,06 = 0	

Abreviatura: RRR, redução de risco relativo.
[a] O pior cenário supõe que todos os pacientes alocados para o grupo-tratamento e perdidos durante acompanhamento morreram e todos os pacientes alocados para o grupo-controle e perdidos durante acompanhamento sobreviveram.

ção do risco de morte cai de 200/400, ou 50%, para (400-230)/400 ou 170/400, ou 43%. Assim, mesmo supor o pior faz pouca diferença para a melhor estimativa da magnitude do *efeito do tratamento*. Nossa inferência é, portanto, segura.

Compare com o ensaio B. Aqui, a redução de risco relativo (RRR) de morte também é 50%. Nesse caso, entretanto, o número total de mortes é muito mais baixo; dentre os pacientes tratados, 30 morrem, e o número de mortes nos pacientes controle é 60. No ensaio B, se fizermos a mesma suposição do pior a respeito do destino dos pacientes perdidos durante acompanhamento, os resultados mudariam consideravelmente. Se supusermos que todos os pacientes inicialmente alocados para tratamento – mas subsequentemente perdidos durante acompanhamento – morrem, o número de mortes entre pacientes tratados aumentará de 30 para 60, o que é exatamente igual ao número de mortes no grupo-controle. Pensemos que essa suposição seja acurada. Como teríamos 60 mortes tanto no grupo-tratamento como no grupo-controle, o efeito do tratamento cai para 0. Devido a essa grande mudança no efeito do tratamento (RRR de 50% se ignorarmos aqueles perdidos durante acompanhamento; RRR de 0% se supusermos que todos os pacientes no grupo-tratamento que estavam perdidos durante acompanhamento morreram), a perda de 3% durante acompanhamento no ensaio B ameaça nossa inferência sobre a magnitude do RRR.

Obviamente, o pior cenário é improvável. Quando um melhor cenário caso seja verdadeiro, alterar substancialmente os resultados, você deve julgar a plausibilidade de uma *taxa de eventos* de desfecho consideravelmente diferente nos pacientes do grupo-tratamento e controle perdidos durante acompanhamento.

tipla no qual um benefício de tratamento julgado por assessores de desfecho não cegados desapareceu quando adjudicadores de desfecho foram cegados[26] – ressaltam a importância do cegamento. Quanto mais esse julgamento estiver envolvido na determinação se um paciente teve um desfecho relevante (p. ex., o cegamento é menos crucial em estudos nos quais o desfecho é a mortalidade por todas as causas), mais importante se torna o cegamento.

Finalmente, diferenças no cuidado ao paciente além da intervenção sob estudo – *cointervenção* – podem, se afetarem os desfechos do estudo, causar viés nos resultados. O cegamento efetivo elimina a possibilidade de administração diferencial tanto consciente como inconsciente de intervenções efetivas aos grupos tratamento e controle. Quando o cegamento efetivo não for possível, a documentação de cointervenção em potencial torna-se importante.

Os grupos eram equilibrados em termos de prognóstico na conclusão do estudo?

Infelizmente, os investigadores podem garantir a alocação aleatória mantida em sigilo e o cegamento efetivo, mas falhar no alcance de um resultado sem viés.

O acompanhamento foi completo?

Idealmente, na conclusão de um ensaio, você conhecerá o *status* de cada paciente com respeito ao desfecho relevante. Quanto maior é o número de pacientes cujo desfecho é desconhecido – pacientes perdidos durante acompanhamento – mais a validade de um estudo está potencialmente comprometida. A razão é que os pacientes que são perdidos frequentemente têm prognósticos diferentes daqueles que continuam – podem desaparecer porque apresentam desfechos adversos ou porque estão indo bem e então não retornam para avaliação.[27]

Concluindo, a perda para acompanhamento ameaça potencialmente a validade de um estudo. Se supor o pior cenário não modifica a inferência emergindo dos resultados do estudo, então a perda durante acompanhamento não é um problema. Se tal suposição alterar significativamente os resultados, a medida na qual a validade está comprometida depende da probabilidade de que os pacientes no grupo-tratamento perdidos durante acompanhamento tenham sido malsucedidos, enquanto os pacientes no grupo-controle perdidos durante acompanhamento foram bem-sucedidos. Essa decisão é assunto de discussão.

O ensaio foi interrompido precocemente?

Embora esteja se tornando cada vez mais popular, a interrupção de ensaios quando se vê um grande benefício aparente é arriscada.[28] Ensaios finalizados precocemente comprometerão a randomiza-

UTILIZANDO AS *DIRETRIZES*

Voltando ao nosso cenário clínico de abertura, o grupo experimental e o grupo-controle começaram o estudo com um prognóstico similar? O estudo foi randomizado e a alocação foi mantida em sigilo; 320 pacientes participaram e 99% foram acompanhados. Os investigadores seguiram o princípio da intenção de tratar, incluindo todos os pacientes no braço para o qual tinham sido randomizados e interromperam quando alcançaram o tamanho de amostra planejado. Havia mais pacientes que fumavam (13 *versus* 8,2%) e consumiam álcool regularmente (8,1 *versus* 5%) no grupo clopidogrel do que no grupo aspirina-esomeprazol. Isso poderia causar um viés nos resultados em favor da aspirina-esomeprazol e os investigadores não fornecem uma análise ajustada das diferenças iniciais. Clínicos, pacientes, coletadores de dados, assessores de desfecho e analistas de dados foram cegados para a alocação.

A avaliação final da validade nunca é uma decisão "sim ou não". Ao contrário, pense em validade como um *continuum* variando de estudos fortes com grande probabilidade de resultar em uma estimativa exata do efeito do tratamento até estudos fracos com muita probabilidade de resultar em uma estimativa enviesada do efeito. Inevitavelmente, a discussão se um estudo fica nesse *continuum* envolve alguma subjetividade. Nesse caso, apesar da incerteza sobre as diferenças iniciais entre os grupos, concluímos que os métodos eram fortes.

ção se forem interrompidos em um "alto aleatório", quando fatores prognósticos favorecerem temporariamente o grupo-intervenção. Particularmente quando o tamanho da amostra e o número de eventos são pequenos, ensaios interrompidos precocemente correm o risco de superestimar enormemente o efeito tratamento.[29]

Os pacientes foram analisados nos grupos para os quais foram randomizados?

Investigadores também podem abalar a randomização se omitirem da análise os pacientes que não recebem seu tratamento designado ou, pior ainda, contarem eventos que ocorrem em pacientes *não aderentes* que foram designados para tratamento contra o grupo-controle. Tais análises causarão viés nos resultados se as razões para a falta de adesão estiverem relacionadas ao prognóstico. Em diversos ensaios clínicos, os pacientes que não aderiram a seus regimes de drogas designados tiveram um desempenho pior do que aqueles que tomaram medicação conforme foram instruídos, mesmo depois de levar em conta todos os fatores prognósticos conhecidos e mesmo quando a medicação era placebo.[30-31] Quando pacientes aderentes estão destinados a ter um desfecho melhor, omitir aqueles que não recebem o tratamento designado fragiliza a comparação sem viés oferecida pela randomização. Os investigadores previnem tal viés quando seguem o princípio da *intenção de tratar* e analisam todos os pacientes no grupo para o qual foram randomizados.[36]

QUAIS SÃO OS RESULTADOS?

Qual foi o tamanho do efeito do tratamento?

Na maioria das vezes, os ECRs monitoram cuidadosamente a frequência com que os pacientes experimentam algum efeito ou desfecho adverso. Exemplos desses desfechos dicotômicos (desfechos "sim ou não", aqueles que acontecem ou não) incluem a recorrência de câncer, o infarto do miocárdio e a morte. Os pacientes ou têm um evento ou não, e o artigo relata a proporção de pacientes que desenvolvem tais eventos. Considere, por exemplo, um estudo no qual 20% de um grupo-controle morreram, mas somente 15% dos que receberam um tratamento novo morreram (Tab. 6.4). Como se poderia expressar esses resultados?

Uma possibilidade seria a diferença absoluta (conhecida como a *redução de risco absoluto* [RRA] ou *diferença de risco*) entre a proporção dos que morreram no grupo-controle (*risco basal* ou *taxa de evento controle* [TEC]) e a proporção que morreu no grupo-tratamento (*taxa de evento experimental* [TEE]), ou TEC – TEE = 0,20 – 0,15 = 0,05. Outra maneira de expressar o impacto do tratamento é como um RR: o risco de eventos entre pacientes recebendo o novo tratamento relativo àquele risco entre pacientes no grupo-controle ou TEE/TEC = 0,15/0,20 = 0,75.

TABELA 6.4 Resultados de um ensaio randomizado hipotético

	Desfecho		
Exposição	Morte	Sobrevivência	Total
Tratamento	15	85	100
Controle	20	80	100

Taxa de evento-controle (TEC): 20/100 = 20%.
Taxa de evento experimental (TEE): 15/100 = 15%.
Redução de risco absoluto ou diferença de risco: TEC – TEE, 20-15% = 5%.
Risco relativo (RR): TEE/TEC = (15/100)/(20/100) X 100% = 75%.
Redução de risco relativo (RRR): 1 – (TEE/TEC) X 100% = 1-75% = 25%.

A medida de efeitos dicotômicos de tratamento mais comumente relatada é o complemento do RR, o RRR. É expressa como uma percentagem: 1 – (TEE/TEC) × 100% = (1-0,75) × 100% = 25%. Um RRR de 25% significa que o tratamento novo reduziu o risco de morte em 25% em relação àquele ocorrendo entre pacientes-controle; quanto maior é o RRR, mais efetiva é a terapia. Os investigadores podem computar o RR por um período de tempo, como em uma *análise de sobrevida*, e chamá-lo de *razão de riscos* (ver Cap. 7, O tratamento diminui o risco? Compreendendo os resultados). Quando as pessoas não especificam se estão falando de RRR ou de RRA – por exemplo, "o medicamento X era 30% efetivo na redução do risco de morte" ou "a eficácia da vacina era de 92%" – quase invariavelmente estão falando sobre RRR (ver Cap. 7 para mais detalhes sobre como o RRR resulta em uma impressão subjetiva de um efeito maior de tratamento do que outras maneiras de expressar efeitos de tratamento).

Qual foi a precisão da estimativa do efeito do tratamento?

Nunca podemos ter certeza da verdadeira redução de risco; a melhor estimativa do verdadeiro efeito do tratamento é o que observamos em um ensaio clínico randomizado bem controlado. Essa estimativa é denominada *ponto de estimativa* para nos lembrar que, embora o verdadeiro valor esteja próximo, é improvável que esteja correto com precisão. Com frequência, investigadores nos dizem o quão próximo está o efeito verdadeiro pelo cálculo do intervalo de confiança (IC), uma variação de valores nos quais se pode confiar que o efeito verdadeiro se situe.[37]

Geralmente usamos o IC de 95% (ver Cap. 8, Intervalos de confiança). Você pode pensar sobre o IC de 95% como definindo a variação que – supondo que o estudo tenha sido bem conduzido e apresente um viés mínimo – inclui o verdadeiro RRR 95% do tempo. O verdadeiro RRR geralmente estará além desses extremos somente 5% do tempo, uma propriedade do IC que se relaciona intimamente com o nível convencional de *significância estatística* de $P < 0,05$. Ilustramos o uso de IC nos exemplos seguintes.

Exemplo 1

Se um ensaio randomizasse 100 pacientes para cada um dos grupos tratamento e controle e houvesse 20 mortes no grupo-controle e 15 mortes no grupo-tratamento, os autores calculariam um ponto de estimativa para o RRR de 25% (TEC = 20/100 ou 0,20, TEE = 15/100 ou 0,15 e 1-TEE/TEC = (1-0,75) × 100 = 25%). Você pode imaginar, entretanto, que o verdadeiro RRR pode ser muito menor ou muito maior do que 25%, com base em uma diferença de somente cinco mortes. De fato, você pode suspeitar que o tratamento pode não oferecer nenhum benefício (um RRR de 0%) ou pode mesmo causar dano (um RRR negativo). E você estaria correto; de fato, esses resultados são consistentes tanto com um RRR de -38% (i.e., pacientes recebendo o novo tratamento podem ter 38% mais probabilidade de morrer do que os pacientes controle) e um RRR de quase 59% (ou seja, pacientes recebendo subsequentemente o novo tratamento podem ter um risco de morrer quase 60% menor do que aqueles não tratados). Em outras palavras, o IC de 95% sobre esse RRR vai de -38 a 59%, e o ensaio realmente não nos ajudou a decidir se devemos ou não oferecer o novo tratamento.

Exemplo 2

E se o ensaio incluísse 1.000 pacientes por grupo em vez de 100 e as mesmas taxas de eventos de antes fossem observadas, de modo que houvesse 200 mortes no grupo-controle (TEC = 200/1.000 = 0,20) e 150 mortes no grupo-tratamento (TEE = 150/1.000 = 0,15)? Novamente, o ponto de estimativa do RRR é 25% (1-TEE/TEC = 1-(0,15/0,20 × 100 = 25%).

Nesse ensaio maior, você pode pensar que nossa confiança de que a verdadeira redução no risco está próxima a 25% é muito maior e, de novo, você estaria certo. O IC de 95% sobre o RRR para esse conjunto de resultados está todo sobre o lado positivo do zero e varia de 9 a 41%.

O que os exemplos demonstram é que quanto maior o tamanho da amostra de um ensaio, maior o número de eventos desfecho e maior é a nossa confiança de que o verdadeiro RRR (ou qualquer outra medida de efeito) esteja próximo do que observamos. No segundo exemplo, o valor plausível mais baixo para o RRR foi de 9% e o valor mais alto foi de 41%. O ponto de estimativa – nesse caso, 25% – é o valor mais provável de representar o verdadeiro RRR. Quando se considera valores cada vez mais distantes do ponto de estimativa, eles se tornam menos e menos consistentes com o RRR observado. Quando alguém cruza o limite superior ou inferior do IC de 95%, é improvável que os valores representem o verdadeiro RRR, dado o ponto de estimativa (ou seja, o RRR observado). Tudo isso, obviamente, supõe que o estudo tenha satisfeito os critérios de validade que discutimos anteriormente.

A Figura 6.1 representa os IC, em torno do ponto de estimativa de um RRR de 25% nos dois exemplos, com uma redução de risco zero representando nenhum efeito de tratamento. Em ambos os cenários, o ponto de estimativa do RRR é 25%, mas o IC é muito mais estreito no segundo cenário.

Nem todos os ensaios randomizados têm desfechos dicotômicos, nem deveriam. Em um estudo de treinamento muscular respiratório para pacientes com limitação crônica de fluxo respiratório, um desfecho primário media a distância que os pacientes podiam caminhar em 6 minutos em um corredor interno.[38] Essa caminhada melhorou de uma média de 406 para 416 metros (10 metros a mais) no grupo experimental recebendo o treinamento muscular respiratório e de 409 para 429 metros (20 metros a mais) no grupo-controle. O ponto de estimativa para melhoria na caminhada devida ao treinamento muscular respiratório foi, portanto, negativo em -10 metros (ou uma diferença de 10 metros em favor do grupo-controle).

Aqui você também deveria procurar o IC de 95% em torno da diferença em mudanças na capacidade de exercício e considerar suas aplicações. Os investigadores nos dizem que o limite inferior do IC de 95% foi -26 (i.e., os resultados estão consistentes com uma diferença de 26 metros em favor do tratamento-controle) e o limite superior foi de + 5 metros. Mesmo nas melhores circunstâncias é improvável que os pacientes percebam que o acréscimo de 5 metros aos 400 registrados no começo do ensaio seja importante, e esse resultado efetivamente exclui um importante benefício do treinamento muscular respiratório como foi aplicado nesse estudo.

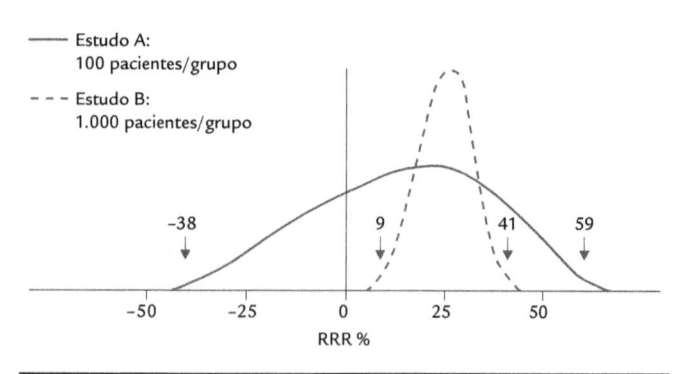

FIGURA 6.1 Intervalos de confiança em ensaios com diversos tamanhos de amostra.

Abreviaturas: IC, intervalo de confiança; RRR, redução de risco relativo.
Dois estudos com o mesmo ponto de estimativa, um RRR de 25%, mas tamanhos diferentes de amostra e IC correspondentemente diferentes. O eixo X representa os possíveis RRR diferentes e o eixo Y representa a probabilidade do verdadeiro RRR apresentar aquele valor particular. A linha contínua representa o IC em torno do primeiro exemplo, no qual havia 100 pacientes por grupo, e o número de eventos em ativo e controle era 15 e 20, respectivamente. A linha interrompida representa o IC em torno do segundo exemplo, no qual havia 1.000 pacientes por grupo, e o número de eventos em ativo e controle era 150 e 200, respectivamente.

> ## UTILIZANDO AS *DIRETRIZES*
>
> Usando os números brutos fornecidos no artigo, 1 de 159 pessoas (0,6%) no grupo aspirina-esomeprazol e 13 de 161 pessoas (8%) no grupo clopidogrel tiveram uma recorrência de úlcera. O RRR é 92% e o IC de 95% varia de 41 a 99%. O efeito muito grande e o pequeno número de eventos diminuem um pouco a confiança no resultado; 4,4% do grupo aspirina-esomeprazol e 9,4% do grupo clopidogrel tiveram um efeito adverso (definido como dispepsia ou uma alergia). Os investigadores também relataram que 11 pacientes no grupo aspirina-esomeprazol e nove pacientes no grupo clopidogrel tiveram eventos isquêmicos recorrentes.

Não será surpresa para você que quanto maior for o tamanho da amostra, mais estreito será o IC. Se quiser aprender mais a respeito de IC, inclusive descobrir quando o tamanho da amostra é suficientemente grande, veja o Capítulo 8, Intervalos de confiança.

Tendo determinado a magnitude e a precisão do efeito do tratamento, os clínicos podem se voltar para a questão final de como aplicar os resultados do artigo aos seus pacientes.

COMO POSSO APLICAR OS RESULTADOS AO CUIDADO COM O PACIENTE?

Os pacientes do estudo eram semelhantes ao paciente do meu consultório?

Com frequência, o paciente à sua frente tem atributos ou características diferentes daqueles incluídos no ensaio. Ele pode ser mais idoso ou mais jovem, mais doente ou menos doente ou pode apresentar doenças em comorbidade que excluiriam sua participação no estudo da pesquisa. Se o paciente era qualificado para inclusão no estudo, você pode aplicar os resultados com considerável confiança.

E quanto àqueles indivíduos que não atendem aos critérios de elegibilidade de um estudo? O resultado do estudo provavelmente se aplica ao paciente mesmo que, por exemplo, ele seja dois anos mais velho do que o preconizado pelo estudo, tenha alguma doença mais grave, tenha sido anteriormente tratado com uma terapia concorrente ou apresente alguma comorbidade. Uma abordagem melhor do que aplicar rigidamente os *critérios de inclusão e exclusão* do estudo é perguntar se existe alguma razão imperativa pela qual os resultados não se aplicam ao paciente. Não é comum que você encontre uma razão tão forte, sendo mais frequente que possa generalizar os resultados para seu paciente com confiança.

Um aspecto relacionado tem a ver com a medida na qual podemos generalizar os achados de um estudo utilizando um medicamento em particular para outro agente mais proximamente (ou não tão proximamente) relacionado. O aspecto dos efeitos da classe do medicamento e quão conservador deve-se ser ao supor efeitos da classe continua controverso. Generalizar achados de tratamento cirúrgico pode ser ainda mais arriscado. Ensaios randomizados de endarterectomia de carótida, por exemplo, demonstram taxas perioperatórias muito mais baixas de acidente vascular cerebral e morte do que se esperaria na nossa própria comunidade.[39]

Uma questão final aparece quando um paciente é adequado aos aspectos de um subgrupo de pacientes no relato do ensaio. Estimulamos você a ser cético em relação a *análises de subgrupos*[40]. É provável que o tratamento beneficie mais ou menos o subgrupo do que outros pacientes somente se a diferença nos efeitos do tratamento nos subgrupos for grande e muito improvável de ocorrer por acaso. Mesmo quando essas condições se aplicam, os resultados podem ser enganosos se os investigadores não especificaram suas hipóteses antes que o estudo começasse, se tinham um grande número de hipóteses ou se outros estudos não conseguiram replicar o achado.

Todos os desfechos importantes para o paciente foram considerados?

Os tratamentos são indicados quando oferecem benefícios importantes. Demonstrar que um broncodilatador produz pequenos incrementos em volume expirado forçado em pacientes com limitação crônica de fluxo respiratório, que um vasodilatador melhora o débito cardíaco em pacientes com insuficiência cardíaca ou que um agente redutor de lipídeos melhora os perfis lipídicos não oferece uma razão suficiente para administrar esses medicamentos. Aqui, investigadores escolheram *desfechos substitutos* em vez daqueles que os pacientes considerariam importantes. O que clínicos e pacientes exigem são evidências de que os tratamentos melhoram os *desfechos importantes para os pacientes*, como diminuir a falta de fôlego durante as atividades necessárias para a vida diária, evitar hospitalizações por insuficiência cardíaca ou diminuir o risco de infarto do miocárdio.[41]

> Ensaios sobre o impacto de medicamentos antiarrítmicos após infarto do miocárdio ilustram o perigo de usar desfechos substitutos. Como tais medicamentos demonstraram uma redução em despolarizações ventriculares anormais (os desfechos substitutos), faria sentido que reduzissem a ocorrência de arritmias que ameaçam a vida. Um grupo de investigadores realizou ensaios clínicos sobre três agentes (encainida, flecainida e moricizina) que tinham sido demonstrados como efetivos na supressão do desfecho substituto de despolarizações ventriculares anormais. Os investigadores tiveram que interromper os ensaios quando descobriram que a mortalidade era substancialmente maior em pacientes recebendo tratamento antiarrítmico do que naqueles recebendo placebo.[42,43] Os clínicos que confiavam no desfecho substituto de supressão da arritmia teriam continuado administrando as três drogas, para considerável prejuízo de seus pacientes.

Mesmo quando os investigadores relatam efeitos favoráveis de tratamento sobre um desfecho importante para o paciente, você deve considerar se pode haver efeitos deletérios sobre outros desfechos. Por exemplo, a quimioterapia contra o câncer pode prolongar a vida, mas diminuir sua qualidade. Ensaios clínicos frequentemente não conseguem documentar adequadamente a toxicidade ou os efeitos adversos da intervenção experimental.[44]

Desfechos compostos representam uma tendência final perigosa ao apresentar eventos clínicos. Da mesma forma que desfechos substitutos, os desfechos compostos são atrativos para redução do tamanho da amostra e diminuição da duração do tempo de acompanhamento. Infelizmente, podem ser enganosos. Podemos descobrir que um ensaio que reduzia um desfecho composto de morte, falência renal exigindo diálise e duplicação do nível sérico de creatinina na verdade demonstrava uma tendência rumo à mortalidade aumentada com a terapia experimental e mostrava efeitos convincentes somente sobre a duplicação do nível sérico de creatinina.[45]

Outro desfecho negligenciado há muito tempo são as implicações de recursos de estratégias alternativas de manejo. Sistemas de atenção à saúde encaram crescentes restrições de recursos que exigem uma atenção cuidadosa à *análise econômica*.

Os prováveis benefícios do tratamento compensam o dano e os custos em potencial?

Se você puder aplicar os resultados do estudo a um paciente e seus desfechos forem importantes, a próxima pergunta é se os prováveis benefícios do tratamento compensam o esforço que você e seu paciente devem colocar no empreendimento. Uma redução de 25% no RR de morte pode parecer muito impressionante, mas seu impacto sobre o paciente e a prática pode ser mínimo. Essa noção é ilustrada pelo uso de um conceito denominado *número necessário para tratar* (*NNT*), o número de pacientes que devem receber uma intervenção terapêutica durante um período específico para evitar um desfecho adverso ou produzir um desfecho positivo.[46]

> O impacto de um tratamento está relacionado não só a seu RRR, mas também ao risco de desfecho adverso para o qual foi delineado para evitar. Um grande ensaio em infarto do miocárdio sugere que a administração de ativador de plasminogênio tecidual (APt) reduz o RR de morte em aproximadamente 12% em comparação com a estreptoquinase.[47] A Tabela 6.5 considera dois pacientes consultando com infarto agudo do miocárdio associado à elevação de segmentos ST em seus eletrocardiogramas.
>
> No primeiro caso, um homem com 40 anos de idade se apresenta com achados eletrocardiográficos sugerindo um infarto do miocárdio inferior. Você não encontra nenhum sinal de insuficiência cardíaca e o paciente está em ritmo sinusal normal, com uma

TABELA 6.5 Considerações sobre a decisão de tratar dois pacientes com infarto do miocárdio com ativador de plasminogênio tecidual ou estreptoquinase

	Risco de morte 1 ano depois do IM com estreptoquinase (TEC)	Risco com APt (TEE) (RRA = TEC-TEE)	NNT (100/RRA quando RRA for expresso em porcentagem)
Homem de 40 anos com IM inferior	2%	1,86% (0,24% ou 0,0024)	417
Homem de 70 anos com IM anterior e falência cardíaca	40%	35,2% (4,8% ou 0,048)	21

Abreviaturas: IM, infarto do miocárdio; NNT, número necessário para tratar; RRA, redução de risco absoluto; TEC, taxa de evento controle; TEE, taxa de evento experimental.

taxa de 90/min. O risco de morte desse indivíduo no primeiro ano após o infarto pode ser tão baixo quanto 2%. Em comparação com a estreptoquinase, o APt reduziria esse risco de 12 para 1,86%, um RRA de 0,24% (0,0024). O inverso desse RRA (ou seja, 100 dividido pelo RRA expresso como percentual) é igual ao número de tais pacientes que teríamos que tratar para evitar um evento (prevenir uma morte depois de um ataque cardíaco leve em um paciente de baixo risco), o NNT. Nesse caso, teríamos que tratar aproximadamente 417 pacientes como este para salvar uma única vida (100/0,24 = 417). Dado o pequeno risco aumentado de hemorragia intracerebral associado ao APt, além de seu custo adicional, muitos clínicos prefeririam a estreptoquinase nesse paciente.

No segundo caso, um homem com 70 anos de idade consulta com sinais eletrocardiográficos de infarto do miocárdio anterior, com edema pulmonar. Seu risco de morrer no ano seguinte é de aproximadamente 40%. Um RRR de morte de 12% em tal paciente de alto risco gera um RRA de 4,8% (0,048) e teríamos que tratar somente 21 indivíduos como este para evitar uma morte prematura (100/4,8 = 20,8). Muitos clínicos considerariam o APt como o agente preferível para este homem.

Um elemento-chave da decisão para começar a terapia, portanto, é considerar o risco de efeito adverso pelo paciente se for deixado sem tratamento.

Para qualquer RRR dado, quanto maior é a probabilidade de um paciente ter um desfecho adverso se não o tratarmos, maior é a probabilidade de que o paciente se beneficie com o tratamento e menos pacientes como este precisem ser tratados para prevenir um desfecho adverso (ver Cap. 7, O tratamento diminui o risco? Compreendendo os resultados). Conhecer o NNT ajuda os clínicos no processo de pesar os benefícios e os problemas associados às opções de manejo.

O conflito entre benefício e risco também exige uma avaliação precisa dos efeitos adversos do tratamento. Ensaios clínicos com tamanhos de amostra relativamente pequenos são inadequados para detecção de efeitos adversos catastróficos de terapias. Frequentemente os clínicos devem examinar outras fontes de informação – muitas vezes caracterizadas por metodologias mais fracas – para obter uma estimativa dos efeitos adversos de terapia (ver Cap. 9, Dano [estudos observacionais]).

As preferências ou valores que determinam a escolha correta ao pesar benefício e risco são aqueles do paciente individual. Ainda persiste muita incerteza sobre como informar melhor os pacientes e como incorporar seus valores à tomada de decisão clínica. Investigações vigorosas dessa fronteira da medicina baseada em evidências estão, contudo, em andamento.

Os clínicos podem considerar tentador procurar os autores de artigos para orientação sobre conflito entre benefícios e riscos. Devido à possibilidade de conflito de interesses, isso pode ser perigoso. Por prudência, sugere-se que seja feita uma avaliação independente, por meio de consulta em fontes confiáveis e livres de conflitos de interresses (ver Cap. 4, Encontrando as evidências).

RESOLUÇÃO CLÍNICA

O estudo que identificamos mostrou uma diminuição na recorrência de sangramento por úlcera em pacientes de alto risco recebendo aspirina-esomeprazol em comparação com aqueles ingerindo clopidogrel. Os autores também descobriram que mais pessoas no grupo clopidogrel experimentaram um efeito adverso a partir da terapia e que não houve diferença significativa no risco de eventos isquêmicos, apesar de o pequeno número de desfechos enfraquecer qualquer inferência a partir desse resultado.

Nosso paciente está em alto risco de úlcera recorrente devido à sua recente hemorragia gastrintestinal secundária a uma úlcera induzida por aspirina. Seu caso é semelhante ao dos pacientes incluídos no estudo. Você traduz a redução no risco de sangramento em um NNT de aproximadamente 13 (risco clopidogrel de 8,1% − aspirina-esomeprazol de 0,6% = 7,5%; NNT = 100/7,5). Devido ao efeito muito grande, o NNT usando o limite mais conservador do IC de um RRR de aproximadamente 40% − e assim um NNT de aproximadamente 30 − pode ser mais realista. Em combinação com a redução nos efeitos adversos menos, parece ser um claro benefício para o paciente.

O paciente considerou seu episódio de sangramento apavorante e também acredita que mesmo diminuindo seu risco de sangramento em 3% somente durante um ano valeria a pena. Ele engole em seco, contudo, quando você lhe diz que o esomeprazol custa US$ 2,20 por comprimido e que, se tomar o medicamento conforme foi administrado no ensaio, custará mais de US$ 1.600 no ano seguinte. Então você explica que a escolha da medicação pelo investigador deixa algumas dúvidas a respeito da melhor droga a usar junto com a aspirina. O esomeprazol ainda está sob patente, justificando o alto custo. Os investigadores poderiam ter escolhido o omeprazol, um inibidor de bomba protônica com diferenças marginais na efetividade em relação ao esomeprazol, o qual o paciente pode comprar por aproximadamente metade do preço. No fim, o paciente escolhe a combinação omeprazol/aspirina.

Referências

1. Hankey G, Sudlow C, Dunbabin D. Thienopyridine derivatives (ticlopidine, clopidogrel) versus aspirin for preventing stroke and other serious vascular events in high vascular risk patients. *Cochrane Database Syst Rev.* 2000;3(1):CD001246.
2. CAPRIE Steering Committee. A randomised, blinded, trial of clopidogrel versus aspirin in patients at risk of ischaemic events (CAPRIE). *Lancet.* 1996;348(9038): 1329-1339.
3. Chan K, Peterson W. Aspirin plus esomeprazole reduced recurrent ulcer bleeding more than clopidogrel in high-risk patients. *ACP J Club.* 2005;143(1):9.
4. Chan K, Ching J, Hung L, et al. Clopidogrel versus aspirin and esomeprazole to prevent recurrent ulcer bleeding. *N Engl J Med.* 2005;352(3):238-244.
5. Stampfer M, Colditz G. Estrogen replacement therapy and coronary heart disease: a quantitative assessment of the epidemiologic evidence. *Prev Med.* 1991;20(1):47-63.
6. Hulley S, Grady D, Bush T, et al. Randomized trial of estrogen plus progestin for secondary prevention of coronary heart disease in postmenopausal women. *JAMA.* 1998;280(7):605-613.
7. Rossouw J, Anderson G, Prentice R, et al. Risks and benefits of estrogen and progestin in healthy postmenopausal women: principal results from the Women's Health Initiative randomized controlled trial. *JAMA.* 2002;288(3):321-323.
8. Vasotec tablets: enalapril maleate. In: *Physician's Desk Reference.* 52nd ed. Montvale, NJ: Medical Economics; 1998:1771-1774.
9. Pitt B, Zannad F, Remme W, et al. The effect of spironolactone on morbidity and mortality in patients with severe heart failure. *N Engl J Med.* 1999;341(10):709-717.
10. Xamoterol in Severe Heart Failure Group. Xamoterol in severe heart failure. *Lancet.* 1990;336(8706):1-6.
11. Packer M, Carver J, Rodeheffer R, et al. Effects of oral milrinone on mortality in severe chronic heart failure for the PROMISE Study Research Group. *N Engl J Med.* 1991;325(21):1468-1475.
12. Packer M, Rouleau J, Svedberg K, Pitt B, Fisher L. Effect of flosequinan on survival in chronic heart failure: preliminary results of the PROFILE study: the Profile Investigators [abstract]. *Circulation.* 1993;88(suppl 1):I-301.
13. Hampton J, van Veldhuisen D, Kleber F, et al. Randomised study of effect of ibopamine on survival in patients with advanced severe heart failure for the Second Prospective Randomized Study of Ibopamine on Mortality and Efficacy (PRIME II) Investigators. *Lancet.* 1997;349(9057):971-977.
14. Califf R, Adams K, McKenna W, et al. A randomized controlled trial of epoprostenol therapy for severe congestive heart failure: the Flolan International Randomized Survival Trial (FIRST). *Am Heart J.* 1997;134(1):44-54.
15. Haynes R, Mukherjee J, Sackett D, et al. Functional status changes following medical or surgical treatment for cerebral ischemia: results in the EC/IC Bypass Study. *JAMA.* 1987;257(15):2043-2046.
16. Lacchetti C, Ioannidis J, Guyatt G. Surprising results of randomized trials. Chapter 9.2. In: Guyatt G, Rennie D, eds. *Users' Guide to the Medical Literarure: A Ma-*

nual for Evidence-Based Clinical Practice, 2nd ed. New York, NY: McGraw-Hill, 2008;113-151.
17. Humphrey L, Chan B, Sox H. Postmenopausal hormone replacement therapy and the primary prevention of cardiovascular disease. *Ann Intern Med.* 2002; 137(4):273-284.
18. Hansen J, Smithers B, Sachache D, Wall D, Miller B, Menzies B. Laparoscopic versus open appendectomy: prospective randomized trial. *World J Surg.* 1996; 20(1):17-20.
19. Schulz K, Chalmers I, Hayes R, Altman D. Empirical evidence of bias: dimensions of methodological quality associated with estimates of treatment effects in controlled trials. *JAMA.* 1995;273(5):408-412.
20. Moher D, Jones A, Cook D, et al. Does quality of reports of randomised trials affect estimates of intervention efficacy reported in meta-analyses? *Lancet.* 1998;352(9128):609-613.
21. Balk EM, Bonis PA, Moskowitz H, et al. Correlation of quality measures with estimates of treatment effect in meta-analyses of randomized controlled trials. *JAMA.* 2002;287(22):2973-2982.
22. Kaptchuk T. Powerful placebo: the dark side of the randomised controlled trial. *Lancet.* 1998;351(9117):1722-1725.
23. Hrobjartsson A, Gotzsche P. Is the placebo powerless? an analysis of clinical trials comparing placebo with no treatment. *N Engl J Med.* 2001;344(21): 1594-1602.
24. McRae C, Cherin E, Yamazaki T, et al. Effects of perceived treatment on quality of life and medical outcomes in a double-blind placebo surgery trial. *Arch Gen Psychiatry.* 2004;61(4):412-420.
25. Rana J, Mannam A, Donnell-Fink L, Gervino E, Sellke F, Laham R. Longevity of the placebo effect in the therapeutic angiogenesis and laser myocardial revascularization trials in patients with coronary heart disease. *Am J Cardiol.* 2005;95(12):1456-1459.
26. Noseworthy JH, Ebers GC, Vandervoort MK, Farquhar RE, Yetisir E, Roberts R. The impact of blinding on the results of a randomized, placebo-controlled multiple sclerosis clinical trial. *Neurology.* 1994;44(1):16-20.
27. Ioannidis JP, Bassett R, Hughes MD, Volberding PA, Sacks HS, Lau J. Predictors and impact of patients lost to follow-up in a long-term randomized trial of immediate versus deferred antiretroviral treatment. *J Acquir Immune Defic Syndr Hum Retrovirol.* 1997;16(1):22-30.
28. Montori VM, Devereaux PJ, Adhikari NK, et al. Randomized trials stopped early for benefit: a systematic review. *JAMA.* 2005;294(17):2203-2209.
29. Montori VM, Guyatt Gtt. The intention-to-treat principle. *CMAJ.* 2001; 165(10): 1339-1341.
30. Coronary Drug Project Research Group. Influence of adherence to treatment and response of cholesterol on mortality in the Coronary Drug Project. *N Engl J Med.* 1980;303(18):1038-1041.
31. Asher W, Harper H. Effect of human chorionic gonadotropin on weight loss, hunger, and feeling of well-being. *Am J Clin Nutr.* 1973;26(2):211-218.

32. Hogarty G, Goldberg S. Drug and sociotherapy in the aftercare of schizophrenic patients: one-year relapse rates. *Arch Gen Psychiatry.* 1973;28(1):54-64.
33. Fuller R, Roth H, Long S. Compliance with disulfiram treatment of alcoholism. *J Chronic Dis.* 1983;36(2):161-170.
34. Pizzo P, Robichaud K, Edwards B, Schumaker C, Kramer B, Johnson A. Oral antibiotic prophylaxis in patients with cancer: a double-blind randomized placebo- controlled trial. *J Pediatr.* 1983;102(1):125-133.
35. Horwitz R, Viscoli C, Berkman L, et al. Treatment adherence and risk of death after myocardial infarction. *Lancet.* 1990;336(8714):542-545.
36. Montori VM, Guyatt GH. The intention-to-treat principle. *CMAJ.* 2001;165(10): 1339-1341.
37. Altman D, Gore S, Gardner M, Pocock S. Statistical guidelines for contributors to medical journals. In: Gardner M, Altman D, eds. *Statistics With Confidence Intervals and Statistical Guidelines.* London, England: British Medical Journal; 1989:83-100.
38. Guyatt G, Keller J, Singer J, Halcrow S, Newhouse M. Controlled trial of respiratory muscle training in chronic airflow limitation. *Thorax.* 1992;47(8): 598-602.
39. Asymptomatic Carotid Atherosclerosis Study Group. Endarterectomy for asymptomatic carotid artery stenosis. *JAMA.* 1995;273(18):1421-1428.
40. Oxman A, Guyatt G. A consumer's guide to subgroup analysis. *Ann Intern Med.* 1992;116(1):78-84.
41. Guyatt G, Montori V, Devereaux P, Schunemann H, Bhandari M. Patients at the center: in our practice, and in our use of language. *ACP J Club.* 2004;140(1): A11-A12.
42. Echt D, Liebson P, Mitchell L, et al. Mortality and morbidity in patients receiving encainide, flecainide, or placebo: the Cardiac Arrhythmia Suppression Trial. *N Engl J Med.* 1991;324(12):781-788.
43. Cardiac Arrhythmia Suppression Trial II Investigators. Effect of antiarrhythmic agent moricizine on survival after myocardial infarction. *N Engl J Med.* 1992; 327(4):227-233.
44. Ioannidis J, Lau J. Completeness of safety reporting in randomized trials: an evaluation of 7 medical areas. *JAMA.* 2001;285(4):437-443.
45. Carette S, Marcoux S, Treuchon R, et al. A controlled trial of corticosteroid injections into facet joints for chronic low back pain. *N Engl J Med.* 1991; 325(14): 1002-1007.
46. Laupacis A, Sackett D, Roberts R. An assessment of clinically useful measures of the consequences of treatment. *N Engl J Med.* 1988;318(26):1728-1733.
47. Malenka DJ, Baron JA, Johansen S, Wahrenberger JW, Ross JM. The framing effect of relative and absolute risk. *J Gen Intern Med.* 1993;8(10):543-548.

7

O tratamento diminui o risco? Compreendendo os resultados

ROMAN JAESCHKE, GORDON GUYATT, ALEXANDRA BARRATT, STEPHEN WALTER E DEBORAH J. COOK

Neste capítulo:
- A tabela 2 x 2
- Risco
- Diferença de risco (redução de risco absoluto)
- Risco relativo
- Redução de risco relativo
- Razão de chances
- Risco relativo *versus* diferença de risco: por que a confusão?
- Número necessário para tratar
- Número necessário para causar dano
- Intervalos de confiança
- Dados de sobrevida
- Qual medida de associação é melhor?

Quando os médicos pensam nos resultados de ensaios clínicos, estão interessados na associação entre um tratamento e um *desfecho*. Este capítulo lhe ajudará a compreender e interpretar os resultados de estudos relacionados a desfechos que estão tanto presentes quanto ausentes (*dicotômicos*) para cada paciente, como morte, acidente vascular cerebral ou infarto do miocárdio. Também está disponível um guia para ensinar os *conceitos* deste capítulo[1] (ver http://www.cmaj.ca/cgi/data/171/4/353/DC1/1).

A TABELA 2 X 2

A Tabela 7.1 mostra uma tabela 2 x 2 que captura as informações para um desfecho dicotômico de um ensaio clínico.

TABELA 7.1 Tabela 2 x 2

Exposição	Desfecho	
	Sim	Não
Sim	a	b
Não	c	d

Risco relativo = $\dfrac{a/(a+b)}{c/(c+d)}$

Redução de risco relativo = $\dfrac{c/(c+d) - a/(a+b)}{c/(c+d)}$

Diferença de risco[a] = $\dfrac{c}{c+d} - \dfrac{a}{a+b}$

Número necessário para tratar = 100/(diferença de risco expressa como %)

Razão de chances = $\dfrac{a/b}{c/d} = \dfrac{ad}{cb}$

[a] Também conhecida como redução de risco absoluto.

Por exemplo, no decorrer de um ensaio randomizado comparando taxas de mortalidade em pacientes com varizes esofágicas hemorrágicas que foram controladas por ligadura endoscópica ou por escleroterapia endoscópica,[2] 18 dos 64 pacientes encaminhados para ligadura morreram, assim como 29 dos 65 pacientes enviados para escleroterapia (Tab. 7.2).

RISCO

A medida de associação mais simples de compreender é o *risco* (ou *risco absoluto*). Muitas vezes nos referimos ao risco do desfecho adverso no *grupo-controle* como o *risco basal* ou a *taxa de evento-controle*.

O risco de morrer no grupo de ligação é 28% (18/64 ou [a/(a + b)]) e o risco de morrer no grupo de escleroterapia é 45% (29/65 ou [c/(c + d)]).

TABELA 7.2 Resultados de um ensaio clínico randomizado sobre escleroterapia endoscópica comparada com ligadura endoscópica para varizes esofágicas hemorrágicas[a]

Exposição	Desfecho		Total
	Morte	Sobrevivência	
Ligação	18	46	64
Escleroterapia	29	36	65
Risco relativo = (18/64) / (29/65) = 0,63			
Redução de risco relativo = 1 − 0,63 = 0,37			
Diferença de risco = 0,446 − 0,281 = 0,165			
Número necessário para tratar = 100/16,5 = 6			
Razão de chances = (18/46) / (29/36) = 0,39/0,80 = 0,49			

[a] Dados de Stiegmann et al.[2]

DIFERENÇA DE RISCO (REDUÇÃO DE RISCO ABSOLUTO)

Uma maneira de comparar dois riscos é calcular a diferença absoluta entre eles. Nos referimos a essa diferença como *redução de risco absoluto* (RRA) ou *diferença de risco* (DR). Algebricamente, a fórmula para calcular a DR é [c/(c + d)] – [a/(a + b)] (ver Tab. 7.1). Essa medida de efeito utiliza termos absolutos em vez de relativos para examinar a proporção de pacientes que são poupados do desfecho adverso.

> Em nosso exemplo, a DR é 0,446 – 0,281 ou 0,165 (ou seja, uma DR de 16,5%).

RISCO RELATIVO

Outra maneira de comparar os riscos nos dois grupos é calcular sua razão; isso é denominado *risco relativo* ou *razão de riscos* (RR). O RR nos diz a proporção do risco original (neste caso, o risco de morte com escleroterapia) que ainda está presente quando os pacientes recebem o *tratamento experimental* (neste caso, ligadura). Partindo de nossa tabela 2 x 2, a fórmula para este cálculo é [a/(a + b)]/[c/(c + d)] (ver Tab. 7.1).

> Em nosso exemplo, o RR de morrer após o recebimento da ligadura inicial *versus* a escleroterapia é 18/64 (o risco no grupo de ligação) dividido por 29/65 (o risco no grupo de escleroterapia) ou 0,63. No dia a dia, diríamos que o risco de morte com ligadura é cerca de dois terços daquele com escleroterapia.

REDUÇÃO DE RISCO RELATIVO

Uma medida relativa alternativa de efetividade do tratamento é a *redução de risco relativo* (RRR), uma estimativa da proporção de risco basal que é eliminada pela terapia. Pode ser calculada como

1 – RR. Também pode-se calcular a RRR dividindo a DR (quantidade de risco eliminado) pelo risco absoluto no grupo controle (ver Tab. 7.1).

> No exemplo das varizes hemorrágicas, em que o RR era de 0,63, a RRR é 1 – 0,63 (ou 16,5% dividido por 44,6%, o risco no grupo de escleroterapia) – de qualquer maneira, chega-se a 0,37. Em outras palavras, a ligadura diminui o risco de morte em cerca de um terço quando comparada à escleroterapia.

RAZÃO DE CHANCES

Em vez de observar o risco de um evento, poderíamos estimar as chances de ter *versus* não ter um evento. Ao considerar os efeitos da terapia, normalmente você não errará muito se interpretar a razão de chances (OR) como equivalente ao RR. A exceção é quando as taxas de evento forem muito altas – mais de 40% de pacientes-controle passam por infarto do miocárdio ou morte, por exemplo.

RISCO RELATIVO *VERSUS* DIFERENÇA DE RISCO: POR QUE A CONFUSÃO?

Não conseguir diferenciar a OR e o RR ao interpretar os resultados de ensaios clínicos raramente lhe causará equívocos; entretanto, você deve diferenciar o RR e a DR. O motivo é que o RR geralmente é muito maior do que a DR, e a apresentação de resultados na forma de RR (ou RRR) pode transmitir uma mensagem enganosa. Reduzir o risco de um paciente em 50% soa impressionante. Contudo, isso pode representar uma redução no risco de 2 para 1%. O 1% correspondente parece consideravelmente menos impressionante.

Conforme é mostrado na Figura 7.1, considere um tratamento que é administrado para três subpopulações de pacientes diferentes e que, em cada caso, diminui o risco em um terço (RRR de 0,33; RR de 0,67). Quando administrado a uma subpopulação com 30% de risco de morrer, o tratamento reduz o risco para 20%. Quando

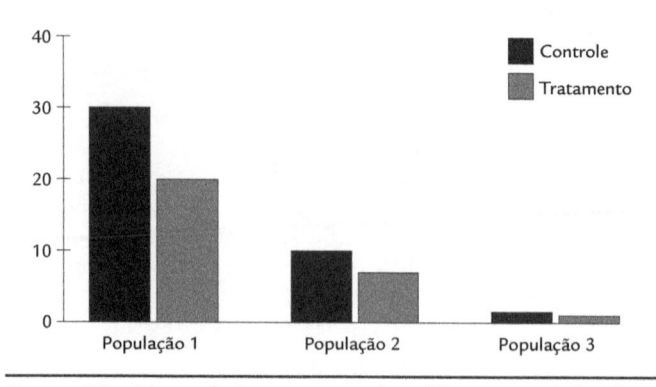

FIGURA 7.1 Risco relativo constante com diferenças variadas de risco.

administrado a uma população com 10% de risco de morrer, reduz o risco para 6,7%. Na terceira população, o risco de morrer é reduzido de 1 para 0,67%.

Embora o tratamento reduza o risco de morrer em um terço em cada população, essa parte da informação não é adequada para capturar totalmente o impacto do tratamento. E se o tratamento sob consideração for uma quimioterapia tóxica contra o câncer, em que 10% dos tratados passam por efeitos adversos severos? Sob tais circunstâncias, provavelmente não o recomendaríamos para a maior parte dos pacientes no grupo de risco mais baixo da Figura 7.1, cuja DR é de 0,3% somente. Certamente explicaríamos os benefícios e os riscos do tratamento para a população intermediária, aquela com uma redução absoluta no risco de morte em torno de 3%. Na população com o risco mais alto e um benefício absoluto de 10%, poderíamos recomendar com confiança o tratamento para a maioria dos pacientes.

Sugerimos que você pense na RRR à luz do risco basal de seu paciente. Por exemplo, você pode esperar uma RRR de aproximadamente 30% em eventos vasculares em pacientes com possível doença cardiovascular com a administração de estatinas. Você veria essa RRR de forma diferente em uma mulher com 40 anos de idade normotensa, não diabética, não fumante, com um LDL (lipoproteína de baixa densidade) levemente elevado (risco de 5 anos de um evento cardiovascular de aproximadamente 2%, RRA em torno de 0,7%) e em uma fumante diabética e hipertensa com 70 anos de idade (risco de 5 anos de 30%, RRA de 10%). Tudo isso supõe uma RRR constante entre grupos de risco; felizmente, uma RRR mais ou menos constante é normalmente o caso, e sugerimos que se faça essa suposição, a menos que existam evidências que sugiram que esteja incorreta.[3-5]

NÚMERO NECESSÁRIO PARA TRATAR

Também é possível expressar o impacto do tratamento pelo número de pacientes que alguém precisaria tratar para prevenir um evento adverso, o *número necessário para tratar* (NNT).[6] A Tabela 7.2 mostra que o risco de morrer no grupo de ligação é 28,1%; no grupo de escleroterapia é 44,6%, uma DR de 16,5%. Se tratar 100 pacientes resulta em evitar 16,5 eventos, quantos pacientes precisamos tratar para evitar um evento? A resposta, 100/16,5, ou aproximadamente 6, é o NNT.

Considerando o conhecimento do risco basal e da RRR, um *nomograma* apresenta outra maneira de chegar ao NNT (ver Fig. 7.2).[7] O cálculo do NNT sempre implica um determinado tempo de *seguimento* (ou seja, precisamos tratar 50 pacientes durante 1 ano ou 5 anos para prevenir um evento?). Quando ensaios com acompanhamentos longos são analisados por métodos de sobrevida (ver a seguir), existe uma diversidade de maneiras de calcular o NNT. Contudo, o impacto desses diferentes métodos quase nunca será importante.[8]

Supondo uma RRR constante, o NNT está inversamente relacionado à proporção de pacientes no grupo-controle que têm um evento adverso. Se o risco de um evento adverso dobra (por exemplo, se lidamos com pacientes com um risco maior de morte do que aqueles incluídos no ensaio clínico), precisamos tratar somente metade dos pacientes para prevenir um evento adverso; se o risco diminui por um fator de 4 (os pacientes são mais jovens, apresentam menos *comorbidades* do que aqueles no estudo), teremos que tratar quatro vezes mais pessoas.

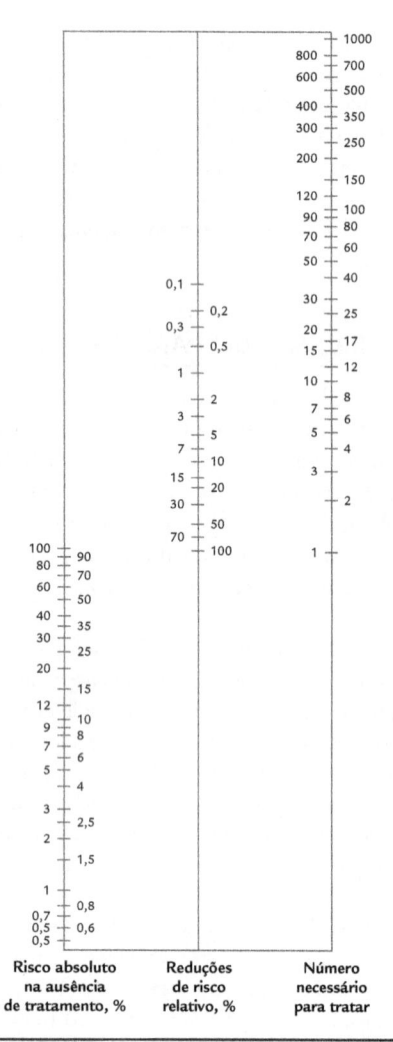

FIGURA 7.2 Nomograma para calcular o número necessário para tratar.

Reproduzida de Chatellier,[7] com permissão do BMJ Publishing Group.

O NNT também está inversamente relacionado à RRR. Com o mesmo risco basal, um tratamento mais efetivo com o dobro de RRR reduzirá o NNT pela metade. Se a RRR com um tratamento é somente um quarto daquela alcançada por uma estratégia alternativa, o NNT será quatro vezes maior.

A Tabela 7.3 apresenta dados hipotéticos que ilustram essas relações.

NÚMERO NECESSÁRIO PARA CAUSAR DANO

Os médicos podem calcular o *número necessário para causar dano* (NND) de maneira semelhante. Se você espera que 5 dentre 100 pacientes fiquem fatigados ao ingerir um β-bloqueador durante um ano, você terá que tratar 20 pacientes para fazer com que 1 fique cansado, e o NNP é 20.

TABELA 7.3 Relação entre o risco basal, a redução de risco relativo e o número necessário para tratar[a]

Taxa de eventos no grupo-controle %	Taxa de evento intervenção %	Risco relativo, %	Redução de risco relativo, %	Diferença de risco %	Número necessário para tratar
2	1	50	50	1	100
40	20	50	50	20	5
4	2	50	50	2	50
4	3	75	25	1	100
40	30	75	25	10	10
1	0,5	50	30	0,5	200

[a] Risco relativo = taxa de evento-intervenção/taxa de evento-controle; redução de risco relativo = 1 – risco relativo; diferença de risco = taxa de evento-controle – taxa de evento-intervenção; número necessário para tratar = 1/diferença de risco (em decimal).

INTERVALOS DE CONFIANÇA

Apresentamos todas as medidas de associação do tratamento com ligadura *versus* escleroterapia como se representassem o efeito verdadeiro. Os resultados de qualquer experimento, contudo, representam somente uma estimativa da verdade. O verdadeiro efeito do tratamento pode ser um pouco maior – ou menor – do que observamos. O *intervalo de confiança* nos diz, dentro dos limites da plausibilidade, quão maior ou menor é provável que sejam os efeitos verdadeiros (ver Cap. 8, Intervalos de Confiança).

DADOS DE SOBREVIDA

A análise de uma tabela 2 x 2 implica um exame dos dados em um ponto específico no tempo. Essa análise é satisfatória se você estiver procurando por eventos que ocorram em períodos de tempo relativamente curtos e se todos os pacientes tiverem a mesma duração de acompanhamento. Em estudos de mais longo prazo, entretanto, estamos interessados não apenas no número total de eventos, mas também em sua época. Por exemplo, podemos nos preocupar se a terapia para pacientes com uma condição uniformemente letal (câncer de pulmão não removível, por exemplo) retarda a morte.

Quando a época dos eventos for importante, os investigadores podem apresentar os resultados na forma de diversas tabelas 2 x 2 construídas em diferentes pontos do tempo depois que o estudo começou. Por exemplo, a Tabela 7.2 representa a situação depois que o estudo terminou. Tabelas similares podem ser construídas descrevendo o destino de todos os pacientes disponíveis para análise depois de seu cadastramento no ensaio por 1 semana, 1 mês, 3 meses ou qualquer tempo que escolhermos examinar. A análise de dados acumulados que leva em conta a época dos eventos é chamada *análise de sobrevida*. Não infira a partir do nome, entretanto, que a análise se restringe a mortes; de fato, qualquer desfecho dicotômico ocorrendo ao longo do tempo será contemplado.

A *curva de sobrevida* de um grupo de pacientes descreve seu *status* em tempos diferentes depois de um ponto de partida definido.[9] Na Figura 7.3 mostramos a curva de sobrevida a partir do ensaio de varizes esofágicas hemorrágicas. Como os investigadores seguiram alguns pacientes por um período de tempo mais longo, a curva de sobrevida se estende além do acompanhamento médio de aproximadamente 10 meses. Em algum ponto, a previsão se torna muito imprecisa, pois existem poucos pacientes remanescentes para estimar a *probabilidade* de sobrevivência. Os intervalos de confiança em torno das curvas de sobrevida capturam a precisão da estimativa.

Mesmo se o verdadeiro RR, ou RRR, for constante ao longo da duração do acompanhamento, o papel do acaso garantirá que as *estimativas por ponto* sejam diferentes. Idealmente, então, estimarí-

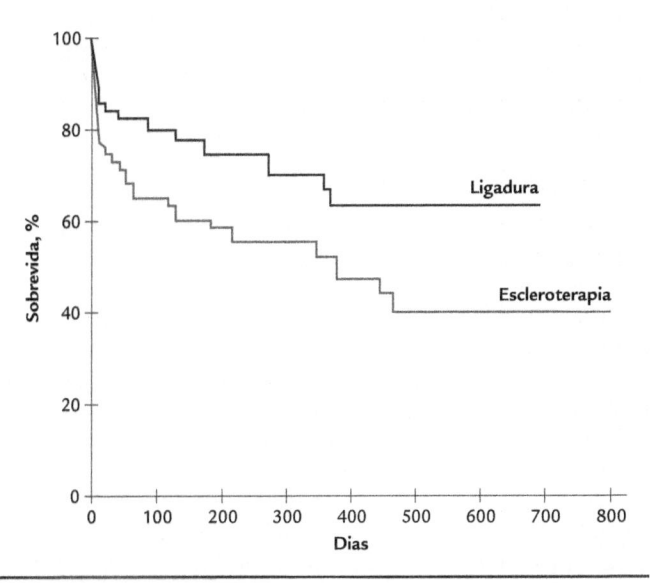

FIGURA 7.3 Curvas de sobrevida para ligadura e escleroterapia.

Reproduzida de Stiegmann et al.[2] Copyright © 1992, Massachussetts Medical Society. Todos os direitos reservados.

amos o RR geral ao aplicar uma média, ponderado para o número de pacientes disponíveis, para toda a experiência de sobrevida. Os métodos estatísticos permitem somente uma estimativa. O RR ponderado sobre todo o estudo é conhecido como a *hazard ratio*.

QUAL MEDIDA DE ASSOCIAÇÃO É MELHOR?

Como profissionais embasados em evidências, devemos decidir que medida de associação merece nosso foco. Isso tem importância? A resposta é sim. Os mesmos resultados, quando apresentados de diferentes maneiras, podem levar a diferentes decisões de tratamento.[10-14] Por exemplo, Forrow e colaboradores[10] demonstraram que os médicos eram menos inclinados a tratar pacientes depois da apresentação de resultados de ensaios como a mudança absoluta no desfecho quando comparada com a mudança relativa no desfecho. Em um estudo semelhante, Naylor e colaboradores[11] descobriram que os médicos classificavam a efetividade de uma intervenção como inferior quando os eventos eram apresentados em termos absolutos em vez de usar a RRR. Mais ainda, os médicos classificavam como menos efetivos quando enxergavam resultados expressos em termos de NNT do que quando viam os mesmos dados como RRR ou RRA. O conhecimento desse fenômeno pela indústria farmacêutica pode ser responsável por sua propensão em apresentar aos médicos a RRR associada a tratamento.

Os pacientes são tão suscetíveis quanto os médicos à forma como os resultados são comunicados.[7,15-17] Em um estudo, quando os pesquisadores apresentaram aos pacientes um cenário hipotético de doença ameaçadora à vida, os pacientes tinham maior probabilidade de escolher um tratamento descrito em termos de RRR do que em termos da RRA correspondente.[15]

Considerando como nossas interpretações diferem das apresentações de dados, somos melhor orientados a considerar todos os dados (seja uma tabela 2 x 2 ou uma análise de sobrevida) para depois refletir sobre os números relativos e os absolutos. À medida que você examina os resultados, descobrirá que, se você consegue estimar o risco basal de seu paciente, saber quão bem o tratamento funciona – expresso como RR ou RRR – permite que você estime o risco do paciente com tratamento. Considerar a DR – a diferença entre o risco com e sem tratamento – e sua recíproca, o NNT, em um paciente individual, será da maior utilidade para orientar a decisão de tratamento.

Referências

1. Barratt A, Wyer PC, Hatala R, et al. Tips for learners of evidence-based medicine, 1: relative risk reduction, absolute risk reduction and number needed to treat. *CMAJ.* 2004;171(4:online-1 to online-8):353-358.
2. Stiegmann GV, Goff JS, Michaletz-Onody PA, et al. Endoscopic sclerotherapy as compared with endoscopic ligation for bleeding esophageal varices. *N Engl J Med.* 1992;326(23):1527-1532.
3. Deeks JJ. Issues in the selection of a summary statistic for meta-analysis of clinical trials with binary outcomes. *Stat Med.* 2002;21(11):1575-1600.
4. Schmid CH, Lau J, McIntosh MW, Cappelleri JC. An empirical study of the effect of the control rate as a predictor of treatment efficacy in meta-analysis of clinical trials. *Stat Med.* 1998;17(17):1923-1942.
5. Furukawa TA, Guyatt GH, Griffith LE. Can we individualize the "number needed to treat"? an empirical study of summary effect measures in meta-analyses. *Int J Epidemiol.* 2002;31(1):72-76.
6. Laupacis A, Sackett DL, Roberts RS. An assessment of clinically useful measures of the consequences of treatment. *N Engl J Med.* 1988;318(26):1728-1733.
7. Chatellier G, Zapletal E, Lemaitre D, Menard J, Degoulet P. The number needed to treat: a clinically useful nomogram in its proper context. *BMJ.* 1996;312(7028):426-429.
8. Barratt AW, Guyatt G, Simpsons J. NNT for studies with long-term follow-up. *CMAJ.* 2005;172(5): 613-615.
9. Coldman AJ, Elwood JM. Examining survival data. *CMAJ.* 1979;121(8):1065-1068, 1071.
10. Forrow L, Taylor WC, Arnold RM. Absolutely relative: how research results are summarized can affect treatment decisions. *Am J Med.* 1992;92(2):121-124.
11. Naylor CD, Chen E, Strauss B. Measured enthusiasm: does the method of reporting trial results alter perceptions of therapeutic effectiveness? *Ann Intern Med.* 1992;117(11):916-921.
12. Hux JE, Levinton CM, Naylor CD. Prescribing propensity: influence of lifeexpectancy gains and drug costs. *J Gen Intern Med.* 1994;9(4):195-201.
13. Redelmeier DA, Tversky A. Discrepancy between medical decisions for individual patients and for groups. *N Engl J Med.* 1990;322(16):1162-1164.
14. Bobbio M, Demichelis B, Giustetto G. Completeness of reporting trial results: effect on physicians' willingness to prescribe. *Lancet.* 1994;343(8907):1209-1211.

15. Malenka DJ, Baron JA, Johansen S, Wahrenberger JW, Ross JM. The framing effect of relative and absolute risk. *J Gen Intern Med.* 1993;8(10):543-548.
16. McNeil BJ, Pauker SG, Sox HC Jr, Tversky A. On the elicitation of preferences for alternative therapies. *N Engl J Med.* 1982;306(21):1259-1262.
17. Hux JE, Naylor CD. Communicating the benefits of chronic preventive therapy: does the format of efficacy data determine patients' acceptance of treatment? *Med Decis Making.* 1995;15(2):152-157.

8

Intervalos de confiança

GORDON GUYATT, STEPHEN WALTER, DEBORAH J. COOK,
PETER WYER E ROMAN JAESCHKE

Neste capítulo:
- Como deveríamos tratar pacientes com insuficiência cardíaca? Um problema ao interpretar os resultados
- Resolvendo o problema: o que são intervalos de confiança?
- Usando intervalos de confiança para interpretar os resultados de ensaios clínicos
- Interpretando ensaios aparentemente "negativos"
- Interpretando ensaios aparentemente "positivos"
- O ensaio foi suficientemente grande?

Testar hipóteses envolve estimar a probabilidade de que os resultados observados teriam ocorrido por acaso se uma *hipótese nula*, que mais comumente significa que não existe diferença entre uma condição-tratamento e uma condição-controle, fosse verdadeira. Pesquisadores em saúde e educadores médicos cada vez mais reconhecem as limitações do teste de hipótese; consequentemente, uma abordagem alternativa, a estimativa, está se tornando mais popular. Diversos autores[1-5] – inclusive nós, em um artigo sobre o qual este capítulo está embasado[6] – esboçaram os *conceitos* que serão introduzidos aqui, e você pode usar suas discussões para complementar nossa apresentação.

COMO DEVERÍAMOS TRATAR PACIENTES COM INSUFICIÊNCIA CARDÍACA? UM PROBLEMA AO INTERPRETAR OS RESULTADOS

Em um *ensaio clínico randomizado cegado* de 804 homens com insuficiência cardíaca, os investigadores compararam o tratamento com enelapril com uma combinação de hidralazina e nitratos.[7] No período de *seguimento*, que variou de 6 meses a 5,7 anos, 132 de 403 pacientes (33%) designados para receber enelapril morreram, assim como 153 dos 401 pacientes (38%) designados para receber hidralazina e nitratos. O valor P associado à diferença em mortalidade é 0,11.

Olhando para esse estudo como um exercício no teste de hipóteses e adotando o risco usual de 5% de obtenção de um resultado falso-positivo, concluiríamos que o acaso permanece como uma explicação plausível das aparentes diferenças entre grupos. O classificaríamos como um *estudo negativo*; ou seja, concluiríamos que não existia nenhuma diferença importante entre os grupos tratamento e *controle*.

Os investigadores também conduziram uma análise que comparava não apenas a proporção de pacientes sobrevivendo no fim do estudo, mas também o padrão de tempo das mortes ocorridas em ambos os grupos. Essa *análise de sobrevida*, que geralmente é mais sensível do que o teste da diferença em proporções (ver Cap. 7, O tratamento diminui o risco? Compreendendo os resultados), mostrou um valor de P não significativo de 0,08, um resultado que leva à mesma conclusão que a análise mais simples que se concentrou sobre proporções relativas no fim do estudo. Os autores também nos dizem que o valor P associado com diferenças em mortalidade aos 2 anos (um ponto predeterminado para ser um *desfecho* importante do ensaio) foi significativo em 0,016.

A essa altura, alguém poderia desculpar os médicos que se sentem um pouco confusos. Pergunte a si mesmo se esse é um *ensaio positivo* ditando o uso de um inibidor de enzima conversora de angiotensina (ECA) em vez de combinação de hidralazina e nitratos ou é um estudo negativo que não demonstra nenhuma diferença entre os dois regimes e deixa em aberto a escolha do medicamento?

RESOLVENDO O PROBLEMA: O QUE SÃO INTERVALOS DE CONFIANÇA?

Como os médicos podem lidar com as limitações do teste de hipóteses e resolver a confusão? A solução envolve a colocação de duas questões: (1) Qual é o valor único mais provável de representar a verdadeira diferença entre tratamento e controle? e (2) Dada a diferença observada entre tratamento e controle, qual é a variação de diferenças plausível na qual a verdadeira diferença pode realmente estar? Os *intervalos de confiança* (ICs) fornecem uma resposta para a segunda questão. Antes de aplicá-los para resolver a dúvida entre enalapril *versus* hidralazina e nitratos em pacientes com insuficiência cardíaca, ilustraremos o uso dos ICs com um experimento hipotético.

Pense em uma série de cinco ensaios (de igual duração, mas de diferentes tamanhos de amostra) em que os investigadores experimentaram o tratamento de pacientes com uma condição particular (colesterol LDL elevado) para determinar se um medicamento (um agente redutor de colesterol novo) funcionaria melhor do que um *placebo* para prevenir acidente vascular cerebral (Tab. 8.1). O ensaio menor cadastrou somente 8 pacientes, e o maior, 2.000 pacientes.

Tabela 8.1 Redução de risco relativo observada em cinco ensaios hipotéticos sucessivamente maiores

Taxa de evento controle	Taxa de evento tratamento	Risco relativo, %	Redução de risco relativo, %[a]
2/4	1/4	50	50
10/20	5/20	50	50
20/40	10/40	50	50
50/100	25/100	50	50
500/1.000	250/1.000	50	50

[a] Expressando taxas de evento como uma fração, se a taxa de evento controle fosse 3/4 e a taxa de evento tratamento fosse 1/4 ou 2/4, a redução de risco relativo seria [(3/4) − (1/4)]/(3/4) = 2/3 ou [(3/4) − (2/4)]/(3/4) = 1/3, respectivamente. Expressando as taxas de evento como porcentagem, se a taxa de evento-controle fosse 75% e a taxa de evento tratamento fosse 25 ou 50%, a redução de risco relativo seria (75% − 25%)/75% = 67% ou (75% − 50%)/75% = 33%, respectivamente.

Reimpressa de Montori et al.,[6] por permissão da editora. Copyright © 2005, Canadian Medical Association.

Agora imagine que todos os ensaios mostraram uma *redução de risco relativo* (*RRR*) para o grupo-tratamento de 50% (significando que os pacientes no grupo de tratamento medicamentoso eram 50% tão prováveis quanto aqueles no grupo-placebo de ter um acidente vascular cerebral). Em cada ensaio, quão confiantes podemos estar de que o verdadeiro valor da RRR é *importante para o paciente*?[8] Se você estiver examinando os estudos individualmente, quais levariam seus pacientes a usar o tratamento?

A maioria dos clínicos sabe intuitivamente que podemos confiar mais nos resultados de um ensaio maior do que de um menor. Por que é assim? Na ausência de *viés* ou *erro sistemático*, pode-se interpretar o ensaio como fornecendo uma estimativa da verdadeira magnitude do efeito que ocorreria se todos os possíveis pacientes elegíveis tivessem participado. Quando somente poucos pacientes participam, o acaso pode levar a uma melhor estimativa do *efeito do tratamento* – uma estimativa por ponto – que está longe do valor verdadeiro. Os ICs de 95% que frequentemente vemos em publicações biomédicas representam a variação em que podemos estar 95% certos de encontrar o verdadeiro efeito subjacente do tratamento.

Para obter uma melhor apreciação dos intervalos de confiança, volte à Tabela 8.1 (não olhe para a Tab. 8.2 ainda!) e imagine quais seriam os intervalos de confiança para os cinco ensaios apresentados. Em um momento você verá como suas estimativas se comparam aos intervalos de confiança de 95% calculados, mas por enquanto tente imaginar um intervalo que você pense ser intuitivo.

Agora considere o primeiro ensaio, no qual 2 de 4 pacientes recebendo a intervenção-controle e 1 de 4 pacientes recebendo a intervenção do tratamento experimental têm um acidente vascular cerebral. O risco no grupo-tratamento era, assim, metade daquele no grupo-controle, resultando em um *risco relativo* (*RR*) de 50% e em uma RRR de 50%.

Você estaria pronto para recomendar esse tratamento para um paciente em vista da RRR substancial? Antes de responder, considere se é plausível que, com tão poucos pacientes no estudo, possamos ter tido sorte em nossa amostra, e que o verdadeiro efeito tratamento realmente poderia ser um aumento de 50% no RR. Em outras palavras, é plausível que a verdadeira taxa de evento no grupo que recebeu tratamento fosse 3 de 4 em vez de 1 de 4? Se você aceita que esse grande e prejudicial efeito possa representar a verdade subjacente, uma RRR de 90% (i.e., um grande benefício de tratamento) também seria consistente com os dados experimentais nesses poucos pacientes? À medida que essas sugestões forem plausíveis, podemos intuitivamente criar uma variação de verdade plausível de -50 a 90% em torno da RRR de 50% que realmente observamos no estudo.

Agora faça isso para cada um dos outros quatro ensaios. No ensaio com 20 pacientes no grupo-tratamento e com 20 no grupo-controle, 10 de 20 pacientes no grupo-controle tiveram um acidente vascular cerebral, assim como 5 de 20 pacientes no grupo-tratamento. O RR e a RRR novamente são 50%. Você ainda considera plausível que a taxa de evento verdadeiro no grupo-tratamento realmente é 15 de 20 em vez de 5 de 20? Se não, o que acha de 12 de 20? Essa última resultaria em um aumento no RR de 20%. Uma RRR verdadeira de 90% ainda pode ser plausível, dados

TABELA 8.2 Intervalos de confiança em torno da redução de risco relativo para os resultados hipotéticos de 5 ensaios sucessivamente maiores

Taxa de evento controle	Taxa de evento tratamento	Risco relativo, %	Redução de risco relativo (RRR), %	Intervalo de confiança intuitivo, %	Intervalo de confiança de 95% calculado em torno da RRR, %
2/4	1/4	50	50	−50 a 90	−174 a 92
10/20	5/20	50	50	−20 a 90	−14 a 79,5
20/40	10/40	50	50	0 a 90	9,5 a 73,4
50/100	25/100	50	50	20 a 80	26,8 a 66,4
500/1.000	250/1.000	50	50	40 a 60	43,5 a 55,9

Reimpressa de Montori et al.,[6] por permissão da editora. Copyright © 2005, Canadian Medical Association.

os resultados observados e o número de pacientes envolvidos. Em resumo, dado esse número maior de pacientes e a chance menor de uma amostra ruim, sua variação de verdade plausível em torno da RRR observada de 50% pode ser mais estreita, talvez de -20% (um aumento de RR de 20%) para uma RRR de 90%.

Para ensaios maiores, você pode fornecer intervalos de confiança semelhantes intuitivamente derivados. Fizemos isso na Tabela 8.2 e também fornecemos os intervalos de confiança de 95% (calculados usando um programa estatístico). Você pode observar que, em alguns casos, intuitivamente superestimamos ou subestimamos os intervalos calculados.

Os ICs informam os médicos a respeito da variação na qual, fornecidos os dados do ensaio, o verdadeiro efeito tratamento pode plausivelmente repousar. Maior precisão (intervalos de confiança mais estreitos) resulta de tamanhos maiores de amostra e, consequentemente, maiores números de eventos. Os estatísticos (e programas estatísticos compreensíveis aos médicos) podem calcular ICs de 95% em torno de qualquer estimativa de efeito tratamento.

USANDO INTERVALOS DE CONFIANÇA PARA INTERPRETAR OS RESULTADOS DE ENSAIOS CLÍNICOS

Como os intervalos de confiança nos ajudam a compreender os resultados do ensaio de vasodilatadores em pacientes com insuficiência cardíaca? Ao longo de todo o estudo, a mortalidade no braço do inibidor de ECA foi 33% e no grupo hidralazina mais nitratos foi 38%, uma *diferença absoluta* de 5% e um RR de 0,86. A diferença absoluta de 5% e a RRR de 14% representam nossa melhor estimativa única do benefício na mortalidade pelo uso de inibidor de ECA. O intervalo de confiança de 95% em torno da RRR funciona para -3,5 até 29% (ou seja, 3,5% RRR com hidralazina e nitratos, para uma RRR de 29% com inibidores de ECA).

Como podemos agora interpretar os resultados do estudo? Podemos concluir que os pacientes que receberam o inibidor de

> ECA terão maior probabilidade (mas não certeza) de morrer mais tarde do que os pacientes que receberam hidralazina e nitratos – mas a magnitude da diferença pode ser trivial ou muito grande, permanecendo a possibilidade de uma mortalidade marginalmente mais baixa com a combinação hidralazina-nitrato.

O uso do intervalo de confiança evita a dicotomia sim/não do teste de hipótese. Também torna óbvia a necessidade de discutir se o estudo deveria ser considerado positivo ou negativo. Pode-se concluir que, se todo o resto for igual, um inibidor de ECA é a escolha apropriada para pacientes com insuficiência cardíaca, mas a força dessa inferência é fraca. Toxicidade, custo e *evidências* de outros estudos sustentam a decisão de tratamento final (ver Cap. 21, Como utilizar uma recomendação para o manejo do paciente). Como vários ensaios clínicos grandes demonstraram um benefício na mortalidade a partir de inibidores de ECA em pacientes com insuficiência cardíaca,[9] pode-se recomendar com confiança essa classe de agentes como o tratamento de escolha. Outro estudo sugeriu que, para pacientes negros, a combinação hidralazina-nitrato oferece redução adicional da mortalidade além dos inibidores de ECA.[10]

INTERPRETANDO ENSAIOS APARENTEMENTE "NEGATIVOS"

> Outro exemplo do uso de intervalos de confiança ao interpretar resultados de estudos vem de um ensaio clínico sobre pressão expiratória final positiva (PEFP) alta *versus* baixa em pacientes com síndrome de angústia respiratória do adulto.[11] Dos 273 pacientes no grupo com PEFP baixa, 24,9% morreram; dos 276 no grupo com PEFP baixa, 27,5% morreram. A estimativa por ponto a partir desses resultados é um *aumento de risco absoluto* de 2,6% em mortes no grupo com PEFP alta.
>
> Pode parecer que esse ensaio de mais de 500 pacientes que está excluindo qualquer benefício possível da PEFP alta. O IC de

95% sobre a diferença absoluta de 2,6% em favor da PEFP baixa, contudo, é de 10% em favor da PEFP baixa para 4,7% em favor da PEFP alta. Se fosse verdade que 4,7% dos pacientes que teriam morrido se recebessem PEFP baixa sobreviveriam se tratados com PEFP alta, todos os pacientes desejariam receber a estratégia da PEFP alta. Isso significaria que teríamos que tratar somente 21 pacientes para prevenir uma morte prematura. Assim, pode-se concluir que o ensaio não excluiu um benefício importante para o paciente e, nesse sentido, não era suficientemente grande.

Esse exemplo enfatiza que muitos pacientes devem participar dos ensaios para que gerem estimativas precisas dos efeitos do tratamento. Além disso, ilustra por que recomendamos que, sempre que for possível, os médicos se voltem para revisões sistemáticas que combinem dados dos estudos mais válidos.

Quando você vê um *ensaio* aparentemente *negativo* (com um valor de P maior do que 0,05, que, usando critérios convencionais, não consegue excluir a hipótese nula de que não existe diferença entre a intervenção tratamento e a controle), pode se concentrar sobre a extremidade superior do intervalo de confiança (i.e., a extremidade que sugere o maior benefício a partir do tratamento). Se o limite superior do IC exclui qualquer benefício importante do tratamento, você pode concluir que o ensaio é definitivamente negativo. Se, contudo, o IC inclui um benefício importante, não deveria ser descartada a possibilidade de que o tratamento ainda pode valer a pena.

Essa lógica do ensaio negativo é crucial na interpretação de estudos delineados para ajudar a determinar se deveríamos substituir um tratamento que é menos caro, mais fácil de administrar ou menos tóxico por um tratamento existente. Em tais *estudos de não inferioridade* estaremos prontos para realizar a substituição somente se tivermos certeza de que o tratamento padrão não traz benefícios adicionais importantes além do substituto menos caro ou mais conveniente.[12-15] Teremos certeza de que excluímos a possibilidade de benefícios adicionais importantes do tratamento padrão se o limite do IC representando o maior efeito tratamento plausível estiver abaixo desse limiar.

INTERPRETANDO ENSAIOS APARENTEMENTE "POSITIVOS"

Como os intervalos de confiança podem ser informativos em um ensaio positivo (aquele que, ao resultar em um valor P menor do que 0,05, faz do acaso uma explicação improvável para diferenças observadas entre tratamentos)? Em um ensaio cego sobre pacientes com doença vascular, 19.185 pacientes foram randomizados para clopidogrel ou aspirina. Os pacientes recebendo clopidogrel experimentaram um risco anual de acidente vascular isquêmico, infarto do miocárdio ou morte vascular de 5% *versus* 5,83% com aspirina, uma RRR de 8,7% em favor do clopidogrel (IC de 95%, 0,3-16,5%; P = 0,043). Em termos absolutos, a diferença entre os tratamentos é 0,5%, com um IC de 95% de 0,02% – ou seja, 2 em 10.000 – para 0,9%, ou um pouco menos de 1 em 100. Para o paciente médio, pode-se discutir se a estimativa por ponto de 0,5% de diferença absoluta – um *número necessário para tratar* (*NNT*) de 200 – representa uma diferença importante. Poucos pacientes têm probabilidade de encontrar o limite inferior do IC, representando um NNT de 5.000, uma diferença importante. Esse ensaio não define a superioridade do clopidogrel sobre a aspirina. O tamanho da amostra – quase 20.000 pacientes – era insuficiente para fornecer uma resposta definitiva.

O ENSAIO FOI SUFICIENTEMENTE GRANDE?

Conforme ficou implícito em nossa discussão até aqui, os intervalos de confiança oferecem uma maneira de responder à pergunta: o ensaio foi suficientemente grande? Ilustramos a abordagem na Figura 8.1, em que apresentamos os resultados de quatro ensaios randomizados. Apesar de a maior parte dos *forest plots* (plotagens visuais de resultados de ensaios) focalizar sobre o RR ou a razão de chances, a Figura 8.1 apresenta os resultados em termos absolutos. Assim, a linha vertical contínua no centro da figura representa uma *diferença de risco* (*DR*) (ou *redução de risco absoluto* – RRA) de zero, quando os grupos experimental e controle apresentam a

```
A    ├─●─┤
B  ├───●─┤
C      ├─●─┤
D          ├────●────┤
       -1%  0
     Diferença de risco
```

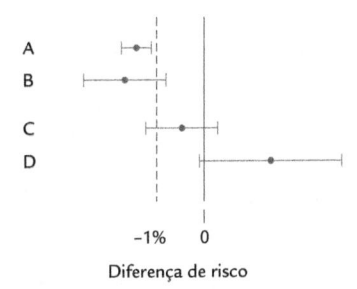

FIGURA 8.1 Quando o tamanho da amostra é suficientemente grande? Quatro resultados de ensaios hipotéticos.

Para a condição médica sob investigação, uma diferença de risco de -1% (linha tracejada) é o menor benefício que os pacientes considerariam importante o suficiente para garantir a continuidade do tratamento.
Reimpressa de Montori et al.,[6] por permissão da editora. Copyright © 2005, Canadian Medical Association.

mesma mortalidade. Os valores à esquerda da linha vertical representam resultados nos quais o grupo tratado tem uma mortalidade mais baixa do que o grupo-controle. Os valores à direita da linha vertical representam resultados nos quais o grupo tratado piorou e teve uma taxa de mortalidade mais alta do que o grupo-controle.

Suponha que o tratamento acarrete suficiente toxicidade ou risco tal que, em cada caso, os pacientes escolheriam o tratamento somente se a DR fosse 1% ou maior. Isto é, se a redução em taxas de morte fosse maior do que 1%, os pacientes considerariam que valeria a pena suportar a toxicidade e o risco do tratamento, mas se a redução em taxas de evento fosse menor do que 1%, não o fariam. A linha tracejada na Figura 8.1 representa a redução do limiar em taxas de morte de 1%.

Agora considere o ensaio A: você recomendaria essa terapia para seus pacientes se a estimativa por ponto representasse a verdade? E se o limite superior do intervalo de confiança representasse a verdade? E quanto ao limite inferior?

Para todas as três a resposta é sim, dado que 1% é a menor diferença importante para o paciente e todas sugerem um benefício maior do que 1%. Assim, o ensaio é definitivo e fornece uma forte inferência acerca da decisão de tratamento.

No caso do ensaio B, seus pacientes optariam pelo tratamento se a estimativa por ponto ou o limite superior do IC representasse o verdadeiro efeito? A resposta é sim, os pacientes o fariam, pois a redução na taxa de morte seria maior do que o limiar de 1%. E quanto ao limite inferior? Aqui a resposta é não, pois o efeito é menor do que a menor diferença que os pacientes considerariam suficientemente grande para fazer o tratamento. Apesar de o ensaio B mostrar um resultado positivo (i.e., o intervalo de confiança exclui um efeito de zero), o tamanho da amostra era inadequado e forneceu um resultado que continua compatível com as reduções de risco abaixo da diferença mínima importante para o paciente.

Para estudos negativos que não conseguem excluir um efeito verdadeiro de tratamento de zero, você deveria se concentrar na outra extremidade do IC, aquela que representa o maior efeito plausível de tratamento consistente com os dados do ensaio. Você deveria considerar se o limite superior do IC fica abaixo da menor diferença que os pacientes poderiam considerar importante. Se assim for, o tamanho da amostra é adequado e o ensaio é negativo e definitivo (Fig. 8.1, ensaio C). Se o limite representando o maior efeito plausível excede a menor diferença importante para o paciente, então o ensaio não é definitivo e mais ensaios com tamanhos de amostra maiores são necessários (Fig. 8.1, ensaio D).[6]

Podemos elaborar nossa mensagem assim: em um ensaio positivo definindo que o efeito do tratamento é maior do que zero, olhe para o limite inferior do intervalo de confiança para determinar se o tamanho da amostra foi adequado. Se esse limite inferior – o menor efeito tratamento plausível compatível com os dados – é maior do que a menor diferença que você considera importante, o tamanho da amostra é adequado e o ensaio é definitivo. Se o limite inferior é menor do que a menor diferença importante, o ensaio é não definitivo e são necessários mais ensaios.

Em um ensaio negativo, olhe para o limite superior do IC para determinar se o tamanho da amostra foi adequado. Se esse limite superior, o maior efeito tratamento plausivelmente compatível com os dados, é menor do que a menor diferença que você considera importante, o tamanho da amostra é adequado e o ensaio é definitivamente negativo. Se o limite superior excede a menor diferença importante, ainda pode haver um efeito tratamento positivo importante, o ensaio é não definitivo e são necessários mais ensaios.

Agradecimento

Partes deste material foram previamente publicadas em Montori et al.[6]

Referências

1. Simon R. Confidence intervals for reporting results of clinical trials. *Ann Intern Med.* 1986;105(3):429-435.
2. Gardner M. *Statistics With Confidence: Confidence Intervals and Statistical Guidelines.* London, England: BMJ Publishing Group; 1989.
3. Bulpitt CJ. Confidence intervals. *Lancet.* 1987;1(8531): 494-497.
4. Pocock SJ, Hughes MD. Estimation issues in clinical trials and overviews. *Stat Med.* 1990;9(6):657-671.
5. Braitman LE. Confidence intervals assess both clinical significance and statistical significance. *Ann Intern Med.* 1991;114(6):515-517.
6. Montori VM, Kleinbart J, Newman TB, et al. Tips for learners of evidence-based medicine, 2: measures of precision (confidence intervals). *CMAJ.* 2004;171(6): 611-615.
7. Cohn JN, Johnson G, Ziesche S, et al. A comparison of enalapril with hydralazineisosorbide dinitrate in the treatment of chronic congestive heart failure. *N Engl J Med.* 1991;325(5):303-310.
8. Guyatt G, Montori V, Devereaux PJ, Schunemann H, Bhandari M. Patients at the center: in our practice, and in our use of language. *ACP J Club.* 2004;140(1): A11-A12.
9. Garg R, Yusuf S. Overview of randomized trials of angiotensin-converting enzyme inhibitors on mortality and morbidity in patients with heart failure: Collaborative Group on ACE Inhibitor Trials. *JAMA.* 1995;273(18):1450-1456.
10. Taylor AL, Ziesche S, Yancy C, et al. Combination of isosorbide dinitrate and hydralazine in blacks with heart failure. *N Engl J Med.* 2004;351(20):2049-2057.
11. Brower RG, Lanken PN, MacIntyre N, et al. Higher versus lower positive endexpiratory pressures in patients with the acute respiratory distress syndrome. *N Engl J Med.* 2004;351(4):327-336.
12. D'Agostino RB Sr, Massaro JM, Sullivan LM. Non-inferiority trials: design concepts and issues—the encounters of academic consultants in statistics. *Stat Med.* 2003;22(2):169-186.

13. Gotzsche PC. Lessons from and cautions about noninferiority and equivalence randomized trials. *JAMA*. 2006;295(10):1172-1174.
14. Piaggio G, Elbourne DR, Altman DG, Pocock SJ, Evans SJ. Reporting of noninferiority and equivalence randomized trials: an extension of the CONSORT statement. *JAMA*. 2006;295(10):1152-1160.
15. Le Henanff A, Giraudeau B, Baron G, Ravaud P. Quality of reporting of noninferiority and equivalence randomized trials. *JAMA*. 2006;295(10):1147-1151.

9

Dano (estudos observacionais)

MITCHELL LEVINE, JOHN IOANNIDIS,
TED HAINES E GORDON GUYATT

Neste capítulo:

- Cenário clínico

    O leite de soja (ou leite de soja em pó) aumenta o risco de desenvolvimento de alergia ao amendoim em crianças?

- Encontrando as evidências
- Os resultados são válidos?

    Em um estudo de coorte, além da exposição de interesse, o grupo exposto e o grupo-controle começaram e terminaram com o mesmo risco para o desfecho?

    Em um estudo de caso-controle, o grupo-caso e o grupo-controle tinham o mesmo risco (chance) de terem sido expostos no passado?

    Estudos transversais

    Séries de casos e relatos de caso

    Aspectos de delineamento: resumo

- Quais são os resultados?

    Qual a força da associação entre exposição e desfecho?

    Qual a precisão da estimativa do risco?

- Como posso aplicar os resultados à atenção ao paciente?

  Os pacientes do estudo eram semelhantes ao paciente em meu consultório?

  O acompanhamento foi suficientemente longo?

  A exposição é semelhante ao que poderia ocorrer com meu paciente?

  Qual é a magnitude do risco?

  Existem benefícios que compensem os riscos associados à exposição?

- Resolução clínica

CENÁRIO CLÍNICO

O leite de soja (ou leite de soja em pó) aumenta o risco de desenvolvimento de alergia ao amendoim em crianças?

Você é um clínico geral com uma paciente de 29 anos de idade que está grávida de 8 meses do segundo filho. O primeiro filho, que agora tem 3 anos de idade, apresentou intolerância ao leite de vaca quando bebê. O leite de vaca foi trocado para leite de soja em pó e depois para leite de soja, que ele passou a tolerar muito bem. Aos 2 anos de idade, o leite de vaca foi reintroduzido sem qualquer problema, e o menino vem recebendo-o desde então. A paciente estava planejando começar a amamentar seu próximo filho com leite de soja em pó desde o nascimento, mas ouviu de uma vizinha que isso pode aumentar o risco de alergia a amendoim em seu bebê, uma doença potencialmente grave e duradoura. Ela pede seu conselho sobre o assunto. Como você não está particularmente familiarizado com o assunto, informa à sua paciente que examinará as evidências e discutirá seus achados com ela quando retornar para a próxima consulta pré-natal em 1 semana.

ENCONTRANDO AS EVIDÊNCIAS

Você elabora a pergunta relevante: em bebês, qual é a associação entre *exposição* ao leite de soja e o desenvolvimento subsequente de alergia ao amendoim? Pesquisando no Ovid (Medline) com os termos "peanut" [amendoim] AND "soy" [soja] AND "allergy" [alergia] AND "risk" [risco], você identifica 12 artigos. Um artigo parece ter um tema particularmente relevante para seu objetivo: fatores associados ao desenvolvimento de alergia ao amendoim na infância.[1] Você imprime uma cópia do resumo e então se organiza para receber uma cópia do texto completo do artigo pela biblioteca do hospital local.

O artigo descreve um estudo de caso-controle que usou uma coorte geograficamente definida de 13.971 pré-escolares. Os investigadores identificaram crianças com uma história convincente de alergia ao amendoim que reagiam a um teste cego de alergia ao alimento. Coletaram informações detalhadas dos pais das crianças e de dois grupos de pais-controle (uma amostra aleatória da coorte geograficamente definida e de um subgrupo de crianças da coorte que tiveram eczema nos primeiros 6 meses de vida e cujas mães tinham uma história de eczema).

A Tabela 9.1 apresenta nossa abordagem usual em três passos para usar um artigo sobre dano a partir da literatura médica para orientar sua prática. Você considerará os critérios úteis para uma variedade de tópicos envolvendo preocupações com etiologia ou com fatores de risco em que uma exposição potencialmente prejudicial não pode ser aleatoriamente causada. Esses *estudos observacionais* envolvem o uso tanto de delineamentos de caso-coorte como de caso-controle.

OS RESULTADOS SÃO VÁLIDOS?

Frequentemente, os médicos encontram pacientes que enfrentam exposições potencialmente prejudiciais tanto a intervenções médicas como a agentes ambientais. Essas circunstâncias trazem à tona perguntas importantes. Mulheres grávidas estão sob maior risco de aborto se trabalharem em frente a terminais de vídeo? Vasectomias aumentam o risco de câncer de próstata? Mudanças em políticas de atenção à saúde levam a desfechos prejudiciais? Ao examinar essas questões, os profissionais da atenção à saúde e os administradores devem avaliar a validade dos dados, a força da associação entre a causa assumida e o desfecho adverso e a relevância para pacientes em seu domínio.

TABELA 9.1 Diretrizes para utilização da literatura médica para um artigo sobre dano

Os resultados são válidos?

Em um estudo de coorte, além da exposição de interesse, o grupo exposto e grupo-controle começaram e terminaram com o mesmo risco para o desfecho?

- Os pacientes eram semelhantes para fatores prognósticos que sabidamente estão associados ao desfecho (ou o ajuste estatístico nivelou o campo)?
- As circunstâncias e os métodos para detecção do desfecho eram similares?
- O acompanhamento foi suficientemente completo?

Em um estudo de caso-controle, o grupo-caso e grupo-controle tinham o mesmo risco (chance) de terem sido expostos no passado?

- Os casos e os controles eram semelhantes com respeito à indicação ou às circunstâncias que levariam à exposição?
- As circunstâncias e os métodos para determinar a exposição eram similares para casos e controles?

Quais são os resultados?
- Qual a força da associação entre exposição e desfecho?
- Qual a precisão da estimativa do risco?

Como posso aplicar os resultados à atenção ao paciente?
- Os pacientes do estudo eram semelhantes ao paciente em meu consultório?
- O acompanhamento foi suficientemente longo?
- A exposição é semelhante ao que poderia ocorrer com meu paciente?
- Qual é a magnitude do risco?
- Existem benefícios que compensem os riscos associados à exposição?

Ao responder a qualquer pergunta clínica, nossa primeira meta deveria ser identificar qualquer *revisão sistemática* existente sobre o tópico que pudesse fornecer um resumo das evidências de maior qualidade disponíveis (ver Cap. 14, Sumarizando as evidências). Interpretar a *revisão* requer compreensão das regras das evidências para estudos individuais ou *estudos primários, ensaios clínicos randomizados* (*ECRs*) e estudos observacionais. Os testes para julgar a validade de resultados de estudos observacionais lhe ajudarão a decidir se os grupos expostos e controle (ou casos e controles) começaram e terminaram o estudo com similaridades suficientes para que façamos uma avaliação com um viés mínimo da influência da exposição sobre o desfecho (ver Cap. 5, Por que os resultados dos estudos podem estar errados: erro aleatório e viés).

Os ECRs fornecem estimativas menos enviesadas de efeitos potencialmente prejudiciais do que outros delineamentos de estudos porque a randomização é a melhor maneira de assegurar que os grupos sejam equilibrados com respeito a determinantes conhecidos e desconhecidos do desfecho (ver Cap. 6, Terapia [ensaios clínicos randomizados]). Embora os investigadores conduzam ECRs para determinar se agentes terapêuticos são benéficos, também deveriam procurar por efeitos prejudiciais, podendo, às vezes, fazerem descobertas surpreendentes sobre os efeitos negativos da intervenção sobre seus desfechos primários.[2]

Existem três razões por que os ECRs podem não ser úteis para determinar se um agente supostamente prejudicial verdadeiramente apresenta efeitos deletérios. Primeiro, consideraríamos não ético randomizar pacientes a exposições que prevemos que possam resultar em efeitos prejudiciais sem benefício. Segundo, com frequência nos preocupamos com efeitos adversos raros e sérios que podem ficar evidentes somente depois que dezenas de milhares de pacientes consumiram uma medicação por anos. Mesmo um ECR[3] muito grande não conseguiu detectar uma associação entre clopidogrel e púrpura trombocitopênica trombótica que apareceu em um estudo observacional subsequente.[4] ECRs abordando especificamente efeitos adversos podem ser factíveis para taxas de eventos raros tão baixas como 1%.[5,6] Porém, os ECRs que precisamos para explorar eventos prejudiciais ocorrendo em menos de 1/100 pacientes expostos são logisticamente difíceis e com frequência proibitivamente caros devido ao imenso tamanho da amostra e ao demorado acompanhamento. As metanálises podem ser muito úteis quando as taxas de eventos são muito baixas.[7] Entre quase 2.000 revisões sistemáticas, entretanto, somente 25 tinham dados em larga escala sobre 4.000 ou mais sujeitos randomizados referentes a danos bem definidos que poderiam estar associados às intervenções avaliadas.[8] Terceiro, os ECRs muitas vezes falham em fornecer adequadamente informações sobre dano.[9]

Dado que os médicos não encontrarão ECRs para responder à maioria das questões sobre dano, devem compreender as estratégias alternativas usadas para minimizar o *viés*. Isso exige familiaridade com delineamentos de estudos observacionais, os quais descreveremos agora (Tab. 9.2). Existem dois tipos principais de estudos observacionais, coorte e caso-controle. Em um estudo de coorte, o investigador identifica grupos de pacientes expostos e não expostos, cada um sendo uma coorte, e então os acompanha ao longo do tempo, monitorando a ocorrência do desfecho predito. O delineamento em coorte é similar a um ECR, porém sem randomização; ao contrário, determinar se um paciente recebeu a exposição de interesse resulta da sua preferência, da preferência do médico ou de casualidade.

Os estudos de caso-controle também avaliam associações entre exposições e desfechos. Desfechos raros ou aqueles que levam um longo tempo para se desenvolverem podem ameaçar a facti-

TABELA 9.2 Direção de pesquisa e pontos fortes e fragilidades para diferentes delineamentos de estudo

Delineamento	Ponto de partida	Avaliação	Pontos fortes	Fragilidades
Ensaio clínico randomizado	*Status* da exposição	*Status* do evento desfecho	Baixa suscetibilidade a viés	Restrições de factibilidade e possível generabilidade
Coorte	*Status* da exposição	*Status* do evento desfecho	Factibilidade quando randomização de exposição não é possível, generabilidade	Suscetibilidade a viés
Caso-controle	*Status* do evento desfecho	*Status* da exposição	Supera atrasos temporais e a necessidade de grandes tamanhos de amostra para acumular eventos raros	Suscetibilidade a viés

bilidade dos estudos de coorte. O estudo de caso-controle oferece um delineamento alternativo embasado na identificação inicial de casos – ou seja, pacientes que já desenvolveram o desfecho relevante – e a seleção de controles – pessoas que não têm esse desfecho. Usando delineamentos de caso-controle, os investigadores avaliam a frequência relativa de exposição prévia ao agente supostamente prejudicial nos casos e nos controles.

Em um estudo de coorte, além da exposição de interesse, o grupo exposto e o grupo-controle começaram e terminaram com o mesmo risco para o desfecho?

Os pacientes eram semelhantes para fatores prognósticos que sabidamente estão associados ao desfecho (ou o ajuste estatístico nivelou o campo)?

Em um estudo de coorte, o investigador identifica grupos de pacientes expostos e não expostos, cada um sendo uma coorte, e então segue seus desfechos no tempo. Os estudos de coorte podem ser prospectivos ou retrospectivos. Em estudos prospectivos, o investigador começa o acompanhamento e espera que os desfechos (eventos de interesse) ocorram. Esses estudos podem demorar muitos anos para terminar e, assim, são difíceis de conduzir. Contudo, uma vantagem é que o investigador pode ter uma ideia melhor de como os pacientes são monitorados e como os dados são coletados. Em estudos retrospectivos, os desfechos (eventos de interesse) já aconteceram em algum ponto no passado; o investigador simplesmente volta cada vez mais no tempo e seleciona pessoas expostas e não expostas; então, a pergunta é se isso é diferente no desenvolvimento dos desfechos de interesse. Esses estudos são mais fáceis de serem realizados porque dependem da disponibilidade de dados sobre exposições e desfechos que já aconteceram. Entretanto, o investigador tem menos controle sobre a qualidade e a relevância dos dados disponíveis para a pergunta de pesquisa que foi formulada.

Estudos de coorte de exposições potencialmente prejudiciais produzirão resultados enviesados se o grupo exposto ao agente supostamente prejudicial e o grupo não exposto começarem com características iniciais diferentes que lhes deem um prognóstico diferente (e a análise falhar ao lidar com esse desequilíbrio). Os investigadores se baseiam em delineamentos de coorte quando a exposição tem pouco ou nenhum benefício possível e um possível dano (tornando a randomização não ética) ou quando a ocorrência de desfechos prejudiciais não é frequente.

> Em um exemplo da situação anterior, ocorre hemorragia gastrintestinal superior clinicamente aparente em usuários de anti-inflamatórios não esteroidais (AINEs) aproximadamente 1,5 vezes por 1.000 pessoas/anos de exposição, em comparação com 1,0 por 1.000 pessoas/anos naqueles que não usam AINEs.[10] Como a taxa de eventos em pacientes não expostos é muito baixa (0,1%), um ECR para estudar um aumento de 50% no risco exigiria números imensos de pacientes (cálculos de tamanho de amostra sugerem cerca de 75.000 pacientes por grupo) para ter um poder adequado para testar a hipótese de que os AINEs causam o sangramento adicional.[11] Esse ECR não seria factível, mas um estudo de coorte, em que as informações vêm de uma grande base de dados administrativos, seria possível.

Um perigo de usar estudos observacionais para avaliar uma possível exposição prejudicial é que pacientes expostos e não expostos podem começar com um risco diferente ao desfecho relevante. Por exemplo, na associação entre AINEs e o risco aumentado de sangramento gastrintestinal superior, a idade pode estar ligada tanto com exposição aos AINEs como ao sangramento gastrintestinal. Em outras palavras, como os pacientes ingerindo AINEs serão mais velhos, e como pacientes mais velhos têm mais probabilidade de sangrar, essa variável de confusão faz com que seja problemático atribuir um risco aumentado de sangramento à exposição a AINE.

Não existe motivo para que pacientes que autosselecionam (ou que são selecionados por seu médico) a exposição a um agente potencialmente prejudicial devam ser semelhantes aos pacientes não expostos com respeito a outros determinantes importantes daquele desfecho. Na verdade, existem muitas razões para esperar que não sejam semelhantes. Os médicos relutam em prescrever medicamentos que percebem que colocariam seus pacientes em risco e podem seletivamente prescrever medicamentos de baixo risco.

Em um estudo, por exemplo, 24,1% dos pacientes que recebiam um então novo AINE, cetoprofeno, tinham recebido terapia para úlcera péptica durante os 2 anos anteriores em comparação com 15,7% da população-controle.[12] A provável razão é que o fabricante do cetoprofeno conseguiu persuadir os médicos de que o medicamento era menos provável de causar sangramento gastrintestinal do que outros agentes. Uma comparação de cetoprofeno com outros agentes estaria sujeita ao risco de descobrir um aumento ilegítimo no sangramento com o novo agente (comparado com outras terapias), porque pacientes de risco mais alto estariam recebendo o cetoprofeno.

A prescrição de benzodiazepínicos para pacientes idosos fornece outro exemplo da maneira como práticas de prescrição médica seletivas podem levar a uma distribuição de risco diferente em pacientes recebendo determinados medicamentos, às vezes referido como viés de encaminhamento.[13] Ray e colaboradores[14] encontraram uma associação entre benzodiazepínicos de longa ação e risco de quedas (risco relativo [RR], 2,0; intervalo de confiança [IC] 95%, 1,6-2,5) em dados de 1977 a 1979, mas não em dados de 1984 a 1985 (RR, 1,3; IC 95%, 0,9-1,8). A explicação mais plausível para a mudança é que pacientes em alto risco de quedas (aqueles com demência) receberam seletivamente benzodiazepínicos durante o período anterior. Relatos de associações entre o uso de benzodiazepínicos e quedas levaram a uma cautela maior, e a aparente associação desapareceu quando os médicos começaram a evitar o uso de benzodiazepínicos naqueles em alto risco de cair.

Portanto, os investigadores devem documentar as características dos participantes expostos e não expostos e demonstrar sua comparabilidade ou usar técnicas estatísticas para criar um campo nivelado pelo ajuste para diferenças. Análises ajustadas efetivas para fatores prognósticos exigem a medida precisa desses fatores. Para coortes prospectivas, os investigadores podem tomar especial cuidado com a qualidade dessa informação. Para bases de dados retrospectivos, contudo, deve-se usar o que estiver disponível. Grandes bases de dados administrativos, apesar de fornecerem um tamanho de amostra que permite a verificação de eventos raros, às vezes têm qualidade de dados limitada com relação às características do paciente.

Por exemplo, Jollis e colaboradores[15] pensaram a respeito da precisão das informações sobre características do paciente em uma base de dados para queixas relacionadas a seguro. Para investigar o assunto, compararam os dados de reclamação de seguro com a coleção de dados prospectivos de um colega cardiologista. Descobriram um alto grau de concordância corrigida para o acaso entre o cardiologista e a base de dados administrativos para a presença de diabete: o κ, uma medida de concordância corrigida para o acaso, era 0,83. Também encontraram um alto grau de concordância para infarto do miocárdio (κ, 0,76) e moderada concordância para hipertensão (κ, 0,56). Contudo, a concordância era pobre para insuficiência cardíaca (κ, 0,39) e muito pobre para uso de tabaco (κ, 0,19).

Mesmo que os investigadores documentem a comparabilidade de variáveis de confusão potenciais em coortes expostas e não expostas, e mesmo que usem técnicas estatísticas para ajuste para diferenças, fatores prognósticos importantes não conhecidos ou que não foram medidos podem estar desequilibrados entre os grupos e, assim, serem responsáveis por diferenças em desfecho. Chamamos isso de *confundidor residual*. Voltando ao nosso exemplo anterior, pode ser que as doenças que exijam AINEs, em vez dos AINEs em si, possam contribuir para o risco aumentado de sangramento. Assim, a força da inferência de um estudo de coorte sempre será menor do que a de um ECR rigorosamente conduzido.

As circunstâncias e os métodos para detecção do desfecho eram similares?

Em ECRs e estudos de coorte, a verificação do desfecho é o aspecto-chave. Por exemplo, investigadores relataram um aumento de três vezes no risco de melanoma maligno em indivíduos que trabalham com materiais radiativos. Uma possível explicação para parte do risco aumentado é que os médicos, preocupados com um possível risco, pesquisem mais diligentemente e, portanto, detectem doença que, de outra maneira, passaria despercebida (ou podem detectar doença em um ponto anterior no tempo). Isso poderia resultar na coorte exposta apresentando um aumento aparente, porém ilegítimo, no risco – uma situação à qual nos referimos como *viés de vigilância*.[16]

A escolha de desfecho pode responder parcialmente ao problema. Em um estudo de coorte, por exemplo, os investigadores avaliaram desfechos perinatais entre filhos pequenos de homens expostos ao chumbo e a solventes orgânicos na indústria gráfica por meio de um estudo de coorte que avaliou todos os homens que tinham sido membros de sindicatos dos gráficos em Oslo.[17] Os investigadores usaram a classificação do emprego para categorizar os pais tanto como expostos ao chumbo e a solventes orgânicos como não expostos a essas substâncias. O conhecimento dos investigadores sobre se os pais tinham sido expostos ao chumbo ou aos solventes pode enviesar a avaliação do desfecho do bebê para defeitos congênitos menores ou para defeitos que exigiam procedimentos investigativos especiais. Entretanto, o desfecho de nascimento pré-termo seria menos suscetível a um viés de detecção. No estudo, a exposição foi associada a um aumento de oito vezes em nascimentos pré-termo, mas não foi vinculada a defeitos congênitos, então o viés de detecção era improvável.

O acompanhamento foi suficientemente completo?

Conforme apontamos no Capítulo 6, Terapia (ensaios clínicos randomizados), a perda durante o acompanhamento pode introduzir viés porque os pacientes que são perdidos podem ter desfechos diferentes daqueles pacientes ainda disponíveis para avaliação. Isso é particularmente problemático se existirem diferenças no acompanhamento entre os grupos expostos e os não expostos.

Em um estudo bem executado,[18] investigadores determinaram o *status* vital de 1.235 de 1.261 homens brancos (98%) empregados em operação têxtil com amianto crisotila entre 1940 e 1975. O RR para morte por câncer de pulmão ao longo do tempo aumentou de 1,4 para 18,2 em proporção direta com a exposição cumulativa entre trabalhadores do amianto com pelo menos 15 anos desde a primeira exposição. Nesse estudo, em que a exposição era contínua (i.e., não dicotômica), era improvável que os 2% de dados perdidos afetassem os resultados, e a perda no acompanhamento não ameaçava a validade da inferência de que a exposição ao amianto causava mortes por câncer de pulmão.

Em um estudo de caso-controle, o grupo-caso e o grupo-controle tinham o mesmo risco (chance) de terem sido expostos no passado?

Os casos e os controles eram semelhantes com respeito à indicação ou às circunstâncias que levariam à exposição?

Investigadores utilizaram um delineamento de caso-controle para demonstrar a associação entre a ingestão de dietillstilbestrol (DES) por mulheres grávidas e o desenvolvimento de adenocarcinomas vaginais em suas filhas muitos anos depois.[19] Um delineamento de ECR ou um estudo de coorte prospectiva para testar essa relação causa-efeito exigiria pelo menos 20 anos desde a época em que a associação foi suspeitada pela primeira vez até a conclusão do estudo. Além disso, dada a pouca frequência da doença, tanto um ECR como um estudo de coorte exigiriam centenas de milhares de participantes. Em comparação, usando a estratégia de caso-controle, os investigadores delinearam dois grupos relativamente pequenos de mulheres jovens. Aquelas que tinham o desfecho relevante (adenocarcinoma vaginal) foram delineadas como casos (n = 8) e aquelas que não tinham passado pelo desfecho, como controles (n = 32). Voltando então no tempo, as taxas de exposição ao DES foram determinadas para os dois grupos. Os investigadores encontraram uma forte associação entre a exposição ao DES no útero e adenocarcinoma vaginal, o que era extremamente improvável de ser atribuível ao papel do acaso (P < 0,001). Encontraram a resposta sem um atraso de 20 anos e estudando somente 40 mulheres.

Um aspecto crítico nesse estudo seria se os casos tivessem apresentado qualquer outra circunstância especial para exposição ao DES, ao contrário dos controles. Nessa situação, o DES tinha sido prescrito para mulheres com risco de aborto ou de parto prematuro. Seria importante na avaliação desse estudo ter certeza de que aqueles fatores de risco próprios não respondessem pela alta taxa subsequente de patologia vaginal na prole feminina.

Em outro estudo, os investigadores usaram um delineamento de caso-controle com base em registros computadorizados entre dados de seguro de saúde e um plano com medicamento para investigar a possível relação entre o uso de agonistas β-adrenérgicos e taxas de mortalidade em pacientes com asma.[20] A base de dados para o estudo incluía 95% da população da província de Saskatchewan, no oeste do Canadá. Os investigadores usaram pareamento para escolher 129 casos de ataque fatal ou quase fatal de asma com 655 controles que não tivessem tido um ataque fatal ou quase fatal de asma.

A tendência dos pacientes com asma mais severa de usar mais medicamentos β-adrenérgicos poderia criar uma associação ilegítima entre uso de medicação e taxa de mortalidade. Os investigadores tentaram controlar o efeito confundidor da severidade da doença medindo o número de hospitalizações nos 24 meses antes da morte (para os casos) ou antes da data índice de ingresso no estudo (para o grupo-controle) e pelo uso de um índice do uso agregado de medicamentos. Descobriram uma associação entre o uso rotineiro de grandes doses de inaladores com espaçador de agonista β-adrenérgico e morte por asma (razão de chances [OR], 2,6 por frasco por mês; IC 95%, 1,7-3,9), mesmo depois de correção para suas medidas de severidade de doença.

Da mesma forma que os estudos de coorte, os estudos de caso-controle são suscetíveis a variáveis de confusão não mensuráveis, particularmente quando a exposição varia ao longo do tempo. Por exemplo, hospitalização prévia e uso de medicação podem não captar adequadamente toda a variabilidade na severidade de doença subjacente em asma. Além disso, comportamentos de estilo de vida adverso de pacientes asmáticos que utilizam grandes quantidades de β-agonistas poderiam ser a real explicação para a associação.

As circunstâncias e os métodos para determinar a exposição eram similares para casos e controles?

Em estudos de caso-controle, a verificação da exposição é um aspecto chave. Se os pacientes-caso têm uma melhor memória para a exposição do que os pacientes-controle, o resultado será uma associação ilegítima.

Por exemplo, um estudo de caso-controle encontrou um aumento de duas vezes no risco de fratura de quadril associada ao uso de medicamento psicotrópico. No estudo, os investigadores definiram a exposição ao medicamento pelo exame de arquivos computadorizados com queixas do programa Medicaid, de Michigan, uma estratégia que evitou a memória seletiva sobre exposição – viés de memória – e a sondagem diferencial de casos e controles por um entrevistador – viés do entrevistador.[21]

Outro exemplo é um estudo que avaliou se o uso de telefones celulares aumenta o risco de acidentes em veículos automotores. Suponha que os investigadores tivessem tentado perguntar às pessoas que tiveram um acidente em veículo automotor e pacientes-controle (que não tiveram nenhum acidente no mesmo dia e hora) se estavam usando seu telefone celular em torno do horário de interesse. Seria mais provável que as pessoas que tiveram um acidente lembrassem do uso porque sua memória pode ser avivada pelas circunstâncias infelizes. Isso levaria a uma relação ilegítima devido à lembrança diferencial. Portanto, os investigadores do estudo utilizaram uma base de dados computadorizados sobre o uso de telefone celular. Além disso, usaram cada pessoa em acidente como seu próprio controle: o horário do acidente foi pareado com o horário correspondente da vida da mesma pessoa quando estava dirigindo sem ocorrer nenhum acidente (p. ex., mesmo horário dirigindo para o trabalho). Esse delineamento apropriado definiu que o uso de telefones celulares aumenta o risco de acidente em veículo automotor.[22]

Nem todos os estudos têm acesso a informações não enviesadas sobre exposição. Em um estudo de caso-controle que observa a associação entre café e câncer pancreático, os pacientes com câncer podem estar mais motivados para identificar possíveis explicações para seu problema e fornecer uma recordação maior do consumo de café.[23] Também, se os entrevistadores não forem cegados para saber se um paciente é caso ou controle, o entrevistador poderá sondar com maior profundidade as informações sobre exposição dos casos. Nesse estudo em particular, não há nenhuma fonte objetiva de dados referentes à exposição. O viés de memória ou do entrevistador pode explicar a aparente associação.

Como se vê, outro viés fornece uma explicação ainda mais provável para o que se mostrou ser uma ilegítima associação. Os investigadores escolheram pacientes-controle dos médicos cuidando de pacientes com câncer pancreático. Os pacientes-controle tinham uma diversidade de problemas gastrintestinais, alguns dos quais eram exacerbados pela ingestão de café. Os pacientes-controle tinha aprendido a evitar o café, o que explica o achado pelos investigadores de uma associação entre café (que os pacientes com câncer pancreático consumiam em níveis de população geral) e câncer pancreático. Investigações posteriores, usando controles mais apropriados, refutaram a associação.[24]

Os exemplos apresentados se relacionam à avaliação enviesada da exposição, mas a avaliação imprecisa da exposição também pode ser aleatória. Em outras palavras, muitas pessoas expostas são classificadas como não expostas e vice-versa, mas as taxas de má classificação são similares em casos e controles. A má classificação não diferencial tende a diluir a associação (i.e., a verdadeira associação será maior do que a associação observada). No caso extremo em que os erros são muito frequentes, mesmo associações que são muito fortes na realidade podem não ser identificadas na base de dados.

Estudos transversais

Da mesma forma que o estudo de coorte e de caso-controle, o estudo transversal também é um delineamento de estudo observacional. Como um estudo de coorte, um estudo transversal é baseado em uma população organizada de sujeitos expostos e não expostos. Porém, no estudo transversal, a exposição e o desfecho existente ou prevalente são medidos ao mesmo tempo. Dessa maneira, a direção da associação pode ser difícil de determinar. Outra limitação importante é que o desfecho, ou a ameaça de alcançá-lo, pode ter levado a uma dispersão de casos, de modo que uma medida de associação pode estar enviesada contra a associação. Entretanto, estudos transversais são relativamente baratos e rápidos de conduzir e podem ser úteis ao gerarem e explorarem hipóteses que serão posteriormente investigadas por meio de outros delineamentos observacionais ou de ECRs.

Séries de casos e relatos de caso

A *série de casos* (descrição de uma série de pacientes) e o relato de caso (descrição de pacientes individuais) não fornecem nenhum grupo comparativo, de modo que é impossível determinar se o desfecho observado provavelmente teria ocorrido na ausência da exposição. Embora estudos descritivos ocasionalmente demonstrem achados importantes, demandando uma mudança imediata no comportamento do médico como uma precaução, antes da disponibilidade de evidências de estudos de delineamentos mais fortes (p. ex., recordar as consequências de relatos de casos de defeitos congênitos específicos que ocorreram em associação com exposição à talidomida),[25] existem consequências potencialmente indesejáveis quando são tomadas atitudes em resposta a evidências fracas.

> Considere o caso do medicamento Bendectin (uma combinação de doxilamina, piridoxina e diciclomina usada como antiemético na gestação), cujo fabricante retirou do mercado em consequência de relatos de casos sugerindo que fosse teratogênico.[26] Posteriormente, embora diversos estudos comparativos demonstrassem a segurança relativa do medicamento,[27] não foi possível erradicar a atmosfera litigiosa prevalente – o que impediu que o fabricante reintroduzisse o Bendectin. Assim, foi negado a muitas gestantes que teriam se beneficiado da disponibilidade do medicamento o alívio sintomático que teria oferecido.

Para algumas intervenções, o registro de eventos adversos pode oferecer inicialmente as melhores evidências possíveis. Por exemplo, existem registros de vacinas que marcam eventos adversos entre pessoas que a receberam. Esses registros podem sinalizar problemas com um evento adverso particular que seria muito difícil de captar a partir de estudos prospectivos (tamanho de amostra muito pequeno). Mesmo estudos retrospectivos podem ser muito difíceis de conduzir se a maioria das pessoas recebe a vacina ou se as pessoas que não recebem a vacina são muito diferentes daquelas que a recebem, e as diferenças não podem ser relacionadas adequadamente. Nesse caso, pode ser realizada uma comparação antes-depois usando a população geral antes da introdução da nova vacina. Porém, as comparações com controles históricos são sujeitas ao viés porque muitos outros fatores podem ter mudado no mesmo período. Contudo, se as mudanças na incidência de um evento adverso forem muito grandes, o sinal pode ser real. Um exemplo é o aglomerado de casos de intussuscepção entre crianças que recebem a vacina contra o rotavírus,[28] resultando na decisão de retirar a vacina. A associação foi subsequentemente fortalecida por um estudo de caso-controle.[29]

Em geral, os médicos não deveriam tirar conclusões sobre relações de causa e efeito a partir de séries de casos, mas sim deveriam reconhecer que os resultados podem gerar perguntas para agências regulatórias, que os investigadores médicos deveriam abordar com estudos válidos. Quando o risco imediato de exposição supera os benefícios (e supera o risco de interromper uma exposição), o médico pode ter que tomar uma decisão de manejo com menos dados do que seria o ótimo.

Aspectos de delineamento: resumo

Da mesma forma que é verdadeiro para a resolução de questões de efetividade terapêutica, os médicos deveriam primeiro olhar para ECRs para resolver aspectos de dano. Com frequência ficarão desapontados na busca e devem fazer uso de estudos com delineamento mais fraco. Independentemente do delineamento, contudo, deveriam procurar por uma população-controle apropriada antes de fazer uma inferência forte acerca de um agente supostamente prejudicial. Para ECRs e estudos de coorte, o grupo-controle deveria ter um risco basal de desfecho similar ou os investigadores deveriam usar técnicas estatísticas para ajustar ou corrigir para diferenças. Em estudos de caso-controle, os casos e os controles deveriam ter oportunidades similares de terem sido expostos, de modo que se uma diferença em exposição for observada pode-se legitimamente concluir que a associação poderia ser devida a um vínculo causal entre a exposição e o desfecho e não a um fator de confusão. Alternativamente, os investigadores deveriam usar técnicas estatísticas para ajustar para diferenças.

Mesmo quando os investigadores deram todos os passos apropriados para minimizar o viés, os médicos deveriam ter em mente que as diferenças residuais entre grupos ainda podem enviesar os resultados de estudos observacionais.[30] Como as evidências, as preferências do profissional e os valores e preferências do paciente determinam o uso de intervenções no mundo real, os pacientes expostos e não expostos provavelmente difiram em fatores prognósticos. O grau de viés em estudos observacionais *versus* ensaios randomizados continua incerto.

Uma avaliação empírica de 15 danos em que ambos os tipos de evidências estavam disponíveis mostrou que estudos observacionais podem oferecer estimativas de risco maiores ou menores em comparação com ECRs, mas é mais comum que estudos observacionais subestimem em vez de superestimar o risco absoluto de dano.[31] Portanto, evidências de efeitos prejudiciais a partir de estudos observacionais bem delineados não deveriam ser facilmente descartadas.

UTILIZANDO AS *DIRETRIZES*

Voltando à nossa discussão anterior, o estudo que investiga a associação entre leite (ou leite em pó) de soja e o desenvolvimento de alergia ao amendoim usou um delineamento de caso-controle.[1] Aqueles com alergia ao amendoim (casos) parecem ser semelhantes aos controles com respeito à indicação ou circunstâncias que levaram à exposição à soja, porém havia alguns desequilíbrios potencialmente importantes. No grupo com alergia ao amendoim (casos), tanto uma história familiar de alergia ao amendoim como um irmão mais velho com história de intolerância ao leite foram mais comuns e poderiam enviesar a probabilidade de um filho seguinte ser exposto à soja. Para evitar confusão, esses fatores foram ajustados na análise para oferecer uma avaliação independente da associação entre soja e alergia ao amendoim.

Os métodos para determinar a exposição foram similares para casos e controles porque os dados foram coletados prospectivamente, e tanto os entrevistadores como os pais não conheciam a hipótese relacionando a exposição à soja com alergia ao amendoim (evitando, assim, o viés do entrevistador e, talvez, de memória). Com relação ao acesso à soja, todas as crianças vieram da mesma região geográfica, embora isso não garanta que fatores econômicos e culturais que poderiam determinar o acesso à soja estivessem equilibrados entre casos e controles. Assim, a partir da avaliação inicial, a validade do estudo parece adequada, sendo feitos os ajustes adequados.

QUAIS SÃO OS RESULTADOS?

Qual a força da associação entre exposição e desfecho?

Descrevemos as alternativas para expressar a associação entre a exposição e o desfecho – o RR e a OR – em outros capítulos deste livro (ver Caps. 6, Terapia; 7, O tratamento diminui o risco? Compreendendo os resultados).

> Em um estudo de coorte avaliando a mortalidade hospitalar depois de cirurgia não cardíaca em idosos do sexo masculino, 23 de 289 pacientes com história de hipertensão morreram em comparação com 3 de 185 pacientes sem o problema. O RR para mortalidade em pacientes hipertensos[32] (23/289 e 3/185) foi 4,9. O RR nos diz que a morte após cirurgia não cardíaca ocorre quase cinco vezes mais frequentemente em pacientes com hipertensão do que em pacientes normotensos.

A estimativa de RR depende da disponibilidade de amostras de pacientes expostos e não expostos, em que a proporção dos pacientes com o desfecho relevante pode ser determinada. O RR, portanto, não se aplica a estudos de caso-controle nos quais o número de casos e controles – e, portanto, a proporção de indivíduos com o desfecho – é escolhida pelo investigador. Para estudos de caso-controle, em vez de usar uma razão de RR, usamos a OR, as chances de um paciente-caso ter sido exposto divididas pelas chances de um paciente controle ter sido exposto (ver Caps. 7, O tratamento diminui o risco? Compreendendo os resultados). Em circunstâncias em que o desfecho é raro na população em geral (< 1%), a OR de um estudo caso-controle representa a razão de riscos na população total, a partir da qual os casos e os controles foram retirados como amostra. Mesmo quando as taxas de evento são tão altas quanto 10%, a OR e o RR ainda podem estar muito próximos.

Ao considerar tanto o delineamento quanto a força da associação do estudo, podemos estar prontos para interpretar um pequeno aumento no risco representando um efeito prejudicial verdadeiro se o delineamento do estudo for forte (como em um ECR). Pode ser exigido de delineamentos mais fracos (como estudos de coorte ou caso-controle) um aumento muito maior no risco porque é mais provável que achados sutis sejam causados pela chance inevitavelmente maior de viés. Valores de RR ou OR muito grandes representam associações fortes que são menos prováveis de resultarem de viés.

Além de mostrar uma magnitude grande de RR ou OR, existe um segundo achado que pode fortalecer uma inferência de que uma exposição está verdadeiramente associada a efeito prejudicial. Se, quando a quantidade ou a duração da exposição ao agente supostamente prejudicial aumentar, o risco ao efeito adverso também aumentar (ou seja, os dados sugerirem um gradiente de dose-resposta), então temos maior probabilidade de lidar com uma relação causal entre exposição e desfecho. O fato de o risco de morrer por câncer de pulmão em médicos homens fumantes aumentar em 50, 132 e 220% para 1 a 14, 15 a 24 e 25 ou mais cigarros por dia, respectivamente, fortalece nossa inferência de que o tabagismo causa câncer de pulmão.[33]

Qual a precisão da estimativa do risco?

Os médicos podem avaliar a precisão da estimativa de risco ao examinarem o IC em torno da estimativa (ver Caps. 6 e 8, Intervalos de confiança). Em um estudo em que os investigadores demonstraram associação entre uma exposição e um desfecho adverso, o limite inferior da estimativa de RR associado à exposição adversa fornece uma estimativa da menor magnitude possível da associação. Alternativamente, em um estudo negativo (em que os resultados não são estatisticamente significativos), o limite superior do IC em torno do RR diz ao médico somente o tamanho de um efeito adverso que ainda pode estar presente, apesar da falha em mostrar uma associação estatisticamente significativa (ver Cap. 8).

UTILIZANDO AS *DIRETRIZES*

Os investigadores calcularam a OR para o risco de alergia ao amendoim naqueles expostos à soja *versus* aqueles não expostos como sendo 2,6 (IC 95%, 1,3-5,2). Os resultados foram ajustados para manifestações cutâneas de alergia (ou seja, atopia). O consumo de soja pelos bebês estava independentemente associado com alergia ao amendoim e não podia ser explicado como uma resposta dietética a outros problemas atópicos. Contudo, continua sendo possível que a associação com soja fique confusa por outros fatores desconhecidos.[1] Infelizmente, os investigadores não abordaram a possibilidade de uma relação dose-resposta para exposição à soja e o desenvolvimento de alergia ao amendoim.

COMO POSSO APLICAR OS RESULTADOS À ATENÇÃO AO PACIENTE?

Os pacientes do estudo eram semelhantes ao paciente em meu consultório?

Se possíveis vieses em um estudo não forem suficientes para descartá-lo, você deveria considerar a medida em que os resultados podem se aplicar ao paciente em seu consultório. Seu paciente poderia ter respondido aos critérios de elegibilidade? Seu paciente é semelhante àqueles descritos no estudo com respeito a fatores potencialmente importantes, como características ou histórico médico? Se não, é provável que a biologia da exposição prejudicial seja diferente para o paciente que você está atendendo?

O acompanhamento foi suficientemente longo?

Os estudos podem ser impecáveis em termos de validade, mas de uso limitado se os pacientes não forem acompanhados por um período suficientemente longo. Ou seja, podem fornecer uma estimativa não enviesada do efeito de uma exposição no curto prazo, mas o efeito no qual realmente estamos interessados ocorre durante um período maior. Por exemplo, a maior parte dos casos de câncer demora uma década ou mais para se desenvolver desde o ataque original em termos biológicos até a malignidade clinicamente detectada. Por exemplo, se a questão for se uma exposição específica, como a uma substância química industrial, causa o desenvolvimento de câncer, não se esperaria que a detecção de câncer nos primeiros anos refletisse qualquer efeito da exposição sob questão.

A exposição é semelhante ao que poderia ocorrer com meu paciente?

Existem diferenças importantes nas exposições, por exemplo, dose ou duração, entre seus pacientes e os pacientes no estudo?

Como ilustração, o risco de tromboflebite associado ao uso de contraceptivo oral descrito na década de 1970 pode não ser aplicável às pacientes no século XXI devido à dose menor de estrogênio em contraceptivos orais atualmente usados. Outro exemplo vem do estudo que mostrou que os trabalhadores empregados em operação têxtil com amianto crisotila entre 1940 e 1975 tiveram um risco aumentado para morte por câncer de pulmão, um risco que aumentou de 1,4 para 18,2 em relação direta com a exposição cumulativa entre trabalhadores do amianto com pelo menos 15 anos desde a primeira exposição.[18] O estudo não fornece informações confiáveis referentes a quais seriam os riscos associados a uma exposição apenas breve ou intermitente ao amianto (p. ex., uma pessoa trabalhando por poucos meses em um escritório localizado em um edifício onde posteriormente foram descobertos níveis anormalmente altos de amianto).

Qual é a magnitude do risco?

O RR e a OR não dizem qual é a frequência de ocorrência do problema; dizem somente que o efeito observado ocorre mais ou menos frequentemente no grupo exposto em comparação com o grupo não exposto. Assim, precisamos de um método para avaliar a importância clínica. Em nossa discussão sobre terapia (ver Cap. 6, Terapia [ensaios clínicos randomizados]; e Cap. 7, O tratamento diminui o risco? Compreendendo os resultados), descrevemos como calcular o número de pacientes que os médicos devem tratar para prevenir um evento adverso (número necessário para tratar [NNT]). Quando o assunto é dano, podemos usar dados de um ensaio randomizado ou estudo de coorte de maneira semelhante, para depois calcular o número de pacientes que teríamos exposto ao resultado em um evento prejudicial adicional. Podemos até mesmo usar dados de estudos de caso-controle com OR, embora a fórmula seja um pouco mais complexa, e precisaríamos conhecer a taxa de eventos para o desfecho na população não exposta a partir da qual os casos e os controles foram tirados.

Durante uma média de 10 meses de acompanhamento, os investigadores que conduziram o Cardiac Arrhythmia Suppression Trial, um ECR de agentes antiarrítmicos,[34] descobriram que a taxa de mortalidade em aproximadamente 10 meses foi 3% para pacientes tratados com placebo e 7,7% para pacientes tratados com encainida ou com flecainida. O aumento do risco absoluto foi de 4,7%, cuja recíproca diz que, em média, para cada 21 pacientes tratados com encainida ou flecainida por cerca de 1 ano, causaríamos uma morte em excesso. Isso contrasta com nosso exemplo da associação entre AINEs e sangramento gastrintestinal superior. De 2.000 pacientes não expostos, 2 terão um episódio de sangramento a cada ano. De 2.000 pacientes tomando AINEs, 3 terão este episódio a cada ano. Assim, se tratarmos 2.000 pacientes com AINEs, podemos esperar um único evento adicional de sangramento.[10]

Existem benefícios que compensem os riscos associados à exposição?

Mesmo depois de avaliar as evidências de que uma exposição seja prejudicial e definir que os resultados são potencialmente aplicáveis ao paciente em seu consultório, determinar as ações seguintes pode não ser simples. Além de considerar a magnitude do risco, deve-se considerar quais são as consequências adversas de reduzir ou eliminar a exposição ao agente prejudicial; isto é, a magnitude de qualquer benefício potencial que os pacientes não mais receberão.

Tomar decisões clínicas é simples quando as consequências prejudiciais são inaceitáveis e o benefício está ausente. Como as evidências de mortalidade aumentada pela encainida e flecainida vieram de um ECR, podemos ter certeza da conexão causal. Como tratar somente 21 pessoas resultaria em um excesso de morte, não é surpresa que os médicos rapidamente cortassem o uso desses agentes antiarrítmicos quando os resultados do estudo foram disponibilizados.

A decisão clínica também é mais facilmente tomada quando uma alternativa aceitável para evitar o risco está disponível. Mesmo se as evidências são relativamente fracas, a disponibilidade de uma substância alternativa pode resultar em uma decisão clara.

Por exemplo, os estudos iniciais de caso-controle demonstrando a associação entre uso de aspirina e síndrome de Reye eram relativamente fracos e deixavam considerável dúvida sobre a relação causal. Apesar de a força da inferência não ser grande, a disponibilidade de uma alternativa segura, barata e bem tolerada, o acetaminofeno, justificou a preferência pelo uso desse agente alternativo em lugar da aspirina em crianças sob risco para síndrome de Reye.[35]

Em comparação com os estudos iniciais relacionados à aspirina e à síndrome de Reye, múltiplos estudos de coorte e caso-controle bem delineados consistentemente demonstraram uma associação entre AINEs e sangramento gastrintestinal superior; portanto, nossa inferência sobre dano era relativamente forte. Contudo, o risco de um episódio de sangramento gastrintestinal superior é muito baixo e pode não haver alternativas anti-inflamatórias mais seguras e igualmente eficazes disponíveis. Portanto, provavelmente estávamos certos em continuar a prescrever AINEs para os problemas clínicos apropriados.

UTILIZANDO AS *DIRETRIZES*

Você define que o filho ainda não nascido da paciente, quando alcançar o início da infância, provavelmente preencheria os critérios de elegibilidade no estudo. Também relevante para o cenário clínico, mas talvez desconhecido, é se os produtos de soja discutidos no estudo são semelhantes aos que a paciente está pensando em usar. Com relação à magnitude do risco, nos foi dito que a prevalência de alergia ao amendoim é aproximadamente 4/1.000 crianças. Um cálculo aproximado sugeriria que, com exposição à soja, 10 crianças por 1.000 seriam afetadas por alergia ao amendoim. Em outras palavras, o número de crianças que é necessário ser exposto à soja para que resulte um caso adicional de alergia ao amendoim é 167. (Essa estimativa é grosseira e baseada em diversas suposições não verificadas referentes à verdadeira incidência de alergia ao amendoim.) Finalmente, não existem dados referentes às consequências negativas de interromper o leite de soja em pó ou produtos do leite de soja, e isso dependeria claramente de quão severa e sustentada seria uma intolerância ao leite de vaca de uma criança em particular.

RESOLUÇÃO CLÍNICA

Para decidir seu curso de ação, você continua ao longo dos três passos de uso da literatura médica para orientar sua prática clínica. Primeiro, você considera a validade do estudo à sua frente. Ajustes de fatores de confusão conhecidos não diminuíram a associação entre a exposição à soja quando neonato e o desenvolvimento de alergia a amendoim. Também, o delineamento do estudo não tem qualquer problema óbvio relacionado a viés de memória ou de entrevistador. Embora você continue sem certeza sobre confundidores desconhecidos, o estudo oferece evidências de uma associação que não se pode desconsiderar facilmente.

Voltando aos resultados, você observa uma associação apenas moderada entre a exposição à soja e o desenvolvimento de alergia a amendoim (2 < OR < 5). Embora os resultados sejam estatisticamente significativos (i.e., o IC de 95% exclui 1), vieses ocultos e confundidores podem responder por algo ou pela maior parte da OR observada.

Portanto, você prossegue para o terceiro passo, com algumas reservas, e considera as implicações dos resultados do estudo para seu paciente. O estudo pareceria se aplicar ao futuro filho da sua paciente. Apesar de a magnitude do risco geral ser pequeno, talvez em torno de 1%, as consequências da alergia ao amendoim podem ser uma séria ameaça à saúde para um paciente e muito perturbadoras para uma família devido às precauções e restrições alimentares necessárias. Como a consequência de não usar produtos da soja pode ter uma consequência negativa mínima e parece ser um risco potencial para aumentar a probabilidade de desenvolver uma alergia ao amendoim em um bebê exposto à soja, você pode recomendar à mãe não usar produtos de soja, a menos que a criança seja comprovadamente intolerante ao leite materno ou de vaca.

Referências

1. Lack G, Fox D, Northstone K, Golding J. Factors associated with the development of peanut allergy in childhood. *N Engl J Med*. 2003;348(11):977-985.
2. Lacchetti C, Ioannidis J, Guyatt G. Surprising results of randomized trials. Chapter 9.2. In: Guyatt G, Rennie D, eds. *Users' Guides to the Medical Literarure: A Ma-*

nual for Evidence-Based Clinical Practice, 2nd ed. New York, NY: McGraw-Hill, 2008;113-151.
3. CAPRIE Steering Committee. A randomised, blinded, trial of clopidogrel versus aspirin in patients at risk of ischaemic events (CAPRIE). *Lancet.* 1996;348 (9038):1329-1339.
4. Bennett CL, Connors JM, Carwile JM, et al. Thrombotic thrombocytopenic purpura associated with clopidogrel. *N Engl J Med.* 2000;342(24):1773-1777.
5. Silverstein FE, Graham DY, Senior JR, et al. Misoprostol reduces serious gastrointestinal complications in patients with rheumatoid arthritis receiving nonsteroidal anti-inflammatory drugs: a randomized, double-blind, placebo-controlled trial. *Ann Intern Med.* 1995;123(4):241-249.
6. Bombardier C, Laine L, Reicin A, et al; VIGOR Study Group. Comparison of upper gastrointestinal toxicity of rofecoxib and naproxen in patients with rheumatoid arthritis. *N Engl J Med.* 2000;343(21):1520-1528.
7. Langman MJ, Jensen DM, Watson DJ, et al. Adverse upper gastrointestinal effects of rofecoxib compared with NSAIDs. *JAMA.* 1999;282(20):1929-1933.
8. Papanikolaou PN, Ioannidis JP. Availability of large-scale evidence on specific harms from systematic reviews of randomized trials. *Am J Med.* 2004;117(8):582-589.
9. Ioannidis JP, Haidich AB, Pappa M, et al. Comparison of evidence of treatment effects in randomized and nonrandomized studies. *JAMA.* 2001;286(7):821-830.
10. Carson JL, Strom BL, Soper KA, West SL, Morse ML. The association of nonsteroidal anti-inflammatory drugs with upper gastrointestinal tract bleeding. *Arch Intern Med.* 1987;147(1):85-88.
11. Walter SD. Determination of significant relative risks and optimal sampling procedures in prospective and retrospective comparative studies of various sizes. *Am J Epidemiol.* 1977;105(4):387-397.
12. Leufkens HG, Urquhart J, Stricker BH, Bakker A, Petri H. Channelling of controlled release formulation of ketoprofen (Oscorel) in patients with history of gastrointestinal problems. *J Epidemiol Community Health.* 1992;46(4):428-432.
13. Joseph KS. The evolution of clinical practice and time trends in drug effects. *J Clin Epidemiol.* 1994;47(6):593-598.
14. Ray WA, Griffin MR, Downey W. Benzodiazepines of long and short elimination half-life and the risk of hip fracture. *JAMA.* 1989;262(23):3303-3307.
15. Jollis JG, Ancukiewicz M, DeLong ER, Pryor DB, Muhlbaier LH, Mark DB. Discordance of databases designed for claims payment versus clinical information systems: implications for outcomes research. *Ann Intern Med.* 1993;119(8):844-850.
16. Hiatt RA, Fireman B. The possible effect of increased surveillance on the incidence of malignant melanoma. *Prev Med.* 1986;15(6):652-660.
17. Kristensen P, Irgens LM, Daltveit AK, Andersen A. Perinatal outcome among children of men exposed to lead and organic solvents in the printing industry. *Am J Epidemiol.* 1993;37(2):134-144.
18. Dement JM, Harris RL Jr, Symons MJ, Shy CM. Exposures and mortality among chrysotile asbestos workers, part II: mortality. *Am J Ind Med.* 1983;4(3):421-433.

19. Herbst AL, Ulfelder H, Poskanzer DC. Adenocarcinoma of the vagina: association of maternal stilbestrol therapy with tumor appearance in young women. *N Engl J Med.* 1971;284(15):878-881.
20. Spitzer WO, Suissa S, Ernst P, et al. The use of beta-agonists and the risk of death and near death from asthma. *N Engl J Med.* 1992;326(8):501-506.
21. Ray WA, Griffin MR, Schaffner W, Baugh DK, Melton LJ 3rd. Psychotropic drug use and the risk of hip fracture. *N Engl J Med.* 1987;316(7):363-369.
22. Redelmeier DA, Tibshirani RJ. Association between cellular-telephone calls and motor vehicle collisions. *N Engl J Med.* 1997;336(7):453-458.
23. MacMahon B, Yen S, Trichopoulos D, Warren K, Nardi G. Coffee and cancer of the pancreas. *N Engl J Med.* 1981;304(11):630-633.
24. Baghurst PA, McMichael AJ, Slavotinek AH, Baghurst KI, Boyle P, Walker AM. A case-control study of diet and cancer of the pancreas. *Am J Epidemiol.* 1991;134(2):167-179.
25. Lenz W. Epidemiology of congenital malformations. *Ann N Y Acad Sci.* 1965;123:228-236.
26. Soverchia G, Perri PF. 2 Cases of malformations of a limb in infants of mothers treated with an antiemetic in a very early phase of pregnancy. *Pediatr Med Chir.* 1981;3(1):97-99.
27. Holmes LB. Teratogen update: Bendectin. *Teratology.* 1983;27(2):277-281.
28. Centers for Disease Control and Prevention. Intussusception among recipients of rotavirus vaccine—United States, 1998-1999. *Morb Mortal Wkly Rep CDC Surveill Summ.* 1999;48(27):577-581.
29. Murphy TV, Gargiullo PM, Massoudi MS, et al. Intussusception among infants given an oral rotavirus vaccine. *N Engl J Med.* 2001;344(8):564-572.
30. Kellermann AL, Rivara FP, Rushforth NB, et al. Gun ownership as a risk factor for homicide in the home. *N Engl J Med.* 1993;329(15):1084-1091.
31. Papanikolaou PN, Christidi GD, Ioannidis JP. Comparison of evidence on harms of medical interventions in randomized and nonrandomized studies. *CMAJ.* 2006;174(5):635-641.
32. Browner WS, Li J, Mangano DT. In-hospital and long-term mortality in male veterans following noncardiac surgery: the Study of Perioperative Ischemia Research Group. *JAMA.* 1992;268(2):228-232.
33. Doll R, Hill AB. Mortality in relation to smoking: ten years' observations of British doctors. *BMJ.* 1964;1(5395):1399-1410.
34. Echt DS, Liebson PR, Mitchell LB, et al. Mortality and morbidity in patients receiving encainide, flecainide, or placebo: the Cardiac Arrhythmia Suppression Trial. *N Engl J Med.* 1991;324(12):781-788.
35. Soumerai SB, Ross-Degnan D, Kahn JS. Effects of professional and media warnings about the association between aspirin use in children and Reye's syndrome. *Milbank Q.* 1992;70(1):155-182.

10

O processo de diagnóstico

W. Scott Richardson e Mark C. Wilson

Neste capítulo:

- Cenário clínico
- Duas abordagens complementares ao diagnóstico
- Conjuntos de achados definem problemas clínicos
- Os médicos selecionam uma pequena lista de possibilidades diagnósticas
- Estimar a probabilidade pré-teste facilita o processo diagnóstico
- Novas informações geram probabilidades pós-teste
- A relação entre probabilidades pós-teste e probabilidades de limiar determina a ação clínica
- Conclusão

CENÁRIO CLÍNICO

Considere as seguintes situações diagnósticas:

1. Uma mulher com 43 anos de idade consulta com um aglomerado de vesículas doloridas agrupadas no dermátomo T3 do lado esquerdo do tórax, que você reconhece como reativação de herpes-zóster.
2. Um homem com 78 anos de idade retorna ao consultório para acompanhamento de hipertensão. Perdeu 10 kg desde sua última consulta, 4 meses atrás. Ele descreve um apetite reduzido, mas não existem outros sintomas localizados. Você recorda que a esposa dele morreu há 1 ano e pensa em depressão como uma possível explicação, ainda que sua idade e história de exposição (p. ex., tabagismo) sugiram outras possibilidades.

DUAS ABORDAGENS COMPLEMENTARES AO DIAGNÓSTICO

A abordagem probabilística para diagnóstico clínico que utilize *evidências* de pesquisa clínica – foco deste capítulo – complementa o reconhecimento de padrão que os médicos especializados usam como uma ferramenta poderosa (ver Fig. 10.1).[1-8] O primeiro caso no cenário de abertura ilustra quão rapidamente esse reconhecimento pode ocorrer.

Para circunstâncias mais desafiadoras ou menos familiares, em que o reconhecimento de padrão falhar, os médicos podem usar um modo probabilístico de pensamento diagnóstico. Aqui, eles geram uma lista de diagnósticos potenciais, estimam a *probabilidade* associada a cada um e conduzem as investigações, cujos resultados aumentam ou diminuem as probabilidades, até que acreditem ter encontrado a resposta.[9-14] O segundo cenário de caso ilustra uma situação em que o médico precisa da abordagem probabilística para um diagnóstico preciso.

Aplicar o modo probabilístico requer conhecimento de anatomia, fisiopatologia e taxonomia das doenças humanas.[11,12,14] Evidências de pesquisa clínica representam outra forma de conhecimento necessário para um raciocínio diagnóstico ótimo.[15-17] O

Reconhecimento de padrão	Raciocínio diagnóstico probabilístico
Veja e reconheça o distúrbio	Avaliação clínica gera probabilidade pré-teste
↓	↓
Compare a probabilidade pós-teste com limiares	Novas informações geram probabilidade pós-teste
(geralmente o reconhecimento de padrão implica probabilidade próxima de 100% e assim acima do limiar)	(pode ser interativo) ↓ Compare a probabilidade pós-teste com limiares

FIGURA 10.1 Reconhecimento de padrão *versus* raciocínio diagnóstico probabilístico.

restante deste capítulo descreverá como as evidências de pesquisa clínica podem facilitar o modo probabilístico de diagnóstico.

CONJUNTOS DE ACHADOS DEFINEM PROBLEMAS CLÍNICOS

Usando o modo probabilístico, os médicos começam com a entrevista e o teste físico, que usam para identificar achados individuais como pistas potenciais. Por exemplo, no segundo cenário, o médico observou uma perda de peso de 10 kg em 4 meses que está associada com anorexia, mas sem sintomas localizados. Médicos experientes frequentemente agrupam os achados em aglomerados significativos, resumidos em sentenças breves sobre o sintoma, localização no corpo ou sistema de órgãos envolvidos, como "perda involuntária de peso com anorexia". Esses aglomerados, muitas vezes denominados problemas clínicos, representam o ponto de partida para a abordagem probabilística ao diagnóstico diferencial.[11,18]

OS MÉDICOS SELECIONAM UMA PEQUENA LISTA DE POSSIBILIDADES DIAGNÓSTICAS

Ao considerar o diagnóstico diferencial de um paciente, os médicos devem decidir quais distúrbios procurar. Se eles consideraram todas as causas conhecidas como igualmente prováveis e testaram todas elas simultaneamente (a lista "possibilística"), resultaria uma testagem desnecessária. Em vez disso, os médicos experientes são seletivos, considerando primeiro aqueles distúrbios mais prováveis (uma lista probabilística), mais graves se deixados sem diagnóstico e sem tratamento (uma lista prognóstica) ou mais responsivos ao tratamento (uma lista pragmática). Selecionar sabiamente um diagnóstico diferencial priorizado de um paciente envolve essas três considerações (probabilística, prognóstica e pragmática).

Pode-se chamar a melhor explicação isolada para o problema do paciente como a hipótese principal ou o diagnóstico de trabalho. No segundo cenário, o médico suspeitava de depressão como a causa mais provável da anorexia e perda de peso do paciente. Pode valer a pena levar em consideração alguns (normalmente um a cinco) outros diagnósticos na avaliação inicial devido à sua probabilidade, gravidade se não diagnosticados e não tratados ou responsividade ao tratamento. No caso de perda inexplicada de peso, a idade do homem levanta o espectro de neoplasia e, particularmente, seu tabagismo passado sugere a possibilidade de câncer de pulmão.

Causas adicionais do problema podem ser muito improváveis de considerar na avaliação diagnóstica inicial, mas podem aparecer posteriormente se as hipóteses iniciais forem refutadas. A maioria dos médicos, ao pensar em um homem com 78 anos de idade com perda de peso, não selecionaria uma doença que causasse má absorção como seu diagnóstico diferencial inicial, mas pode retornar a essa hipótese se a investigação excluir depressão e câncer ao final.

ESTIMAR A PROBABILIDADE PRÉ-TESTE FACILITA O PROCESSO DIAGNÓSTICO

Tendo montado uma curta lista de distúrbios-alvo plausíveis a serem investigados – o diagnóstico diferencial para esse paciente – os médicos organizam/ordenam esses problemas. A abordagem probabilística ao diagnóstico estimula os médicos a estimarem a probabilidade de cada problema-alvo na lista breve, a *probabilidade pré-teste* (Fig. 10.1).[18,19] A soma das probabilidades para todos os diagnósticos candidatos deveria ser igual a 1.

Como o médico pode estimar as probabilidades pré-teste? Um método é implícito: baseando-se em lembranças de casos anteriores com o(s) mesmo(s) problema(s) clínico(s) e usando a frequência de distúrbios encontrados naqueles pacientes anteriores para orientar as estimativas de probabilidade pré-teste para o paciente atual. Frequentemente, contudo, a memória é imperfeita e somos excessivamente influenciados por experiências vívidas ou recentes e por inferências anteriores e colocamos peso insuficiente sobre novas evidências. Além disso, nossa experiência com determinado problema clínico pode ser limitada. Todos esses fatores deixam as probabilidades resultantes da intuição dos médicos sujeitas ao *viés* e ao *erro aleatório*.[20-22]

Uma abordagem complementar utiliza evidências de pesquisa para orientar estimativas de probabilidades pré-teste. Em um tipo de pesquisa relevante, pacientes com o mesmo problema clínico passam por avaliação diagnóstica, resultando em um conjunto de frequências dos diagnósticos subjacentes feitos, que os médicos podem utilizar para estimar a probabilidade pré-teste inicial (ver Cap. 11, Diagnóstico diferencial). Uma segunda categoria de pesquisa relevante gera regras de decisão clínica ou regras de predição. Pacientes com um problema clínico definido passam por avaliação diagnóstica, e os investigadores usam métodos estatísticos para identificar aspectos clínicos e diagnósticos dos testes que segregam pacientes em subgrupos com diferentes probabilidades de um problema-alvo.

NOVAS INFORMAÇÕES GERAM PROBABILIDADES PÓS-TESTE

O diagnóstico clínico é um processo dinâmico. Quando novas informações chegam, a probabilidade de um problema ou diagnóstico-alvo pode aumentar ou diminuir. Por exemplo, no homem mais velho com perda involuntária de peso, a presença de um recente evento importante na vida (a morte de sua esposa) levanta a probabilidade de que a depressão seja a causa, enquanto a ausência de sintomas localizados no intestino diminui a probabilidade de um distúrbio intestinal. As *razões de probabilidade* captam a extensão em que novas peças de informação reconsideram as probabilidades (ver Cap. 12, Testes diagnósticos).

Embora as estimativas intuitivas baseadas na experiência possam, às vezes, servir bem para que os médicos interpretem resultados de testes, a confiança no grau com que um resultado aumentou ou diminuiu as probabilidades exige pesquisa sistemática. Essa pesquisa pode assumir várias formas, mais notavelmente *estudos primários* individuais sobre precisão de teste (ver Cap. 12, Testes diagnósticos) e *revisões sistemáticas* desses estudos de precisão de testes (ver Cap. 14, Sumarizando as evidências). Quando os resultados de pesquisa forem avaliados em relação à validade e à aplicabilidade, o poder discriminatório dos achados ou resultados dos testes pode ser coletado em recursos de referência úteis para cada disciplina clínica.[23,24]

A RELAÇÃO ENTRE PROBABILIDADES PÓS-TESTE E PROBABILIDADES DE LIMIAR DETERMINA A AÇÃO CLÍNICA

Depois que o resultado do teste gera a probabilidade pós-teste, pode-se comparar essa nova probabilidade com dois limiares (Fig. 10.2).[25-27] Se a probabilidade pós-teste for igual a 1, o diagnóstico estaria absolutamente certo. Com pouca certeza, quando a probabilidade pós-teste se aproxima de 1, o diagnóstico fica mais e mais provável e alcança um limiar de probabilidade acima do qual o médico

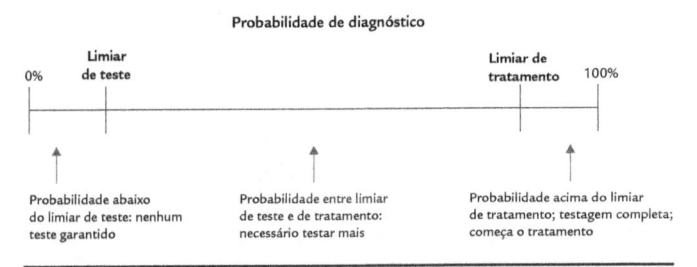

FIGURA 10.2 Limiares de teste e de tratamento no processo diagnóstico.

recomendaria começar o tratamento para o distúrbio (o *limiar de tratamento*) (Fig. 10.2). Esses limiares se aplicam tanto ao reconhecimento de padrão como ao raciocínio probabilístico ou *raciocínio diagnóstico bayesiano* (Fig. 10.1). Por exemplo, considere o primeiro cenário, a paciente que consulta com uma erupção dolorosa de vesículas agrupadas na distribuição de um único dermátomo. Em um instante, um médico experiente faria um diagnóstico de herpes-zóster e pensaria em oferecer tratamento à paciente. Em outras palavras, a probabilidade de herpes-zóster é tão alta (próxima de 1,0 ou 100%) que está acima de um limiar (o limiar de tratamento) no qual não há necessidade de nenhum teste adicional.

Alternativamente, se a probabilidade pós-teste se igualasse a 0, o diagnóstico seria refutado. Sem essa certeza, quando a probabilidade pós-teste se aproxima de 0, o diagnóstico é cada vez menos provável, até que um limiar de probabilidade seja alcançado, abaixo do qual o médico consideraria o diagnóstico excluído (o limiar de teste).[25] Entre os limiares de teste e tratamento existem probabilidades intermediárias que demandam mais testes. Por exemplo, pense em um atleta anteriormente saudável que consulte com dor na lateral da caixa torácica após ser acidentalmente atingido por um lançamento errático de beisebol. Novamente, um médico experiente reconheceria o problema clínico (dor pós-traumática na lateral do peito), identificaria uma hipótese principal (contusão na costela) e uma alternativa ativa (fratura da costela) e planejaria um teste (radiografia) para investigar esta última. Se questionado, o médico também poderia listar distúrbios improváveis demais para serem considerados (como infarto do miocárdio). Em outras palavras, apesar de não tão provável quanto uma contusão de costela, a probabilidade de uma fratura de costela está acima de um limiar para teste, enquanto a probabilidade de infarto de miocárdio está abaixo do limiar de teste.

O que determina esses limiares de teste e tratamento? São uma função das propriedades do teste, o prognóstico de doença e a natureza do tratamento. Para o limiar do teste, quanto mais segura e menos cara for a estratégia, mais severo será o problema se for deixado sem diagnóstico; quanto mais efetivo e seguro for o tratamento disponível, mais em baixo colocaríamos o limiar de teste. Contudo, quanto menos segura ou mais cara for a estratégia, menos severo será o problema se não for diagnosticado, e quanto menos seguros estivermos sobre a efetividade e a segurança do tratamento, mais acima colocaríamos o limiar de teste.

Pense, por exemplo, em solicitar troponina para suspeita de síndrome coronariana aguda. O problema, se presente, pode levar a consequências graves (como arritmias fatais) e o teste não é caro nem invasivo. Esse é o motivo por que se vê médicos de serviços de emergência solicitando o teste para pacientes mesmo com uma probabilidade muito baixa de síndrome coronariana aguda; eles definiram um limiar diagnóstico muito baixo. Compare isso com uma angiografia pulmonar para suspeita de embolia pulmonar. Apesar de esse problema ser grave, o teste é invasivo e pode ser complicado. Como resultado, se depois de testes como ultrassonografia de compressão com *Doppler* e tomografia de ventilação/perfusão ou tomografia computadorizada helicoidal forem deixados com uma baixa probabilidade de embolia pulmonar, os médicos podem escolher monitorar de perto. O limiar de teste é mais alto devido à invasividade e aos riscos do teste.

Para o limiar de tratamento, quanto mais seguro e menos caro for nosso próximo teste, mais benigno será o prognóstico da doença, e quanto mais altos forem os custos ou maiores os efeitos adversos das opções de tratamento, mais acima colocaríamos o limiar, exigindo maior certeza diagnóstica antes de expor nossos pacientes ao tratamento. Entretanto, quanto mais invasivo e menos seguro for o próximo teste necessário, mais ameaçador será o prognóstico, e quanto mais seguro e menos caro for o tratamento proposto, mais abaixo colocaríamos o limiar do tratamento, já que continuar com o tratamento poderia ser preferível à crescente certeza diagnóstica. Por exemplo, pense em pacientes consultando com suspeita de tumor maligno. Em geral, os médicos estão prontos a submetê-los a testes diagnósticos invasivos associados a possíveis complicações graves antes de tratar. A razão é que o tratamento – cirurgia, radiação ou quimioterapia – está em si associado à morbidade ou mesmo à mortalidade. Assim, os médicos definem o limiar de tratamento muito alto.

Compare isso com um paciente consultando com sintomas de azia e refluxo ácido. Mesmo se os sintomas forem atípicos, os médicos podem estar prontos a prescrever um inibidor de bomba de próton para alívio de sintomas em vez de submeter o paciente à endoscopia. O limiar de tratamento mais baixo é uma função da natureza relativamente benigna do tratamento em relação à invasividade do próximo teste.

CONCLUSÃO

Neste capítulo, delineamos a tradição probabilística do raciocínio diagnóstico e identificamos como diferentes tipos de evidências de pesquisa clínica podem apoiar nossas decisões e ações diagnósticas. O próximo capítulo destaca aspectos particulares do processo diagnóstico.

Referências

1. Elstein AS, Shulman L, Sprafka S. *Medical Problem Solving: An Analysis of Clinical Reasoning.* Cambridge, MA: Harvard University Press; 1978.
2. Schmidt HG, Norman GR, Boshuizen HP. A cognitive perspective on medical expertise: theory and implication. *Acad Med.* 1990;65(10):611-621.
3. Regehr G, Norman GR. Issues in cognitive psychology: implications for professional education. *Acad Med.* 1996;71(10 suppl):988-1001.
4. Redelmeier DA, Ferris LE, Tu JV, Hux JE, Schull MJ. Problems for clinical judgment: introducing cognitive psychology as one more basic science. *CMAJ.* 2001;164(3):358-360.
5. Eva KW. What every teacher needs to know about clinical reasoning. *Med Educ.* 2004;39(1):98-106.
6. Norman G. Research in clinical reasoning: past history and current trends. *Med Educ.* 2005;39(4):418-427.
7. Norman GR, Brooks LR. The non-analytical basis of clinical reasoning. *Adv Health Sci Educ.* 1997;2(2):173-184.
8. Norman GR. The epistemology of clinical reasoning: perspectives from philosophy, psychology, and neuroscience. *Acad Med.* 2000;75(10 suppl):S127-S135.
9. Barrows HS, Pickell GC. *Developing Clinical Problem Solving Skills: A Guide to More Effective Diagnosis and Treatment.* New York, NY: WW Norton; 1991.
10. Kassirer JP, Kopelman RI. *Learning Clinical Reasoning.* Baltimore, MD: Williams & Wilkins; 1991.
11. Barondess JA, Carpenter CCJ, eds. *Differential Diagnosis.* Philadelphia, PA: Lea & Febiger; 1994.
12. Bordage G. Elaborated knowledge: a key to successful diagnostic thinking. *Acad Med.* 1994;69(11):883-885.
13. Glass RD. *Diagnosis: A Brief Introduction.* Melbourne, Australia: Oxford University Press; 1996.

14. Cox K. *Doctor and Patient: Exploring Clinical Thinking.* Sydney, Australia: UNSW Press; 1999.
15. Kassirer JP. Diagnostic reasoning. *Ann Intern Med.* 1989;110(11):893-900.
16. Richardson WS. Integrating evidence into clinical diagnosis. In: Montori VM, ed. *Evidence-Based Endocrinology.* Totowa, NJ: Humana Press; 2006:69-89.
17. Richardson WS. We should overcome the barriers to evidence-based clinical diagnosis. *J Clin Epidemiol.* 2007;60(3):217-227.
18. Richardson WS, Wilson MC, Guyatt GH, Cook DJ, Nishikawa J; Evidence-Based Medicine Working Group. Users' guides to the medical literature, XV: how to use an article about disease probability for differential diagnosis. *JAMA.* 1999; 281(13):1214-1219.
19. Sox HC Jr, Blatt MA, Higgins MC, Marton KI, eds. *Medical Decision Making.* Boston, MA: Butterworth-Heinemann; 1988.
20. Richardson WS. Where do pretest probabilities come from [editorial, EBM Note]? *Evidence Based Med.* 1999;4:68-69.
21. Richardson WS, Glasziou P, Polashenski WA, Wilson MC. A new arrival—evidence about differential diagnosis [editorial]. *ACP J Club.* 2000;133(3):A11-A12.
22. Richardson WS. Five uneasy pieces about pre-test probability [editorial]. *J Gen Intern Med.* 2002;17(11):882-883.
23. Fletcher RH, Fletcher SW. *Clinical Epidemiology: The Essentials.* 4th ed. Baltimore, MD: Lippincott Williams & Wilkins; 2005.
24. Straus SE, Richardson WS, Glasziou P, Haynes RB, eds. *Evidence-Based Medicine: How to Practice and Teach EBM.* 3rd ed. Edinburgh, Scotland: Churchill-Livingstone; 2005.
25. Pauker SG, Kassirer JP. The threshold approach to clinical decision making. *N Engl J Med.* 1980;302(20):1109-1117.
26. Gross R. *Making Medical Decisions: An Approach to Clinical Decision Making for Practicing Physicians.* Philadelphia, PA: ACP Publications; 1999.
27. Hunink M, Glasziou P, eds. *Decision Making in Health and Medicine: Integrating Evidence and Values.* Cambridge, England: Cambridge University Press; 2001.

11

Diagnóstico diferencial

W. Scott Richardson, Mark C. Wilson
e Thomas G. McGinn

Neste capítulo:

- Cenário clínico

    Homem com 76 anos de idade com perda de peso: quais distúrbios deveriam ser procurados e quais são suas probabilidades pré-teste?

- Encontrando as evidências
- Os resultados são válidos?

    Os pacientes do estudo representavam o espectro completo daqueles com este problema clínico?

    A avaliação diagnóstica foi definitiva?

- Quais são os resultados?

    Quais eram os diagnósticos e suas probabilidades?

    Qual a precisão das estimativas de probabilidade de doença?

- Como posso aplicar os resultados à atenção ao paciente?

    Os pacientes do estudo e o ambiente clínico são similares aos meus?

    É improvável que as possibilidades ou probabilidades de doença tenham mudado desde que as evidências foram coletadas?

- Resolução clínica

CENÁRIO CLÍNICO

Homem com 76 anos de idade com perda de peso: quais distúrbios deveriam ser procurados e quais são suas probabilidades pré-teste?

Você está tratando um homem de 76 anos de idade devido a uma perda de peso involuntária de 10 kg em 6 meses. Na consulta de rotina de hoje para acompanhamento de sua hipertensão de longa duração, ele ficou surpreso ao ouvir que seu peso diminuiu desde a última consulta. Ele relata estar comendo menos, com pouco apetite, mas sem sintomas relacionados à alimentação. Toma um diurético para sua hipertensão, sem nenhuma mudança na dose há mais de 1 ano, e usa acetaminofen para dores e rigidez ocasional no joelho. Parou de fumar há 11 anos e parou de ingerir álcool quatro décadas atrás. O exame físico mostra que está extremamente magro, porém não fornece nenhuma indicação localizada. Os resultados do exame de sangue e urina estão normais.

Você revisa a longa lista de possíveis causas de perda involuntária de peso, embora imagine que uma busca exaustiva de todas as possibilidades de uma vez não pareça sensata. Em vez disso, você quer mais informações sobre quais causas de perda involuntária de peso é comum selecionar, quais distúrbios pesquisar e estimar as probabilidades pré-teste para esses problemas.

ENCONTRANDO AS EVIDÊNCIAS

Você começa elaborando sua lacuna de conhecimento com uma pergunta: em adultos apresentando perda involuntária de peso que passam por uma avaliação diagnóstica, qual a frequência das categorias importantes de doença subjacente como neoplasias, problemas gastrintestinais e distúrbios psiquiátricos? Ao sentar-se em frente ao computador para procurar uma resposta, você observa seus arquivos que armazenam sua coleção de artigos impressos. Rapidamente, você abre o arquivo para perda involuntária de peso e encontra um artigo sobre a frequência de doenças em pacientes com perda involuntária de peso que foi publicado mais de 25 anos atrás.[1] Esperando encontrar evidências mais recentes, acessa o Pub-

Med e localiza essa citação mais antiga na base de dados. Ao clicar no *link* "Related Articles" são exibidas 102 citações; dentre elas, a segunda listagem nova de Hernandez e colaboradores[2], publicada em 2003, parece promissora porque também aborda explicitamente a frequência de distúrbios subjacentes em pacientes com perda de peso.[2] Seguindo a lista, você descobre um recente artigo descritivo de revisão sobre perda de peso não intencional,[3] que cita o artigo de Hernandez e colaboradores[2] como o estudo mais recente de causas de perda de peso. Ao clicar duas vezes, você examina o capítulo sobre perda de peso em um texto eletrônico e descobre que nenhum estudo mais recente é mencionado. Com alguma confiança de que encontrou as evidências mais atuais, você recupera o texto completo para avaliá-lo criticamente.

UTILIZANDO AS *DIRETRIZES*

A Tabela 11.1 resume as orientações para um artigo sobre as probabilidades de doença para diagnóstico diferencial.

TABELA 11.1 Diretrizes para uso da literatura médica para artigos sobre probabilidade de doenças em diagnóstico diferencial

Os resultados são válidos?
  Os pacientes do estudo representavam o espectro completo daqueles com este problema clínico?
  A avaliação diagnóstica foi definitiva?

Quais são os resultados?
  Quais eram os diagnósticos e suas probabilidades?
  Qual a precisão das estimativas de probabilidade de doença?

Como posso aplicar os resultados à atenção ao paciente?
  Os pacientes do estudo e o ambiente clínico são similares aos meus?
  É improvável que as possibilidades ou probabilidades de doença tenham mudado desde que as evidências foram coletadas?

OS RESULTADOS SÃO VÁLIDOS?

Os pacientes do estudo representavam o espectro completo daqueles com este problema clínico?

Os pacientes de um estudo são retirados ou amostrados de uma população-alvo subjacente de pessoas que procuram atendimento para um problema clínico sendo investigado. Idealmente, essa amostra espelha a população-alvo de todas as maneiras importantes, de modo que a frequência de doenças subjacentes descoberta na amostra reflita a frequência na população como um todo. Uma amostra de pacientes que espelhe a população-alvo é denominada "representativa". Quanto mais representativa for a amostra, mais precisas serão as probabilidades de doença resultantes. Como é demonstrado na Tabela 11.2, sugerimos quatro maneiras para examinar quanto os pacientes do estudo representam toda a população-alvo.

Primeiro, encontre a definição dos investigadores para o problema clínico apresentado, pois isso determina a população-alvo a partir da qual os pacientes do estudo serão retirados. Por exemplo, para um estudo de desconforto no peito, você desejaria descobrir se a definição dos investigadores incluía pacientes com desconforto no peito que negam ter dor (como fazem muitos pacientes com angina), se "peito" significa somente o tórax anterior (*versus* posterior também) e se pacientes com trauma recente óbvio são excluídos. Além disso, os investigadores podem especificar o nível de atenção

TABELA 11.2 Garantindo uma amostra de pacientes representativa

---
Os investigadores definiram claramente o problema clínico?
Os pacientes do estudo foram coletados de todos os ambientes clínicos relevantes?
Os pacientes do estudo foram consecutivamente recrutados dos ambientes clínicos?
Os pacientes do estudo apresentavam o espectro clínico completo desse problema atual?

ou quantidade de avaliações prévias; por exemplo, "fadiga em atenção primária",[4] ou "encaminhado por tosse persistente não explicada".[5] Outras definições representariam diferentes populações-alvo que resultariam em diferentes probabilidades de doença. Uma definição detalhada e específica do problema clínico permite que você reconheça claramente a população-alvo com a qual comparará a amostra de pacientes montada para o estudo. Quanto menos clara for a definição, menos certeza você terá acerca da população pretendida e menos confiante estará ao julgar se a amostra de pacientes representa bem ou não o todo e a validade das probabilidades de doença resultantes.

Segundo, examine os ambientes dos quais os pacientes são recrutados. Pacientes com o mesmo problema clínico poderiam se apresentar em qualquer um dos diferentes estabelecimentos clínicos, sejam consultórios de atenção primária, serviços de emergência ou clínicas de atendimento especializado. A escolha de onde buscar atendimento pode envolver diversos fatores, incluindo a severidade da doença, a disponibilidade de estabelecimentos diversos, os hábitos de encaminhamento do médico de alguém ou as preferências do paciente. Essas influências significam que os diferentes estabelecimentos clínicos atenderão grupos de pacientes com frequências diferentes de doença. Tipicamente, os pacientes em estabelecimentos de atenção secundária ou terciária têm proporções mais altas de doenças mais graves ou menos comuns do que pacientes tratados em estabelecimentos de atenção primária. Por exemplo, em um estudo de pacientes consultando por dor no peito, uma proporção mais alta de pacientes de consultório especializado tinha doença arterial coronariana do que os pacientes de consultório de atenção primária, mesmo entre pessoas com história clínica similar.[6]

Os investigadores deveriam evitar restringir o recrutamento a estabelecimentos especializados demais que provavelmente tratam de uma amostra de pacientes não representativa. Por exemplo, para o problema da "fadiga em atenção primária", embora apenas estabelecimentos de atenção primária fossem relevantes, os investigadores idealmente recrutariam de um espectro amplo de estabelecimentos de atenção primária (p. ex., aqueles atendendo pacientes de diferentes *status* socioeconômicos). Em geral, quanto menos locais relevantes usados para recrutamento de pacientes, maior é o risco de que o estabelecimento seja especializado demais ou não representativo.

Terceiro, observe os métodos dos investigadores para identificação de pacientes em cada local e qual o grau de cuidado para evitar a perda de pacientes. Idealmente, recrutaria-se uma amostra consecutiva de todos os pacientes que procuram atendimento nos locais do estudo para o problema clínico durante um período especificado. Se os pacientes não são incluídos consecutivamente, então pode haver uma inclusão desigual de pacientes com distúrbios subjacentes diferentes, o que reduziria a representatividade da amostra e a confiança na validade das probabilidades resultantes de doença.

Quarto, examine o espectro de severidade e aspectos clínicos exibidos pelos pacientes na amostra do estudo. Estão incluídos pacientes com sintomas leves, moderados e severamente sintomáticos? Todas as variações importantes do problema clínico são encontradas na amostra? Por exemplo, para um estudo de desconforto no peito, você gostaria de determinar se pacientes com desconforto de qualquer grau de severidade foram incluídos e se foram incluídos pacientes independentemente de terem tido ou não sintomas importantes associados como dispneia, diaforese ou dor em radiação. Quanto mais completo for o espectro clínico de pacientes na amostra, mais representativa deveria ser a amostra da população-alvo. Inversamente, quanto mais estreito for o espectro clínico, menos representativa seria a amostra e menos confiança você teria na validade das probabilidades resultantes de doença.

UTILIZANDO AS *DIRETRIZES*

Hernandez e colaboradores[2] definiram o problema clínico para seu estudo como "perda involuntária de peso isolada", significando uma perda verificada, não intencional, de mais de 5% do peso corporal durante 6 meses, ocorrida sem sinais ou sintomas localizadores e sem nenhum diagnóstico feito no exame inicial. De janeiro de 1991 até dezembro de 1996, havia 1.211 pacientes encaminhados consecutivamente de uma área geográfica definida para seus ambulatórios gerais de medicina interna com e sem internação devido à perda involuntária de peso, dos quais 306 responderam à definição de "isolada". Estão incluídos homens e mulheres com idade variando de 15 a 97 anos. A raça, a cultura e o *status* socioeconômico das amostras de pacientes não são descritos. Pacientes seriam excluídos de uma amostra se tivessem perdido menos de 5 kg, se tivessem um diagnóstico prévio que pudesse explicar a perda involuntária de peso, se a avaliação inicial identificasse a causa (p. ex., uso de diurético nos últimos 3 meses) ou se a perda de peso foi intencional. Assim, a amostra do seu estudo representa muito bem a população-alvo de pacientes que são encaminhados para avaliação por perda involuntária de peso e que são os mais difíceis em termos de diagnóstico, com somente uma modesta restrição do espectro clínico.

A avaliação diagnóstica foi definitiva?

Artigos sobre probabilidade de doença para diagnóstico diferencial oferecerão evidências válidas somente se os investigadores chegarem a diagnósticos finais corretos para os pacientes do estudo. Para julgar a precisão dos diagnósticos finais, você deve examinar a avaliação diagnóstica utilizada para alcançá-los. Quanto mais definitiva for a avaliação diagnóstica, mais provável será que as frequências dos diagnósticos feitos na amostra sejam estimativas precisas das frequências de doença na população-alvo. Como é demonstrado na Tabela 11.3, sugerimos seis maneiras de examinar quão definitiva é a avaliação diagnóstica.

Primeiro, qual a abrangência da avaliação diagnóstica dos investigadores? Idealmente, a avaliação diagnóstica conseguiria

TABELA 11.3 Garantindo uma avaliação diagnóstica definitiva

A avaliação diagnóstica foi suficientemente abrangente?
A avaliação diagnóstica foi consistentemente aplicada a todos os pacientes?
Os critérios para todos os diagnósticos possíveis eram explícitos e confiáveis?
Os rótulos diagnósticos foram atribuídos de forma reproduzível?
Houve poucos pacientes sem diagnóstico?
Para os pacientes não diagnosticados, o acompanhamento foi suficientemente longo e completo?

detectar todas as possíveis causas do problema clínico, se houver alguma presente. De acordo com o razoável, quanto mais abrangente for o conjunto de investigações, menor será a chance de que os investigadores alcancem conclusões inválidas a respeito da frequência da doença. Por exemplo, um estudo retrospectivo de acidente vascular cerebral em 127 pacientes com mudanças no *status* mental não conseguiu incluir uma busca abrangente para todas as causas de delírio e 118 casos permaneceram não explicados.[7] Como os investigadores não descreveram uma busca completa e sistemática para causas de delírio, as probabilidades da doença parecem menos confiáveis.

Segundo, examine o grau de consistência com que a avaliação diagnóstica foi realizada nos pacientes do estudo. Isso não significa que cada paciente deve passar por todos os exames. Ao contrário, para muitos problemas clínicos, o médico coleta um histórico detalhado e focalizado e realiza um exame físico orientado para o problema dos sistemas de órgãos envolvidos, junto com alguns exames iniciais. A seguir, dependendo das pistas diagnósticas a partir dessas informações, prossegue com mais questões ao longo das múltiplas trajetórias ramificadas possíveis. Idealmente, os investigadores avaliariam todos os pacientes com a mesma abordagem inicial e então seguiriam as pistas resultantes usando trajetórias ramificadas preestabelecidas de exame. Quando um resultado definitivo de exame confirmar um diagnóstico final, é desnecessário realizar mais exames.

Você pode achar relativamente fácil decidir se as doenças dos pacientes foram cuidadosa e consistentemente investigadas se forem avaliadas prospectivamente com uma abordagem diagnóstica predeterminada. Quando os médicos não padronizam sua investigação, fica mais difícil julgar. Por exemplo, em um estudo sobre fatores precipitadores em 101 pacientes com insuficiência cardíaca descompensada, apesar de todos os pacientes passarem por anamnese e exame físico, a falta de padronização de exames subsequentes dificulta julgar a precisão das probabilidades de doença.[8]

Terceiro, examine os conjuntos de critérios para cada distúrbio utilizados ao atribuir os diagnósticos finais dos pacientes. Idealmente, os investigadores desenvolverão ou adaptarão um conjunto de critérios explícitos para cada distúrbio subjacente possível que possa ser diagnosticado e então os aplicarão de forma consistente ao atribuírem um diagnóstico final a cada paciente. Quando possível, esses critérios deveriam incluir não somente os achados necessários para confirmar cada diagnóstico, mas também aqueles achados úteis para rejeitar cada diagnóstico. Por exemplo, os critérios diagnósticos publicados para endocardite infecciosa incluem critérios para confirmar a infecção e critérios para rejeitá-la.[9,10] Assim, os investigadores classificam os pacientes do estudo em grupos diagnósticos que são mutuamente exclusivos, com exceção de pacientes cujos sintomas derivem de mais de um fator etiológico. Como um conjunto de critérios diagnósticos completo, explícito, referenciado e confiável pode ser longo, pode aparecer como um apêndice ao artigo publicado, como no estudo de pacientes com palpitações,[11] ou como um apêndice eletrônico de uma publicação na *web*.

Quando revisar os critérios diagnósticos, tenha em mente que "achado de lesão" necessariamente não é a mesma coisa que "explicação de doença". Em outras palavras, quando utilizarem critérios diagnósticos confiáveis, os investigadores podem descobrir que os pacientes têm dois ou mais distúrbios que poderiam explicar o problema clínico, levantando algumas dúvidas em relação a qual distúrbio é o culpado. Estudos melhores sobre probabilidade de doença incluirão alguma segurança de que os distúrbios encontrados realmente respondiam pelas doenças dos pacientes.

> Por exemplo, em uma sequência de estudos sobre síncope, os investigadores exigiram que os sintomas ocorressem simultaneamente a uma arritmia antes que essa arritmia fosse julgada como sendo a causa.[12] Em um estudo sobre tosse crônica, os investigadores ofereceram terapia específica para a causa e utilizaram respostas positivas a ela para fortalecerem o fato desses distúrbios realmente causarem a tosse crônica.[5]

Quarto, considere se a atribuição dos diagnósticos finais dos pacientes era reproduzível. Assegurar a reprodutibilidade começa com o uso de critérios explícitos e uma avaliação abrangente e consistente, como foi descrito neste capítulo. Além disso, os investigadores podem usar um teste formal de reprodutibilidade como a concordância corrigida para o acaso (Kappa), conforme foi feito em um estudo sobre causas de tontura.[13] Quanto maior é a concordância dos investigadores além do acaso sobre os diagnósticos finais atribuídos aos seus pacientes, maior confiança você pode ter na validade das probabilidades de doença resultantes.

Quinto, observe quantos pacientes continuam sem diagnóstico apesar da avaliação do estudo. Idealmente, uma avaliação diagnóstica abrangente não deixaria nenhuma doença do paciente sem explicação, embora mesmo a melhor avaliação possa falhar nessa meta. Quanto mais alta é a proporção de pacientes não diagnosticados, maior é a chance de erro nas estimativas de probabilidade de doença.

Por exemplo, em um estudo retrospectivo de diversas causas de tontura em 1.194 pacientes em uma clínica de otolaringologia, em torno de 27% continuaram sem diagnóstico.[14] Com mais de um quarto das doenças dos pacientes não explicadas, as frequência de doenças para a amostra total pode ser imprecisa.

Sexto, se a avaliação do estudo deixa alguns pacientes não diagnosticados, observe a duração e a completude de seu acompanhamento, se foram feitos diagnósticos adicionais e se os desfechos clínicos são conhecidos. Quanto mais longo e mais completo é o acompanhamento, maior é nossa confiança na natureza benigna dos problemas em pacientes que continuam sem diagnóstico, ainda que não prejudicados, no fim do estudo. Quanto tempo é suficiente? Nenhuma resposta isolada satisfaria todos os problemas clínicos, mas sugerimos de 1 a 6 meses para sintomas que sejam agudos e autolimitados e de 1 a 5 anos para sintomas cronicamente recorrentes ou progressivos.

UTILIZANDO AS *DIRETRIZES*

Hernandez e colaboradores[2] descreveram o uso consistente de uma avaliação inicial padronizada de história clínica, exame físico, exames de sangue (contagem de células sanguíneas, taxa de sedimentação, química do sangue, eletroforese proteica, níveis de hormônio da tireoide), análise de urina e radiografias (tórax e abdome), depois da qual mais testes foram feitos a critério do médico atendente. O conjunto de critérios diagnósticos para cada distúrbio não é listado. Para o diagnóstico final dos pacientes, os investigadores exigiam não somente encontrar um distúrbio reconhecido na literatura que causasse a perda de peso, mas também uma correlação de perda de peso com o desfecho clínico do distúrbio (recuperação ou progressão). A atribuição dos diagnósticos foi feita independentemente por dois investigadores e as discordâncias (< 5%) foram resolvidas por consenso. Um distúrbio subjacente explicando a perda involuntária de peso foi diagnosticado para 221 (72%) pacientes, então 85 (28%) não foram inicialmente diagnosticados. Durante o acompanhamento e as avaliações repetidas em 3, 6 e 12 meses, 55 desses 85 pacientes foram vistos e foram elaborados diagnósticos para 41, deixando 14 diagnósticos não explicados em 1 ano e 30 pacientes perdidos no acompanhamento. Assim, a avaliação diagnóstica relatada parece muito confiável no geral, embora exista alguma incerteza devido a critérios não especificados e a 10% de perda durante o acompanhamento.

QUAIS SÃO OS RESULTADOS?

Quais eram os diagnósticos e suas probabilidades?

Em muitos estudos de probabilidade de doença, os autores exibem os resultados principais em uma tabela com os diagnósticos feitos, junto com os números e porcentagens de pacientes encontrados com esses distúrbios. Para alguns sintomas, os pacientes podem ter mais de uma doença subjacente coexistindo e, presumivelmente, contribuindo para o problema clínico. Nessas situações, com frequência os autores identificam o diagnóstico principal para os pacientes e tabulam separadamente as causas contribuintes. Alternativamente, os autores podem identificar um grupo separado de etiologia múltipla.

UTILIZANDO AS DIRETRIZES

Hernandez e colaboradores[2] mostram em uma tabela os diagnósticos feitos ao fim do acompanhamento do estudo em 276 de seus 306 pacientes (90%). Por exemplo, foram encontradas neoplasias em 104 (34%) e doenças psiquiátricas em 63 (21%), enquanto não foi identificada nenhuma causa conhecida em 14 (5%).

Qual a precisão das estimativas de probabilidade de doença?

Mesmo quando válidas, as frequências de doença encontradas na amostra do estudo são somente estimativas das verdadeiras probabilidades de doença na população-alvo. Você pode examinar a precisão dessas estimativas com os *intervalos de confiança* (*ICs*) apresentados pelos autores. Se os autores não os fornecem, você pode calculá-los com a seguinte fórmula:

$$IC\ 95\% = P \pm 1,96 \times \sqrt{(P(1-P))/N}$$

onde P é a proporção de pacientes com a etiologia de interesse e N é o número de pacientes na amostra. Essa fórmula fica imprecisa quando o número de casos é de cinco ou menos, estando disponíveis aproximações para essa situação. Por exemplo, considere a categoria de causas psiquiátricas de perda involuntária de peso no estudo de Hernandez e colaboradores.[2] Usando a fórmula apresentada, começaríamos com P = 0,23, (1 – P) = 0,77 e N = 276. Trabalhando com aritmética, encontramos o IC de 0,23 ± 0,049. Assim, embora a proporção medida seja 23%, pode variar entre 18,1 e 27,9%.

Considerar os ICs suficientemente precisos depende de onde a proporção estimada e os ICs recaem em relação ao seu *limiar de teste* ou *tratamento*. Se tanto a proporção estimada e todo o IC de 95% estiverem do mesmo lado de seu limiar, então o resultado é suficientemente preciso para permitir conclusões firmes acerca da probabilidade de doença para uso em planejamento de testes ou tratamentos. Ao contrário, se o limite de confiança em torno da estimativa cruzar seu limiar, o resultado pode não ser suficientemente preciso para conclusões definitivas sobre probabilidades de doença. Um resultado de probabilidade válido, porém impreciso, ainda pode ser usado, mantendo-se em mente a incerteza e o que isso pode significar para teste ou tratamento.

> ### UTILIZANDO AS *DIRETRIZES*
>
> Hernandez e colaboradores[2] não fornecem os ICs de 95% para as probabilidades que encontraram. Como ilustramos, se você estiver preocupado com a proximidade das probabilidades com seus limiares, poderia calcular os ICs de 95%. Nessa situação, mesmo o limite inferior do IC parece alto o suficiente para você procurar uma doença psiquiátrica subjacente como a causa da perda involuntária de peso.

COMO POSSO APLICAR OS RESULTADOS À ATENÇÃO AO PACIENTE?

Os pacientes do estudo e o ambiente clínico são similares aos meus?

Anteriormente, estimulamos que você examinasse como a amostra de pacientes do estudo foi selecionada a partir da população-alvo para julgar a sua representatividade e assim a validade dos resultados. Você deveria agora reexaminar a amostra do estudo para fazer um julgamento diferente – a aplicabilidade a seus pacientes e à sua prática. Tente fazer a seguinte pergunta de duas maneiras diferentes (Os pacientes e o ambiente clínico do estudo são suficientemente similares aos meus para que eu utilize as evidências? Ou, os pacientes e ambientes são tão diferentes dos meus que eu deveria desconsiderar os resultados?) e compare as respostas. Por exemplo, se os pacientes que consultam com um problema específico em seu consultório vêm de áreas onde um dos distúrbios subjacentes seja endêmico, a probabilidade do problema seria muito mais alta do que sua frequência encontrada em um estudo feito em uma área não endêmica, limitando a aplicabilidade dos resultados do estudo à sua prática.

> **UTILIZANDO AS *DIRETRIZES***
>
> Para o homem de 76 anos de idade encaminhado a você para avaliação por perda involuntária de peso, o estabelecimento clínico descrito por Hernandez e colaboradores[2] parece se adequar muito bem. A descrição parcial dos pacientes da amostra soa suficientemente similar a esse homem, em idade e sexo, de modo que, apesar de ainda restar alguma incerteza, provavelmente não há tanta diferença a ponto de as evidências não serem usadas.

É improvável que as possibilidades ou probabilidades de doença tenham mudado desde que as evidências foram coletadas?

À medida que o tempo passa, as evidências sobre a frequência de doenças podem se tornar obsoletas. Antigas doenças podem ser controladas ou, como no caso da varíola, eliminadas.[15] Podem surgir novas doenças ou novas epidemias de doenças. Esses eventos podem alterar tanto a lista de doenças possíveis como a probabilidade de que estudos anteriormente válidos e aplicáveis possam perder sua relevância. Por exemplo, considere quão drasticamente a chegada do vírus da imunodeficiência humana (HIV) transformou as possibilidades e as probabilidades para problemas clínicos como linfadenopatia generalizada, diarreia crônica e perda de peso involuntária.

Mudanças semelhantes podem ocorrer como resultado da evolução em ciências médicas ou saúde pública. Por exemplo, em estudos sobre febre de origem desconhecida, novas tecnologias diagnósticas alteraram substancialmente a proporção de pacientes em que são encontrados tumores malignos ou cuja febre permanece sem explicação.[16-18] Os avanços de tratamentos que melhoram a sobrevida, como a quimioterapia para leucemia infantil, podem trazer mudanças em probabilidade de doença porque o tratamento pode causar complicações como tumores malignos secundários anos depois da cura. Medidas de saúde pública que controlam doenças como a cólera podem alterar a probabilidade de ocorrência das etiologias remanescentes dos problemas clínicos que a doença prevenida teria causado; nesse exemplo, diarreia aguda.

UTILIZANDO AS *DIRETRIZES*

O estudo de Hernandez e colaboradores[2] foi publicado em 2003, sendo o período de estudo entre 1991 e 1997. Nesse caso, você não conhece nenhuma evolução nova que possa mudar as causas ou probabilidades de doença em pacientes com perda involuntária de peso desde que as evidências foram coletadas.

RESOLUÇÃO CLÍNICA

Voltemos ao homem de 76 anos de idade sendo avaliado por perda involuntária de peso. Após uma avaliação inicial que não apresentou indício, o resultado de uma entrevista detalhada traz fortes indicações de um humor depressivo com anorexia e apetite reduzido após o falecimento de sua esposa há 1 ano. Sua hipótese principal é que o distúrbio depressivo maior está causando a perda involuntária de peso de seu paciente, ainda que esse diagnóstico não seja suficientemente certo para cessar a busca de outros problemas. Partindo do estudo de Hernandez e colaboradores[2], você decide incluir em suas alternativas selecionadas neoplasias (comuns, graves e tratáveis) e hipertireoidismo (menos comum, porém grave e tratável) e organiza os exames para excluir esses distúrbios (i.e., essas alternativas estão acima do limiar de teste). Finalmente, dado que poucos dos pacientes do estudo apresentaram síndrome de má absorção, e como seu paciente não apresenta outros aspectos desse distúrbio além de perda involuntária de peso, você o coloca na categoria de "outras hipóteses" (ou seja, abaixo do limiar de teste) e decide postergar o exame para esse problema. Você utiliza as frequências de doença do estudo como estimativas iniciais para probabilidade pré-teste e então eleva a probabilidade de depressão, dadas as pistas, o que diminui as probabilidades para os outros problemas.

Referências

1. Marton KI, Sox HC Jr, Krupp JR. Involuntary weight loss: diagnostic and prognostic significance. *Ann Intern Med.* 1981;95(5):568-574.
2. Hernandez JL, Riancho JA, Matorras P, Gonzalez-Macias J. Clinical evaluation for cancer in patients with involuntary weight loss without specific symptoms. *Am J Med.* 2003;114(8):631-637.
3. Alibhai SMH, Greenwood C, Payette H. An approach to the management of unintentional weight loss in elderly people. *CMAJ.* 2005;172(6):773-780.
4. Elnicki DM, Shockcor WT, Brick JE, Beynon D. Evaluating the complaint of fatigue in primary care: diagnoses and outcomes. *Am J Med.* 1992;93(3):303-306.
5. Pratter MR, Bartter T, Akers S, et al. An algorithmic approach to chronic cough. *Ann Intern Med.* 1993;119(10):977-983.
6. Sox HC, Hickam DH, Marton KI, et al. Using the patient's history to estimate the probability of coronary artery disease: a comparison of primary care and referral practices. *Am J Med.* 1990;89(1):7-14.
7. Benbadis SR, Sila CA, Cristea RL. Mental status changes and stroke. *J Gen Intern Med.* 1994;9(9):485-487.
8. Ghali JK, Kadakia S, Cooper R, Ferlinz J. Precipitating factors leading to decompensation of heart failure: traits among urban blacks. *Arch Intern Med.* 1988;148(9):2013-2016.
9. Von Reyn CF, Levy BS, Arbeit RD, Friedland G, Crumpacker CS. Infective endocarditis: an analysis based on strict case definitions. *Ann Intern Med.* 1981;94(4 pt 1): 505-517.
10. Durack DT, Lukes AS, Bright DK; Duke Endocarditis Service. New criteria for diagnosis of infective endocarditis: utilization of specific echocardiographic findings. *Am J Med.* 1994;96(3):200-209.
11. Weber BE, Kapoor WN. Evaluation and outcomes of patients with palpitations. *Am J Med.* 1996;100:138-148.
12. Kapoor WN. Evaluation and outcome of patients with syncope. *Medicine.* 1990;69:160-175.
13. Kroenke K, Lucas CA, Rosenberg ML, et al. Causes of persistent dizziness: a prospective study of 100 patients in ambulatory care. *Ann Intern Med.* 1992; 117(11):898-904.
14. Katsarkas A. Dizziness in aging—a retrospective study of 1194 cases. *Otolaryngol Head Neck Surg.* 1994;110(3):296-301.
15. Barquet N, Domingo P. Smallpox: the triumph over the most terrible of the ministers of death. *Ann Intern Med.* 1997;127(8 pt 1):635-642.
16. Petersdorf RG, Beeson PB. Fever of unexplained origin: report on 100 cases. *Medicine.* 1961;40:1-30.
17. Larson EB, Featherstone HJ, Petersdorf RG. Fever of undetermined origin: diagnosis and follow up of 105 cases, 1970-1980. *Medicine.* 1982;61(5):269-292.
18. Knockaert DC, Vanneste LJ, Vanneste SB, Bobbaers HJ. Fever of unknown origin in the 1980s: an update of the diagnostic spectrum. *Arch Intern Med.* 1992;152(1):51-55.

12

Testes diagnósticos

Toshi A. Furukawa, Sharon Strauss,
Heiner C. Bucher e Gordon Guyatt

Neste capítulo:

- Introdução
- Cenário clínico

    Como podemos identificar a demência de maneira rápida e precisa?

- Encontrando as evidências
- Os resultados são válidos?

    Os pacientes participantes constituíram dilemas diagnósticos?

    Os investigadores compararam o teste a um padrão de referência apropriado e independente?

    As pessoas que interpretaram o teste e o padrão de referência eram cegas em relação aos outros resultados?

    Os investigadores aplicaram o mesmo padrão de referência a todos os pacientes, independentemente dos resultados do teste em investigação?

- Quais são os resultados?

    Que razões de probabilidade estavam associadas à faixa de resultados de teste possíveis?

    Dicotomizando escores contínuos de teste, sensibilidade e especificidade, e RP+ e RP–

♦ Como posso aplicar os resultados à atenção ao paciente?

A reprodutibilidade do resultado do teste e sua interpretação serão satisfatórias em meu local de trabalho?

Os resultados do estudo são aplicáveis aos meus pacientes?

Os resultados de teste mudarão minha estratégia de manejo de pacientes?

Como resultado do teste, meus pacientes ficarão em melhor situação?

INTRODUÇÃO

Nos dois capítulos anteriores (Cap. 10, O processo de diagnóstico, e Cap. 11, Diagnóstico diferencial), explicamos o processo de diagnóstico, de que maneira resultados de testes diagnósticos impulsionam os clínicos a cruzarem o limiar de teste e o limiar terapêutico e como utilizar estudos para ajudar a obter uma *probabilidade pré-teste* acurada. Neste capítulo, mostraremos como usar um artigo sobre a capacidade de um teste diagnóstico para impulsionar clínicos em direção às *probabilidades pós-teste* extremamente altas (confirmação) e extremamente baixas (exclusão) que procuram.

CENÁRIO CLÍNICO

Como podemos identificar a demência de maneira rápida e precisa?

Você é um médico de atenção primária muito ocupado, e uma grande proporção dos pacientes de sua clínica é composta por idosos. Hoje cedo, você tratou uma senhora de 70 anos que mora sozinha e que até agora vivia bem. Nessa consulta, ela se queixou de um problema antigo, dor articular nos membros inferiores. Durante a consulta, você teve a impressão de que "ela não estava como de costume", embora você tivesse dificuldade para ser mais específico. Respondendo a perguntas sobre memória e funcionamento, ela reconheceu que sua memória não é mais o que costumava ser, mas negou outros problemas. Como você não dispõe de muito tempo, trata da osteoartrite e passa ao próximo paciente.

À noite, você reflete sobre o problema de como fazer uma avaliação rápida de seus pacientes idosos quando a possibilidade de deterioração cognitiva lhe ocorre. O mini-mental State Examination (MMSE), que você conhece, consome muito tempo. Você se pergunta se existe algum instrumento resumido que permita um diagnóstico rápido e razoavelmente acurado de prejuízo cognitivo que lhe auxilie a identificar pacientes que necessitem de investigação mais extensiva.

ENCONTRANDO AS EVIDÊNCIAS

Você formula a questão clínica: em pacientes idosos com suspeita de prejuízo cognitivo, qual é a acurácia de um instrumento breve de triagem para diagnosticar demência (ou para identificar aqueles que precisam de investigação mais extensiva)? Você escolhe "diagnosis" [diagnóstico] e "narrow, specific search" [busca específica, estreita] na página Clinical Queries da PubMed. Com o uso dos termos de busca "dementia AND screen AND brief" [demência E triagem e breve], a busca mostra 48 citações. A limitação a estudos em inglês em seres humanos nos últimos 5 anos diminui a lista para 21. Você examina os resumos, procurando artigos sobre pacientes com suspeita de demência e que informem ter uma acurácia similar à de seu padrão anterior, o MMSE. Um artigo relatando os resultados de um instrumento chamado Six-Item Screener (SIS) atende aos dois critérios.[1] Você obtém a cópia eletrônica do artigo completo e começa a lê-lo, esperando que seus métodos e resultados justifiquem o uso do instrumento em seu consultório.

OS RESULTADOS SÃO VÁLIDOS?

A Tabela 12.1 resume nossas diretrizes para avaliar a validade, examinar os resultados e determinar a aplicabilidade de um estudo sobre a acurácia de um teste diagnóstico.

TABELA 12.1 Diretrizes para uso da literatura médica para artigos sobre interpretação de resultados de testes diagnósticos

Os resultados são válidos?
- Os pacientes participantes constituíram dilemas diagnósticos?
- Os investigadores compararam o teste a um padrão de referência apropriado e independente?
- As pessoas que interpretaram o teste e o padrão de referência eram cegas em relação aos outros resultados?
- Os investigadores aplicaram o mesmo padrão de referência a todos os pacientes, independentemente dos resultados do teste em investigação?

Quais são os resultados?
- Que razões de probabilidade estavam associadas à faixa de resultados de teste possíveis?

Como posso aplicar os resultados à atenção ao paciente?
- A reprodutibilidade do resultado do teste e sua interpretação serão satisfatórias em meu local de trabalho?
- Os resultados do estudo são aplicáveis aos meus pacientes?
- Os resultados de teste mudarão minha estratégia de manejo de pacientes?
- Como resultado do teste, meus pacientes ficarão em melhor situação?

A história do teste de antígeno carcinoembrionário (ACE) em pacientes com câncer colorretal mostra como a escolha do espectro errado de pacientes pode destruir as esperanças projetadas com a introdução de um teste diagnóstico. Um estudo encontrou uma elevação do ACE em 35/36 indivíduos sabidamente com câncer avançado do colo ou reto. Os investigadores encontraram níveis muito mais baixos em indivíduos normais, gestantes ou em pacientes com uma série de outras patologias.[2] Os resultados sugeriam que o ACE poderia ser útil para diagnosticar câncer colorretal ou mesmo para a triagem da doença. Em estudos subsequentes de pacientes em estágios menos avançados de câncer colorretal (portanto, menor severidade da doença) e de pacientes com outras neoplasias ou doenças gastrintestinais (portanto, doenças diferentes, mas passíveis de confusão), a acurácia do teste de ACE como instrumento diagnóstico caiu drasticamente. De forma apropriada, os clínicos abandonaram a medida de ACE, utilizando novos métodos de diagnóstico e rastreamento de câncer.

Os pacientes participantes constituíram dilemas diagnósticos?

Um teste diagnóstico só é útil se distinguir entre danos e doenças que possam de outra forma ser confusos. Embora a maioria dos testes possa diferenciar indivíduos saudáveis daqueles severamente afetados, essa capacidade não nos ajuda na prática clínica. Estudos que se restringem a casos ostensivos *versus* voluntários sadios assintomáticos não são úteis porque, quando o diagnóstico é óbvio, não precisamos de um teste diagnóstico. Somente um estudo muito semelhante à prática clínica e que inclua pacientes com manifestações iniciais, leves, da patologia de interesse pode determinar o valor real de um teste.

Foram feitos três exames empíricos sistemáticos de vieses ligados ao delineamento em estudos de testes diagnósticos. Lijmer e colaboradores[3] e Rutjes e colaboradores[4] coletaram metanálises de testes diagnósticos e examinaram quais aspectos do delineamento de estudo influenciaram o aparente poder diagnóstico dos testes. Whiting e colaboradores[5] sistematicamente coletaram e revisaram *estudos primários* que investigaram os efeitos de vieses em estimativas de desempenho de testes diagnósticos.

Todos os estudos documentaram um grau substancial de viés associado à escolha não representativa de pacientes. A inclusão de pacientes-alvo positivos (com a patologia de interesse – em nosso cenário, pessoas com demência) e de pacientes-alvo negativos (sem a patologia) de populações separadas resulta em superestimativas do poder do teste (*razão de chances diagnósticas relativas* [ORDR], 3,0; *intervalo de confiança* [IC] 95%, 2,0-4,5, e ORDR, 4,9; IC 95%, 0,6-37,3).[3,4] Mesmo se os investigadores incluírem pacientes-alvo positivos e negativos da mesma população, a amostragem não consecutiva de pacientes e a coleta retrospectiva de dados podem aumentar as estimativas de desempenho de testes diagnósticos (ORDR, 1,5; IC 95%, 1,0-2,1, e ORDR, 1,6; IC 95%, 1,1-2,2, respectivamente).[2,3] Classificamos estudos com seleção não representativa de pacientes como tendo viés de espectro. A Tabela 12.2 resume as fontes de viés com suporte empírico em estudos de testes diagnósticos.

Os investigadores compararam o teste a um padrão de referência apropriado e independente?

A acurácia de um teste diagnóstico é melhor determinada por uma comparação com a "verdade". Os leitores devem ter certeza de que os investigadores aplicaram um *padrão de referência, critério padrão* ou *padrão-ouro* apropriado (como biópsia, cirurgia, autópsia ou acompanhamento a longo prazo sem tratamento) a todos os pacientes que fizeram o teste em investigação.

O estudo pode produzir erro se o teste sob avaliação fizer parte do padrão de referência. A incorporação do teste ao padrão de referência provavelmente aumentará a estimativa do poder diagnóstico do teste. Portanto, os clínicos devem insistir na independência como um critério para um padrão de referência satisfatório.

> Por exemplo, considere um estudo que avaliou a utilidade do refluxo abdominojugular para o diagnóstico de insuficiência cardíaca congestiva. O estudo usou critérios clínicos e radiográficos, incluindo o refluxo abdominojugular, como teste de referência.[6] Outro exemplo é o de um estudo avaliando instrumentos de rastreamento para depressão em doentes terminais. Os autores alegaram um desempenho perfeito (sensibilidade = 1,0, especificidade = 1,0) para uma única pergunta (Você está deprimido?) para detectar depressão. Seus critérios diagnósticos incluíam nove questões, uma delas sendo "Você está deprimido?".[7]

Ao ler artigos sobre testes diagnósticos, se você não puder aceitar o padrão de referência (dentro de limites razoáveis, obviamente; afinal, nada é perfeito), então provavelmente o artigo não fornecerá resultados válidos (Tab. 12.2).[4]

TABELA 12.2 Evidência empírica de fontes de viés em estudos de acurácia diagnóstica[a]

	Lijmer e colaboradores[3] (ORDR; IC 95%)	Whiting e colaboradores[5]	Rutjes e colaboradores[4] (ORDR; IC 95%)
Os pacientes participantes apresentaram dilemas diagnósticos?	Delineamento caso-controle (3,0; 2,0-4,5)	Distorção na seleção de participantes (algum apoio empírico)	Delineamento caso-controle (4,9; 0,6-37,3)
	Seleção não consecutiva de pacientes (0,9; 0,7-1,1)		Amostragem não consecutiva (1,5; 1,0-2,1)
	Coleta retrospectiva de dados (1,0; 0,7-1,4)		Coleta retrospectiva de dados (1,6; 1,1-2,2)
Os investigadores compararam o teste a um padrão de referência apropriado e independente?		Padrão referência inapropriado (algum apoio empírico)	
		Viés de incorporação (usar o teste como parte do padrão de referência) (sem apoio empírico)	Incorporação (1,4; 0,7-2,8)
As pessoas que interpretaram o teste e o padrão de referência eram cegas em relação aos outros resultados?	Não cegas (1,3; 1,0-1,9)	Viés de revisão (algum apoio empírico)	Leitura única ou não cega (1,1; 0,8-1,6)

(Continua)

TABELA 12.2 Evidência empírica de fontes de viés em estudos de acurácia diagnóstica[a] (*Continuação*)

	Lijmer e colaboradores[3] (ORDR; IC 95%)	Whiting e colaboradores[5]	Rutjes e colaboradores[4] (ORDR; IC 95%)
Os investigadores aplicaram o mesmo padrão de referência a todos os pacientes, independentemente dos resultados do teste em investigação?	Diferentes testes de referência (2,2; 1,5-3,3)	Viés de verificação diferencial (algum apoio empírico)	Verificação diferencial (1,6; 0,9-2,9)
	Verificação parcial (1,0; 0,8-1,3)	Viés de verificação parcial (forte apoio empírico)	Verificação parcial (1,1; 0,7-1,7)

Abreviaturas: IC, intervalo de confiança; ORDR, razão de chances diagnósticas relativas.
[a] São apresentadas a ORDR, estimativas de ponto e ICs 95%.

As pessoas que interpretaram o teste e o padrão de referência eram cegas em relação aos outros resultados?

Se você aceitar o padrão de referência, a próxima questão é se as pessoas que interpretaram o teste e o padrão de referência estavam cientes dos resultados da outra investigação (avaliação cega).

Considere como, depois que clínicos veem um nódulo pulmonar em uma tomografia computadorizada (TC), podem ver uma lesão não detectada anteriormente no raio X de tórax ou, depois de conhecerem o resultado de um ecocardiograma, ouvem um sopro cardíaco antes inaudível.

Quanto maior é a probabilidade de que o conhecimento do resultado do padrão de referência possa influenciar a interpretação de um teste, maior é a importância da interpretação cega. De modo similar, quanto mais suscetível for o padrão de referência a mudanças de interpretação resultantes do conhecimento do teste em avaliação, mais importante será o cegamento do interpretador do padrão de referência. O estudo empírico de Lijmer e colaboradores[3] demonstrou viés associado ao não cegamento, embora de pequena magnitude (ORDR, 1,3; IC 95%, 1,0-1,9), enquanto Rutjes e colaboradores[4] encontraram uma ORDR compatível, embora sem significância estatística (ORDR, 1,1; IC 95%, 0,8-1,6) (Tab. 12.2).

Os investigadores aplicaram o mesmo padrão de referência a todos os pacientes, independentemente dos resultados do teste em investigação?

As propriedades de um teste diagnóstico serão distorcidas se seus resultados influenciarem quais pacientes terão confirmação pelo padrão de referência (*viés de verificação*[8,9] ou de investigação diagnóstica[10,11]). Isso pode ocorrer de duas maneiras. Primeiro, apenas uma amostra selecionada de pacientes que fizeram o teste índice pode ser verificada pelo padrão de referência. Por exemplo, pacientes com suspeita de arteriopatia coronariana com resultados positivos ao teste de exercício têm maior probabilidade de fazer uma angiografia coronariana (padrão de referência) do que aqueles com resultados negativos ao teste de exercício. Whiting e colaboradores[5] revisaram vários casos documentados desse tipo de viés de verificação, conhecido como *viés de verificação parcial*.

Segundo, resultados do teste índice podem ser verificados por diferentes padrões de referência. Lijmer e colaboradores[3] e Rutjes e colaboradores[4] encontraram um viés de grande magnitude associado ao uso de diferentes testes de referência para resultados positivos e negativos. As ORDRs para esse tipo de viés, também conhecido como *viés de verificação diferencial*, eram 2,2; IC 95%, 1,5-3,3[3], e 1,6; IC 95%, 0,9-2,9,[4] respectivamente, nessas duas *revisões sistemáticas* (Tab. 12.2).

> O viés de verificação comprovou ser um problema para o estudo Prospective Investigation of Pulmonary Embolism Diagnosis (PIOPED), que avaliou a utilidade de cintilografias de ventilação/perfusão no diagnóstico de embolia pulmonar. Pacientes com resultados de ventilação/perfusão interpretados como "normal/quase normal" e "baixa probabilidade" tinham menos probabilidade de fazer uma angiografia pulmonar (69%) do que aqueles com

resultados mais positivos de ventilação/perfusão (92%), o que não é surpreendente, porque clínicos podem relutar em submeter pacientes com uma baixa probabilidade de embolia pulmonar aos riscos de uma angiografia.[12]

A maioria dos artigos pararia aqui, e os leitores teriam que concluir que a magnitude do viés resultante de diferentes proporções de pacientes com alta e baixa probabilidade em estudos de ventilação/perfusão de fazerem uma angiografia adequada é incerta, mas talvez grande. Entretanto, os investigadores do PIOPED aplicaram um segundo padrão de referência aos 150 pacientes com resultados cintilográficos de baixa probabilidade ou normal/quase normal que não fizeram angiografia (136 pacientes) ou com interpretação angiográfica incerta (14 pacientes). Consideraram que esses pacientes não tinham embolia pulmonar se mostrassem boa resposta sem tratamento. Assim, os acompanharam por 1 ano sem tratá-los com anticoagulantes. Nenhum paciente desenvolveu embolia pulmonar clinicamente evidente durante o seguimento, permitindo-nos concluir que não havia uma embolia pulmonar importante presente quando os pacientes fizeram a cintilografia ventilação/perfusão (se definirmos embolia pulmonar importante para o paciente como a que requer terapia anticoagulante para prevenir eventos adversos subsequentes). Assim, o estudo PIOPED cumpriu o objetivo de aplicar uma avaliação por um padrão de referência a todos os pacientes, mas não aplicou o mesmo padrão para todos.

UTILIZANDO AS *DIRETRIZES*

O estudo de um teste diagnóstico breve e rápido para prejuízo cognitivo incluiu duas coortes. Uma era uma amostra aleatória estratificada de indivíduos negros de 65 anos e mais vivendo na comunidade; a outra, uma amostra consecutiva de pacientes não selecionados e não triados, encaminhados por familiares, cuidadores ou provedores para avaliação cognitiva no Alzheimer Disease Center. No primeiro grupo, os autores incluíram todos os pacientes com alto nível de suspeita de demência em um teste de triagem detalhado, assim como uma amostra aleatória daqueles com nível baixo ou médio de suspeita. Os investigadores enfrentaram incertezas diagnósticas nas duas populações. As populações não são perfeitas: a primeira incluiu indivíduos sem qualquer suspeita de demência, e a segunda já tinha passado por uma triagem inicial no nível de cuidados primários (de fato, encaminhar ou não para uma avaliação geriátrica completa é uma das questões que você está tentando resolver para a paciente que desencadeou a busca da literatura). Felizmente, as propriedades do teste comprovaram-se similares nas duas populações, diminuindo consideravelmente sua preocupação.

Todos os pacientes fizeram o SIS, no qual o paciente deve lembrar três palavras (maçã, mesa, moeda); em seguida, deve dizer o dia da semana, mês e ano: finalmente, deve dizer as três palavras iniciais sem qualquer lembrete. O número de erros dá um resultado entre 0 e 6.

Para o padrão de referência de diagnóstico de demência, os pacientes deveriam satisfazer os critérios do *manual diagnóstico e estatístico de transtornos mentais* (3ª edição revista) (DSM-III-R) e da *Classificação internacional de doença e problemas relacionados à saúde, 10ª revisão* (CID-10), segundo avaliação de um psiquiatra geriátrico ou neurologista, que incluísse história médica e exame físico e neurológico; uma bateria completa de testes, neuropsicológicos, incluindo o MMSE e outros cinco testes; e uma entrevista com um parente do participante.

Embora você esteja satisfeito com esse padrão de referência, o artigo publicado lhe deixa com dúvidas se as pessoas aplicando o SIS e o diagnóstico de referência estavam cegas em relação ao outro resultado. Para resolver a questão, você envia um *e-mail* ao primeiro autor pedindo esclarecimentos. Alguns *e-mails* mais tarde, você fica sabendo que "assistentes de pesquisa que foram treinados e testados" administraram a bateria neuropsicológica. Contudo, "uma equipe de consenso composta por um psiquiatra geriátrico, psicólogo social, geriatra e neuropsicólogo" fez os diagnósticos usando o padrão de referência. O autor informa que "havia discussões abertas do caso, e eles tinham acesso a todo o prontuário, incluindo resultados de testes neuropsicológicos, à sua disposição". Os seis itens incluídos no SIS derivavam do MMSE, mas "não foram extraídos como um instrumento separado na conferência da equipe de consenso."

> Assim, embora não houvesse cegamento, você suspeita que essa ausência não criou nenhum viés importante e que, portanto, você está pronto a considerar os resultados do estudo.

QUAIS SÃO OS RESULTADOS?

Que razões de probabilidade estavam associadas à faixa de resultados de teste possíveis?

Ao decidir como interpretar resultados de testes diagnósticos, consideraremos sua capacidade de mudar nossa estimativa da probabilidade de que o paciente tenha a patologia de interesse (que chamaremos de probabilidade pré-teste) para uma estimativa mais acurada (que chamaremos de probabilidade pós-teste). A *razão de probabilidade (RP)* de um dado resultado de teste nos leva da probabilidade pré-teste para a probabilidade pós-teste.

Coloque-se no lugar do médico nesse cenário e considere duas pacientes lúcidas e com suspeita de déficit cognitivo. A primeira é a senhora de 70 anos do cenário clínico, que parece estar lidando bastante bem com sua vida, mas que tem uma queixa específica de que sua memória não é mais a mesma. A outra é uma senhora de 85 anos, outra paciente antiga, que chega acompanhada, pela primeira vez, por seu filho. Preocupado, o filho lhe conta que ela se perdeu em uma de suas caminhadas matinais. Por acaso, um vizinho a encontrou a alguns quilômetros de casa e o informou do incidente. Ao visitar a mãe, ficou surpreendido em encontrar a sala em grande desordem. Entretanto, em seu consultório, ela o cumprimenta gentilmente e protesta que foi apenas um mau dia e que não acredita que o incidente justifique qualquer alvoroço (nesse momento, o filho olha para o teto com ar de incredulidade frustrada). Seus palpites clínicos sobre a probabilidade de demência dessas duas pessoas – ou seja, suas probabilidades pré-teste – são diferentes. Para a primeira, é relativamente baixa, talvez 20%; para a segunda, é relativamente alta, talvez 70%.

Os resultados de um teste formal de triagem, o SIS em nosso exemplo, não nos dirão definitivamente se há ou não há demência; na verdade, os resultados modificam a probabilidade pré-teste daquela patologia, produzindo uma nova probabilidade pós-teste. A direção e a magnitude dessa mudança de probabilidade pré-teste para pós-teste são determinadas pelas propriedades do teste, e a propriedade mais valiosa é a RP.

Usaremos os resultados do estudo de Callahan e colaboradores[1] para ilustrar as RPs. A Tabela 12.3 apresenta a distribuição de escores SIS na coorte de pacientes no estudo de Callahan e colaboradores.[1]

Qual a probabilidade de um resultado 6 em pessoas com demência? A Tabela 12.3 mostra que 105 de 345 pessoas (30,4%) com essa patologia cometem seis erros. Também podemos ver que, de 306 pessoas sem demência, duas (0,65%) fizeram seis erros. Qual é a probabilidade desse resultado (i.e., seis erros) em alguém com demência comparado a alguém sem o problema? Essa determinação exige que examinemos a razão das duas probabilidades que calculamos (30,4/0,65), que é de 47. Em outras palavras, o resultado 6 tem uma probabilidade 47 vezes maior de ocorrer em um paciente com demência, comparado a outro sem demência.

Da mesma maneira, podemos calcular a RP associada a cada escore. Por exemplo, a RP para o escore 5 é (64/345)/(2/306) = 28. A Tabela 12.3 fornece a RP para cada escore SIS possível.

TABELA 12.3 Escores do Six-Item Screener em pacientes com e sem demência e razões de probabilidade correspondentes

	Com demência (+)	Sem demência (−)	Razão de probabilidades
SIS = 6	105	2	47
SIS = 5	64	2	28
SIS = 4	64	8	7,1
SIS = 3	45	16	2,5
SIS = 2	31	35	0,79
SIS = 1	25	80	0,28
SIS = 0	11	163	0,06
Soma	345	306	

Abreviaturas: SIS, Six-Item Screener.
Dados de Callahan et al.[1]

Como podemos interpretar RPs? RPs indicam o grau com que um dado resultado de teste diagnóstico aumentará ou diminuirá a probabilidade pré-teste da patologia de interesse. Uma RP de 1 diz que a probabilidade pós-teste é exatamente igual à probabilidade pré-teste. RPs acima de 1 aumentam a probabilidade de presença da doença de interesse; quanto maior for a RP, maior será esse aumento. Inversamente, RPs abaixo de 1 diminuem a probabilidade da doença de interesse; quanto menor for a RP, maior será a queda na probabilidade.

Quão grande é uma RP "grande" e quão pequena é uma "pequena"? O uso de RPs em sua prática diária lhe dará a sua própria percepção quanto a essa interpretação, mas considere as seguintes indicações grosseiras:

- RPs acima de 10 ou abaixo de 0,1 geram mudanças grandes e muitas vezes conclusivas de probabilidades pré-teste para pós-teste;
- RPs entre 5 e 10 e 0,1 e 0,2 geram alterações moderadas entre as possibilidades pré e pós-teste;
- RPs entre 2 e 5 e 0,5 e 0,2 geram mudanças pequenas (mas, às vezes, importantes) na probabilidade, e
- RPs entre 1 e 2 e 0,5 e 1 alteram a probabilidade em um grau pequeno (e raramente importante).

Tendo determinado a magnitude e significância de RPs, como usá-las para passar da probabilidade pré para a pós-teste? Uma maneira é converter a probabilidade pré-teste em chances, multiplicar o resultado pela RP e converter a chance pós-teste resultante em uma probabilidade pós-teste. Uma estratégia muito mais simples usa o nomograma proposto por Fagan[13] (Fig. 12.1), que faz todas as conversões e permite fácil transição de probabilidade pré-teste para pós-teste.

A coluna à esquerda desse nomograma representa a probabilidade pré-teste, a coluna central representa a RP e a coluna à direita mostra a probabilidade pós-teste. Você obtém a probabilidade pós-teste posicionando uma régua na probabilidade pré-teste e movendo-a até se alinhar com a RP do resultado de teste observado. Também existe um programa interativo disponível na internet (http://www.jamaevidence.com) que fará isso para você. Você pode

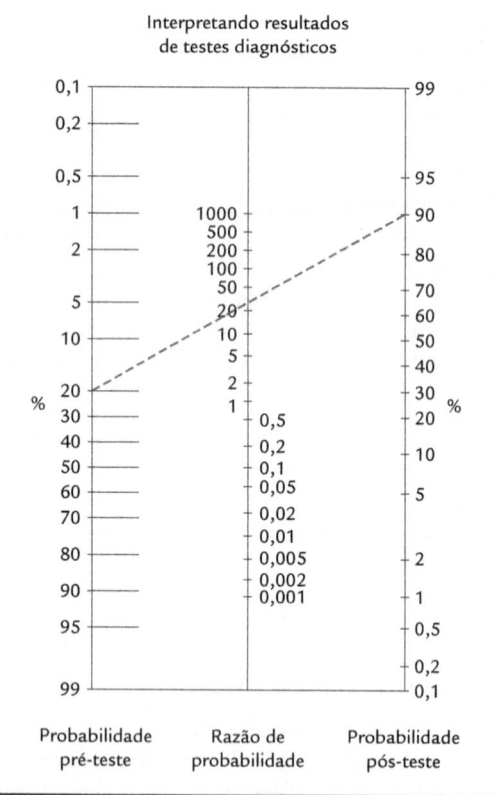

Interpretando resultados
de testes diagnósticos

Probabilidade pré-teste	Razão de probabilidade	Probabilidade pós-teste
0,1	1000	99
0,2	500	95
0,5	200	90
1	100	80
2	50	70
5	20	60
10	10	50
20	5	40
30	2	30
40	1	20
50	0,5	10
60	0,2	5
70	0,1	2
80	0,05	1
90	0,02	0,5
95	0,01	0,2
99	0,005	0,1

FIGURA 12.1 Nomograma de razões de probabilidade.

Copyright © 1975 Massachusetts Medical Society. Todos os direitos reservados. Reproduzida de Fagan,[13] com permissão da Massachusetts Medical Society.

digitar números exatos para uma probabilidade pré-teste e uma RP e obter a probabilidade pós-teste exata.

Voltemos à senhora idosa do cenário de abertura, com suspeita de demência. Decidimos que a probabilidade dessa paciente ter a doença é de cerca de 20%. Suponhamos que ela cometa cinco erros no SIS. Colocando uma régua em sua probabilidade pré-teste de 20% e alinhando-a com a RP de 28, associada ao escore 5, você pode obter a probabilidade pós-teste, cerca de 90%.

A probabilidade pré-teste é uma estimativa. Embora a literatura sobre diagnóstico diferencial às vezes possa nos ajudar a estabelecer a probabilidade pré-teste (ver Cap. 11, Diagnóstico diferencial), não conhecemos nenhum estudo que complemente nossa intuição para chegar a uma possibilidade pré-teste quando há suspeita de demência. Mesmo que nossa intuição dificulte estimativas precisas da probabilidade pré-teste, podemos lidar com a incerteza residual, examinando as implicações de uma faixa plausível de probabilidades pré-teste.

Por exemplo, se a probabilidade pré-teste nesse caso for baixa, como 10%, ou alta, como 30%, o uso do nomograma nos dará probabilidades pós-teste de cerca de 80% e de mais de 90%. A Tabela 12.4 tabula as probabilidades pós-teste correspondendo a cada escore SIS possível para a senhora de 70 anos no cenário clínico.

Podemos repetir esse exercício para nossa segunda paciente, a senhora de 85 anos que se perdeu. Você estima que sua história e apresentação são compatíveis com uma probabilidade de demência de 70%. Usando nosso nomograma (Fig. 12.1), a probabilidade

TABELA 12.4 Probabilidades pré-teste, razões de probabilidade do Six-Item Screener e probabilidades pós-teste da paciente de 70 anos com suspeita moderada de demência

Probabilidade pré-teste, % (faixa)[a]	Resultados do SIS (RP)	Probabilidade pós-teste % (faixa)[a]
20 (10-30)	SIS = 6 (47)	92 (84-95)
	SIS = 5 (28)	88 (76-92)
	SIS = 4 (7,1)	64 (44-75)
	SIS = 3 (2,5)	38 (22-52)
	SIS = 2 (0,79)	16 (8-25)
	SIS = 1 (0,28)	7 (3-11)
	SIS = 0 (0,06)	1 (1-3)

Abreviaturas: RP, razão de probabilidades; SIS, Six-Item Screener.
[a]Os valores em parênteses representam uma faixa plausível de probabilidades pré-teste; ou seja, embora o melhor palpite quanto à probabilidade pré-teste seja de 20%, valores de 10 a 30% também seriam estimativas razoáveis.

Tabela 12.5 Probabilidades pré-teste, razões de probabilidade[a] do Six-Item Screener e probabilidades pós-teste da paciente de 85 anos com alta suspeita de demência

Probabilidade pré-teste, % (faixa)[a]	Resultados do SIS (RP)	Probabilidade pós-teste, % (faixa)[a]
70 (60-80)	SIS = 6 (47)	99 (99-99)
	SIS = 5 (28)	98 (98-99)
	SIS = 4 (7,1)	94 (91-97)
	SIS = 3 (2,5)	85 (79-76)
	SIS = 2 (0,79)	65 (54-76)
	SIS = 1 (0,28)	40 (30-53)
	SIS = 0 (0,06)	12 (8-19)

Abreviaturas: RP, razão de probabilidades; SIS, Six-Item Screener.
[a]Os valores em parênteses representam uma faixa plausível de probabilidades pré-teste. Ou seja, embora o melhor palpite quanto à probabilidade pré-teste seja 70%, valores entre 60 a 80% também seriam estimativas razoáveis.

pós-teste com um escore SIS de 6 ou 5 é de quase 100%; com um escore SIS de 4, 94%; com um escore SIS de 3, 85%, e assim por diante. A Tabela 12.5 apresenta a probabilidade pré-teste (com uma faixa de possíveis probabilidades pré-teste de 60 a 80%), as RPs e as probabilidades pós-teste associadas a cada um desses escores SIS possíveis.

Tendo aprendido a usar RPs, você pode estar curioso sobre onde encontrar fácil acesso às RPs dos testes que você usa regularmente em sua clínica. A Rational Clinical Examination[14] é uma série de *revisões sistemáticas* das propriedades diagnósticas da anamnese e exame físico publicadas no JAMA. Mais exemplos estão na página de *Diretrizes* (http://www.jamaevidence.com).

Dicotomizando escores contínuos de teste, sensibilidade e especificidade, e RP+ e RP−

Leitores que acompanharam a discussão até aqui compreenderão os pontos essenciais da interpretação de testes diagnósticos. Em parte porque continuam a ser amplamente utilizados, também é útil compreender dois outros termos do léxico dos testes diagnósticos: *sensibilidade* e *especificidade*. Muitos artigos sobre testes diagnósticos apresentam uma tabela 2 x 2 e sua sensibilidade e especificidade, como na Tabela 12.6, e, junto com ela, uma figura que retrata o poder global do teste diagnóstico (chamada *curva característica de operação do receptor* [*ROC*]).

O estudo de Callahan e colaboradores[1] recomenda um ponto de corte de três ou mais erros para o diagnóstico de demência. A Tabela 12.7 apresenta a divisão da coorte de pacientes encaminhados, de acordo com esse ponto de corte.

TABELA 12.6 Comparação dos resultados de um teste diagnóstico com os resultados do padrão de referência usando uma tabela 2 x 2

	Padrão de referência	
Resultados de teste	**Com doença**	**Sem doença**
Teste positivo	VP	FP
Teste negativo	FN	VN
Sensibilidade = $\frac{VP}{VP + FN}$		
Especificidade = $\frac{VN}{FP + VN}$		
Razão de probabilidades de um teste positivo (RP+)	$= \frac{sens.}{1 - espec.} = \frac{Taxa\ de\ VP}{Taxa\ de\ FP} = \frac{VP/(VP + FN)}{FP/(FP + VN)}$	
Razão de probabilidades de um teste negativo (RP-)	$= \frac{1 - sens.}{espec.} = \frac{Taxa\ de\ FN}{Taxa\ de\ VP} = \frac{FN/(VP + FN)}{VN/(FP + VN)}$	

Abreviaturas: Espec., especificidade; FN, falso-negativo; FP, falso-positivo; Sens., sensibilidade; VN, verdadeiro-negativo; VP, verdadeiro-positivo.

Sensibilidade é a proporção de pessoas com um resultado de teste positivo entre as que têm a patologia de interesse. Especificidade é a proporção de pessoas com um resultado de teste negativo entre as que não têm a patologia de interesse.

TABELA 12.7 Comparação dos resultados de um teste diagnóstico (Six-Item Screener) com os resultados do padrão de referência (consenso DSM-IV e diagnóstico da CID-10) usando o ponto de corte recomendado

	Demência (+)	Demência (-)
SIS e ≥ 3	278	28
SIS < 3	67	278
Soma	345	306

Abreviaturas: DSM-IV, *manual diagnóstico e estatístico de transtornos mentais* (4ª edição); CID-10, *Classificação internacional de doenças e problemas relacionados à saúde (10ª revisão)*; SIS, Six-Item Screener.

Quando estabelecemos o ponto de corte em 3 ou mais, o SIS tem uma sensibilidade de 0,81 (278/345) e uma especificidade de 0,91 (278/306). Também podemos calcular as RPs, exatamente como fizemos na Tabela 12.3. Portanto, a RP para um resultado de SIS igual ou maior do que 3 é (278/345)/(28/306) = 8,8, e a RP para um resultado de SIS menor do que 3 é (67/345)/(278/306) = 0,21. A RP para um resultado de teste positivo muitas vezes é indicada como RP+, e para um resultado de teste negativo, RP–.

Vamos agora tentar resolver nosso cenário clínico usando essa tabela 2 x 2 dicotomizada. Tínhamos suposto que a probabilidade pré-teste para a mulher no cenário de abertura era 20%, e ela fez cinco erros. Como o escore SIS de 5 está aqui associado a uma RP+ de 8,8, usando o nomograma de Fagan,[13] chegamos à probabilidade pós-teste de cerca de 70%, um valor consideravelmente mais baixo do que os 90% a que tínhamos chegado quando tínhamos uma RP específica para cinco erros. Isso se deve ao fato de que a RP+ dicotomizada para escores SIS de três ou mais estratos combinados para escores SIS de 3, 4, 5 e 6 faz com que a RP resultante seja diluída pelos estratos adjacentes.

Embora a diferença entre 70 e 90% possa não ditar mudanças nas estratégias de manejo para o caso desse cenário clínico, isso nem sempre ocorrerá. Considere um terceiro paciente, um idoso com uma probabilidade pré-teste de 50% de demência que nos surpreendeu não fazendo nenhum erro no SIS. Com a abordagem RP+/RP- dicotômica (ou, quanto a isso, com a abordagem sensibilidade/especificidade, porque essas são matematicamente equivalentes e intercambiáveis), você combina a probabilidade pré-teste de 50% com a RP– de 0,21 e chega à probabilidade pós-teste de cerca de 20%, provavelmente exigindo mais exames neuropsicológicos e outros. A verdadeira probabilidade pós-teste para esse homem, quando aplicamos a RP associada a um escore 0 da Tabela 12.3 (0,06), é somente de cerca de 5%. Com essa probabilidade pós-teste, você (bem como o paciente e sua família) pode ficar aliviado e evitar mais testes e mais angústia.

Em resumo, usar múltiplos cortes ou limiares (às vezes chamados RPs multiníveis ou RPs específicas por estratos) apresenta duas vantagens-chaves em relação à abordagem sensibilidade/especificidade. Primeiro, para um teste que produz escores contínuos ou várias categorias (como muitos testes em medicina), o uso de múltiplos limiares conserva o maior volume possível de informações. Segundo, conhecendo a RP de um dado resultado de teste, você pode usar um nomograma simples para passar da probabilidade pré-teste para a probabilidade pós-teste que está vinculada ao seu paciente.

UTILIZANDO AS *DIRETRIZES*

Até aqui, estabelecemos que os resultados são provavelmente verdadeiros para as pessoas que foram incluídas no estudo e calculamos as RPs multiníveis associadas a cada escore de teste possível. Demonstramos como os resultados poderiam ser aplicados a nosso paciente (embora ainda não saibamos o escore do paciente e ainda não tenhamos decidido como agir quando o soubermos).

COMO POSSO APLICAR OS RESULTADOS À ATENÇÃO AO PACIENTE?

A reprodutibilidade do resultado do teste e sua interpretação serão satisfatórias em meu local de trabalho?

O valor de qualquer teste depende de sua capacidade de produzir o mesmo resultado quando reaplicado a pacientes estáveis. Uma má reprodutibilidade pode ser resultado de problemas com o próprio teste (p. ex., variações de reagentes em *kits* de radioimunoensaio para determinar níveis hormonais) ou de sua interpretação (p. ex., o grau da elevação do segmento ST em um eletrocardiograma). Você pode facilmente confirmar esse fato lembrando as discordâncias clínicas que surgem quando você e um ou mais colegas examinam o mesmo eletrocardiograma, ultrassonografia ou TC (mesmo quando todos forem especialistas).

Idealmente, um artigo sobre teste diagnóstico abordará a reprodutibilidade dos resultados de teste, usando uma medida que corrija a concordância devida ao acaso, especialmente no que se refere a questões de interpretação.

Se a reprodutibilidade informada de um teste no contexto do estudo for medíocre e a discordância entre observadores for comum e, apesar disso, o teste ainda discriminar bem pessoas com e sem a patologia de interesse, será provavelmente útil. Nessas circunstâncias, há uma boa probabilidade de que o teste possa ser facilmente aplicado ao seu contexto clínico.

Entretanto, se a reprodutibilidade de um teste diagnóstico for alta, ou o teste é simples e sem ambiguidade ou as pessoas que o interpretam são altamente capacitadas. No último caso, pessoas com menos habilidade, que o interpretem em seu contexto de trabalho, podem não apresentar resultados tão bons. Você precisará ou obter o treinamento apropriado (ou garantir que as pessoas que interpretam o texto para você recebam esse treinamento) ou procurar um teste mais fácil e mais consistente.

Os resultados do estudo são aplicáveis aos meus pacientes?

As propriedades do teste podem mudar com uma mistura diferente da severidade da doença ou com outra distribuição de patologias rivais. Quando todos os pacientes com a doença de interesse apresentam um quadro grave, as RPs se afastarão do valor de 1 (i.e., a sensibilidade aumenta). Se todos os pacientes apresentam um quadro leve, as RPs irão em direção ao valor 1 (i.e., a sensibilidade diminui). Se pacientes sem a doença de interesse têm patologias rivais que mimetizam os resultados de teste observados para pacientes com a doença, as RPs se aproximarão de 1, e o teste parecerá menos útil (i.e., a especificidade diminui). Em um contexto clínico diferente, em que menos pacientes sem a patologia têm essas doenças rivais, as RPs se afastarão de 1, e o teste parecerá mais útil (i.e., a especificidade aumenta).

Investigadores demonstraram o fenômeno de diferentes propriedades de teste em subpopulações distintas para a eletrocardiografia de exercício no diagnóstico de arteriopatia coronariana. Quanto mais extensa for a severidade da arteriopatia coronariana, maiores serão as RPs da eletrocardiografia de exercício anormal para o estreitamento angiográfico das artérias coronárias.[15] Outro exemplo é o diagnóstico de tromboembolia venosa, em que a ultrassonografia com compressão para trombose da veia proximal comprovou ser mais acurada em pacientes ambulatoriais sintomáticos do que em pacientes assintomáticos pós-operatórios.[16]

Às vezes, um teste falha exatamente naqueles pacientes nos quais esperávamos que fosse servir melhor. A RP de um resultado negativo do teste de fita reagente para o diagnóstico rápido de infecção urinária é de aproximadamente 0,2 em pacientes com sintomas claros e, portanto, uma alta probabilidade de infecção urinária, mas é maior de 0,5 em pessoas com baixa probabilidade,[17] tornando-a pouco útil para afastar infecção na última situação.

Se você trabalhar em um contexto similar ao do estudo e se o paciente em questão satisfizer todos os critérios de elegibilidade do estudo, você pode confiar na aplicabilidade dos resultados. Em caso contrário, você deve fazer um julgamento. Como no caso de intervenções terapêuticas, você deve se perguntar se existem razões prementes por que os resultados não devam ser aplicados aos seus pacientes, seja devido à severidade da doença nesses pacientes ou porque a mistura de patologias rivais é tão diferente que a generalização não se justifica. Você pode resolver a questão da generalização se puder encontrar uma visão geral que resuma os resultados de vários estudos.[18]

Os resultados de teste mudarão minha estratégia de manejo de pacientes?

Ao aplicar e comunicar decisões de manejo, é útil vinculá-las explicitamente à probabilidade da doença de interesse. Para qualquer doença de interesse, existem probabilidades abaixo das quais um clínico afastaria um diagnóstico e não pediria mais testes – o limiar de teste. De modo similar, existem probabilidades acima das quais um clínico consideraria que o diagnóstico está confirmado, interromperia os testes e iniciaria o tratamento – o limiar de tratamento. Quando a probabilidade da doença está entre os limiares de teste e de tratamento, é obrigatório fazer mais testes (ver Cap. 10, O processo de diagnóstico).

Se a maioria dos pacientes tiver resultados de teste com RPs próximas de 1, os resultados de teste raramente nos farão transpor os limiares de teste ou de tratamento. Assim, a utilidade de um teste diagnóstico é fortemente influenciada pela proporção de pacientes com suspeita da doença de interesse cujos resultados de teste têm RPs muito altas ou muito baixas. Entre os pacientes com suspeita de demência, um exame da Tabela 12.3 permite determinar a proporção de pacientes com resultados extremos (ou RP > 10 ou RP < 0,1). A proporção pode ser calculada como (105 + 2 + 64 + 2 + 11 + 163)/(345 + 306) ou 347/651 = 53%. O SIS provavelmente mudará a probabilidade pós-teste de maneira decisiva em metade dos pacientes com suspeita de demência e examinados, uma proporção impressionante e melhor do que a maioria de nossos testes diagnósticos.

Um comentário final envolve o uso de testes sequenciais. Um novo teste pode ser integrado na via diagnóstica existente de três maneiras principais – como substituição, triagem ou acréscimo (Fig. 12.3). Em outras palavras, um novo teste pode substituir um teste existente na via diagnóstica; pode ser realizado antes do teste antigo, de modo que somente pacientes com determinados resultados nesse teste de triagem permanecerão na via de teste, ou pode ser colocado depois do teste antigo, de modo que somente pacientes com um determinado resultado no teste antigo podem precisar do novo teste adicionado.[19]

A abordagem RP encaixa-se particularmente bem quando pensamos sobre a via diagnóstica. Cada item da anamnese, ou cada achado do exame físico, representa um teste diagnóstico. Podemos usar um teste para obter uma dada probabilidade pós-teste que pode ser aumentada ou diminuída usando outro teste subsequente. Em geral, também podemos usar testes laboratoriais ou procedi-

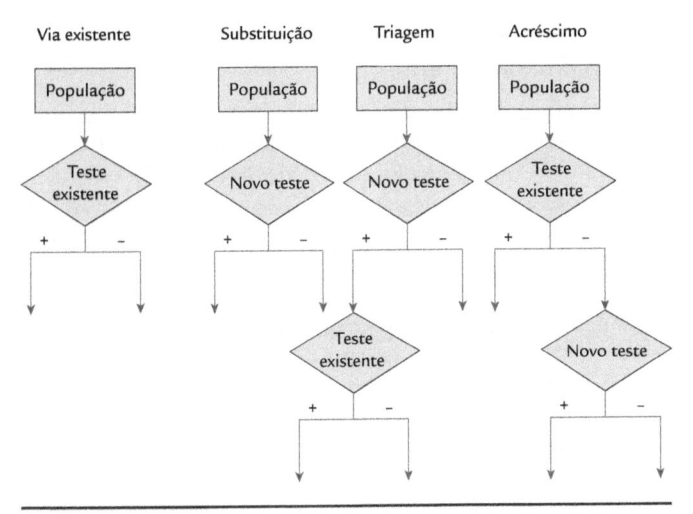

| Via existente | Substituição | Triagem | Acréscimo |

```
                        Via existente       Substituição         Triagem          Acréscimo

                         População           População          População          População
                             │                   │                  │                  │
                             ▼                   ▼                  ▼                  ▼
                          Teste              Novo teste         Novo teste          Teste
                        existente                                                  existente
                          +   −                +   −              +   −             +   −
                          │   │                │   │              │   │             │   │
                          ▼   ▼                ▼   ▼              ▼                 ▼
                                                                Teste                           Novo teste
                                                              existente
                                                                +   −                            +   −
                                                                │   │                            │   │
                                                                ▼   ▼                            ▼   ▼
```

FIGURA 12.2 Três papéis de um novo teste na via diagnóstica existente.

Adaptada de Bossuyt et al,[19] com permissão do BMJ Publishing Group.

mentos de imagem do mesmo modo. Entretanto, se dois testes forem proximamente relacionados, a aplicação do segundo teste pode fornecer pouca ou nenhuma informação, e a aplicação sequencial de RPs levará a resultados enganadores. Por exemplo, uma vez tendo os resultados de ferritina sérica, o mais poderoso teste laboratorial para deficiência de ferro, outros testes como ferro sérico ou saturação da transferrina não acrescentam nenhuma outra informação útil.[20]

Regras de predição clínica lidam com a falta de independência de uma série de testes e fornecem ao clínico um modo de combinar seus resultados. Por exemplo, no caso de pacientes com suspeita de embolia pulmonar, seria possível usar uma regra incorporando sintomas respiratórios, frequência cardíaca, sintomas de membros inferiores, saturação de oxigênio, achados eletrocardiográficos e outros aspectos de anamnese e exame físico para classificar acuradamente pacientes com suspeita de embolia pulmonar como caracterizados por alta, média e baixa probabilidade.[21]

Como resultado do teste, meus pacientes ficarão em melhor situação?

O critério final de utilidade de um teste diagnóstico é se os benefícios adicionais para os pacientes são maiores do que os riscos associados.[22] Como podemos determinar os benefícios e riscos da aplicação de um teste diagnóstico? A resposta está em pensar em um teste diagnóstico como uma manobra terapêutica (ver Cap. 6, Terapia [ensaios clínicos randomizados]). Determinar se um teste faz mais bem do que mal envolve a randomização de pacientes para uma estratégia diagnóstica que inclui o teste que está sendo investigado, criando um esquema de manejo vinculado à estratégia diagnóstica, ou para uma estratégia em que o teste não está disponível, bem como o seguimento de pacientes nos dois grupos, a fim de determinar a frequência de desfechos importantes para os pacientes.

Quando a demonstração de acurácia é suficiente para tornar obrigatório o uso de um teste e quando é preciso ter um ensaio clínico randomizado? O valor de um teste acurado não será questionado quando a doença de interesse for perigosa caso não seja diagnosticada, quando o teste apresentar riscos aceitáveis e quando houver um tratamento efetivo. Esse é o caso da cintilografia ventilação/perfusão em casos suspeitos de embolia pulmonar. Um resultado de alta probabilidade ou normal/quase normal de um estudo ventilação/perfusão pode eliminar a necessidade de mais investigações e fazer com que anticoagulantes sejam administrados ou suspensos de maneira apropriada (e qualquer um desses cursos de ação tem substancial influência positiva sobre o desfecho do paciente).

Às vezes, um teste pode ser completamente benigno, representar um investimento de baixos recursos, ser evidentemente acurado e levar claramente a mudanças úteis no manejo. Esse é o caso do uso do SIS em pacientes com suspeita de demência, quando resultados de teste podem ditar tranquilização ou investigação extensa e, finalmente, o planejamento para um curso de deterioração.

Em outras situações clínicas, os testes podem ser acurados, e o manejo pode até mudar em resultado de sua aplicação, mas seus efeitos sobre o desfecho do paciente podem estar longe de serem certos. Considere uma das questões que levantamos em nossa discussão sobre estruturar questões clínicas (ver Cap. 3, Qual é a questão?). Lá, consideramos um paciente com carcinoma pulmonar de não pequenas células aparentemente ressecável e nos perguntamos se o clínico deveria pedir uma TC e basear o manejo posterior nos seus resultados ou se deveria fazer uma mediastinoscopia imediata. Para essa pergunta, o conhecimento da acurácia da TC é insuficiente. Um ensaio randomizado do manejo dirigido pela TC ou por mediastinoscopia para todos os pacientes está justificado, e, de fato, investigadores realizaram um estudo desse tipo.[23] Outros exemplos incluem a cateterização do lado direito do coração para pacientes muito doentes com estado hemodinâmico incerto e lavagem bronquioalveolar para pacientes muito doentes com possível infecção pulmonar. Para esses testes, ensaios randomizados ajudaram a elucidar estratégias ótimas de manejo.

UTILIZANDO AS *DIRETRIZES*

Embora o estudo em si não informe sua reprodutibilidade, o escore é simples e direto, porque é necessário apenas contar o número de erros em seis perguntas. Ele não exige nenhum acessório ou pista visual, sendo, portanto, discreto e fácil de administrar. São necessários apenas 1 ou 2 minutos para completar o SIS (comparado a 5 a 10 minutos para o MMSE). O apêndice do artigo fornece instruções detalhadas de como aplicar o SIS. Você acredita que também pode aplicar essa escala de maneira confiável.

A paciente no cenário clínico é uma senhora de idade que foi capaz de vir ao seu consultório sozinha, mas pareceu não estar mais tão lúcida quanto costumava ser. A coorte do Alzheimer Disease Center no estudo que examinamos nesse capítulo consiste de pessoas cujos cuidadores suspeitam de demência e que foram levadas diretamente a um centro terciário. Suas características de teste foram informadas como sendo similares às observadas na coorte da população em geral, ou seja, em uma amostra com apresentações menos severas. Você decide que não existe nenhuma razão premente para que os resultados do estudo não se apliquem à sua paciente.

> Você chama a paciente ao consultório para uma consulta de acompanhamento e aplica o SIS. O resultado é um escore de 4, o que, dada sua probabilidade pré-teste de 20%, aumenta a probabilidade para mais de 60%. Depois de ouvir que você está preocupado com a sua memória e possivelmente com sua função, a paciente concorda com um encaminhamento a um geriatra para investigações mais extensas.

Referências

1. Callahan CM, Unverzagt FW, Hui SL, Perkins AJ, Hendrie HC. Six-Item Screener to identify cognitive impairment among potential subjects for clinical research. *Med Care*. 2002;40(9):771-781.
2. Thomson DM, Krupey J, Freedman SO, Gold P. The radioimmunoassay of circulating carcinoembryonic antigen of the human digestive system. *Proc Natl Acad Sci U S A*. 1969;64(1):161-167.
3. Lijmer JG, Mol BW, Heisterkamp S, et al. Empirical evidence of design-related bias in studies of diagnostic tests. *JAMA*. 1999;282(11):1061-1066.
4. Rutjes AW, Reitsma JB, Di Nisio M, Smidt N, van Rijn JC, Bossuyt PM. Evidence of bias and variation in diagnostic accuracy studies. *CMAJ*. 2006;174(4): 469-476.
5. Whiting P, Rutjes AW, Reitsma JB, Glas AS, Bossuyt PM, Kleijnen J. Sources of variation and bias in studies of diagnostic accuracy: a systematic review. *Ann Intern Med*. 2004;140(3):189-202.
6. Marantz PR, Kaplan MC, Alderman MH. Clinical diagnosis of congestive heart failure in patients with acute dyspnea. *Chest*. 1990;97(4):776-781.
7. Chochinov HM, Wilson KG, Enns M, Lander S. Are you depressed? screening for depression in the terminally ill. *Am J Psychiatry*. 1997;154(5):674-676.
8. Begg CB, Greenes RA. Assessment of diagnostic tests when disease verification is subject to selection bias. *Biometrics*. 1983;39(1):207-215.
9. Gray R, Begg CB, Greenes RA. Construction of receiver operating characteristic curves when disease verification is subject to selection bias. *Med Decis Making*. 1984;4(2):151-164.
10. Ransohoff DF, Feinstein AR. Problems of spectrum and bias in evaluating the efficacy of diagnostic tests. *N Engl J Med*. 1978;299(17):926-930.
11. Choi BC. Sensitivity and specificity of a single diagnostic test in the presence of work-up bias. *J Clin Epidemiol*. 1992;45(6):581-586.
12. PIOPED Investigators. Value of the ventilation/perfusion scan in acute pulmonary embolism: results of the Prospective Investigation of Pulmonary Embolism Diagnosis (PIOPED). *JAMA*. 1990;263(20): 2753-2759.
13. Fagan TJ. Letter: nomogram for Bayes theorem. *N Engl J Med*. 1975;293(5):257.
14. Sackett DL, Rennie D. The science of the art of the clinical examination. *JAMA*. 1992;267(19):2650-2652.

15. Hlatky MA, Pryor DB, Harrell FE Jr, Califf RM, Mark DB, Rosati RA. Factors affecting sensitivity and specificity of exercise electrocardiography: multivariable analysis. *Am J Med*. 1984;77(1):64-71.
16. Ginsberg JS, Caco CC, Brill-Edwards PA, et al. Venous thrombosis in patients who have undergone major hip or knee surgery: detection with compression US and impedance plethysmography. *Radiology*. 1991;181(3):651-654.
17. Lachs MS, Nachamkin I, Edelstein PH, Goldman J, Feinstein AR, Schwartz JS. Spectrum bias in the evaluation of diagnostic tests: lessons from the rapid dipstick test for urinary tract infection. *Ann Intern Med*. 1992;117(2):135-140.
18. Irwig L, Tosteson AN, Gatsonis C, et al. Guidelines for meta-analyses evaluating diagnostic tests. *Ann Intern Med*. 1994;120(8):667-676.
19. Bossuyt PM, Irwig L, Craig J, Glasziou P. Comparative accuracy: assessing new tests against existing diagnostic pathways. *BMJ*. 2006;332(7549):1089-1092.
20. Guyatt GH, Oxman AD, Ali M, Willan A, McIlroy W, Patterson C. Laboratory diagnosis of iron-deficiency anemia: an overview. *J Gen Intern Med*. 1992;7(2):145-153.
21. Wells PS, Ginsberg JS, Anderson DR, et al. Use of a clinical model for safe management of patients with suspected pulmonary embolism. *Ann Intern Med*. 1998;129(12):997-1005.
22. Guyatt GH, Tugwell PX, Feeny DH, Haynes RB, Drummond M. A framework for clinical evaluation of diagnostic technologies. *CMAJ*. 1986;134(6):587-594.
23. Canadian Lung Oncology Group. Investigation for mediastinal disease in patients with apparently operable lung cancer. *Ann Thorac Surg*. 1995;60(5):1382-1389.

13

Prognóstico

ADRIENNE RANDOLPH, DEBORAH J. COOK
E GORDON GUYATT

Neste capítulo:

- Cenário clínico

    Qual é o prognóstico de uma paciente de 364 dias com neuroblastoma recém-diagnosticado?

- Encontrando as evidências
- Por que e como medimos o prognóstico
- Os resultados são válidos?

    A amostra de pacientes era representativa?

    Os pacientes eram suficientemente homogêneos em relação ao risco prognóstico?

    O seguimento foi suficientemente completo?

    Os critérios de desfecho eram objetivos e sem viés?

- Quais são os resultados?

    Qual a probabilidade dos desfechos ao longo do tempo?

    Qual a precisão das estimativas de probabilidade?

- Como posso aplicar os resultados à atenção ao paciente?

    Os pacientes do estudo e seu manejo eram similares aos da minha prática clínica?

    O seguimento foi suficientemente longo?

Posso usar os resultados no manejo de pacientes em minha prática clínica?
♦ Resolução clínica

CENÁRIO CLÍNICO

Qual é o prognóstico de uma paciente de 364 dias com neuroblastoma recém-diagnosticado?

Em seu terceiro mês de residência pediátrica, você viu uma paciente no ambulatório para a revisão de rotina dos 12 meses. Embora ela estivesse saudável, com exceção de um ventre volumoso, você sentiu alguma coisa no abdome e pensou que poderia ser um tumor. Nas semanas seguintes, ela se submeteu à ultrassonografia e ressonância magnética do abdome, cintilografia óssea, estudo radiológico do esqueleto e, finalmente, biópsias de medula óssea e do tumor. Depois de amanhã, sua paciente completará 1 ano. Você estava junto quando a oncologista contou à família que a menina tem neuroblastoma, a neoplasia intra-abdominal mais comum no primeiro ano de vida. Os pais souberam que, como a menina tinha menos de 365 dias no momento do diagnóstico inicial, e como seus marcadores tumorais e o envolvimento da medula óssea eram consistentes com doença em estágio IV-S e um prognóstico favorável, a ressecção cirúrgica apresenta uma chance de cura de pelo menos 85%. A oncologista também disse aos pais que, em geral, crianças acima de 1 ano de idade com diferentes marcadores tumorais e extensão da doença precisam também de quimioterapia e, às vezes, de transplante de medula óssea. Ainda chocados e tentando assimilar as informações, os pais não fizeram nenhuma pergunta para a oncologista. Mais tarde, quando você os acompanha até a sala de espera de familiares, expressam preocupação por sua filha ter sido diagnosticada tão perto da idade limite de 365 dias. Perguntam-lhe o que teria acontecido se sua consulta tivesse ocorrido 3 semanas mais tarde, conforme originalmente agendada. O prognóstico teria sido pior? Você entende a posição da família. Essa dúvida faz com que você se pergunte onde a oncologista obteve a estimativa de 85% ou mais de cura e decide verificar por si mesmo as evidências.

ENCONTRANDO AS EVIDÊNCIAS

Você usa a internet gratuita de seu hospital para acessar a página do Medline da National Library of Medicine, dos Estados Unidos via PubMed. Você seleciona a seção "Clinical Queries" dos serviços PubMed. Na seção "Search by Clinical Study Category", você digita os termos "neuroblastoma" e "age" [idade] e clica em "prognosis" [prognóstico] e em "narrow, specific search" [busca estreita, específica]. Você vê um artigo intitulado *Evidence for an Age Cutoff Greater Than 365 Days for Nauroblastoma Risk Group Stratification* do Children's Oncology Group (COG).[1] A bibliotecária o ajuda a obter uma cópia do acervo do hospital. A análise de dados de múltiplos estudos clínicos de neuroblastoma pediátrico e de *estudos observacionais*, incluindo 3.666 crianças com neuroblastoma, examinou o efeito da idade na probabilidade de recidiva.[1]

POR QUE E COMO MEDIMOS O PROGNÓSTICO

Médicos podem ajudar pacientes de três grandes modos: diagnosticando o que está errado com eles, administrando o tratamento que traz mais benefícios do que *danos* e indicando-lhes o que provavelmente ocorrerá no futuro. Para alcançar os dois últimos objetivos, os médicos precisam de estudos de *prognóstico* – que examinam os possíveis *desfechos* de uma doença e indicam qual a probabilidade de sua ocorrência.

O conhecimento do prognóstico de um paciente pode ajudar os médicos a tomarem as decisões de tratamento certas. Se um paciente irá melhorar de qualquer maneira, os médicos não devem recomendar tratamentos caros ou potencialmente tóxicos. Se um paciente tem baixo risco de desfechos adversos, até mesmo tratamentos benéficos podem não valer a pena. Contudo, pacientes podem estar destinados a maus desfechos, apesar de qualquer tratamento que oferecermos. Nesses indivíduos, o tratamento agressivo pode apenas prolongar o sofrimento e desperdiçar recursos. Quaisquer que sejam as possibilidades de tratamento, ao entender o prognóstico e apresentar o curso esperado da doença de um paciente, os clínicos também oferecem tranquilidade e esperança, ou preparação para a morte ou para a incapacidade prolongada.

Para estimar o prognóstico de um paciente, examinamos desfechos em grupos de pacientes com um quadro clínico similar. Podemos então aperfeiçoar nosso prognóstico examinando subgrupos definidos por variáveis demográficas, como idade, e por *comorbidades*, e decidir em qual subgrupo os pacientes se enquadram. Quando essas variáveis ou fatores realmente preveem quais pacientes têm um curso melhor ou pior, são chamados de *fatores prognósticos*.

Os autores podem fazer uma distinção entre fatores prognósticos e *fatores de risco*, aquelas características do paciente associadas ao desenvolvimento inicial da doença. Por exemplo, o tabagismo é um importante fator de risco para o desenvolvimento de câncer de pulmão, mas não é um fator prognóstico importante em alguém que já tem câncer de pulmão. As questões em estudos de fatores prognósticos e de fatores de risco são as mesmas tanto para acessar a *validade* quanto para usar os resultados no cuidado de pacientes.

Neste capítulo, focalizaremos como usar artigos que possam conter informações prognósticas válidas que médicos julgarão úteis para o aconselhamento de pacientes (Tab. 13.1).

TABELA 13.1 Diretrizes para utilização da literatura médica para um artigo sobre prognóstico

---

Os resultados são válidos?
- A amostra de pacientes era representativa?
- Os pacientes eram suficientemente homogêneos em relação ao risco prognóstico?
- O seguimento foi suficientemente completo?
- Os critérios de desfecho eram objetivos e sem viés?

Quais são os resultados?
- Qual a probabilidade dos desfechos ao longo do tempo?
- Qual a precisão das estimativas de probabilidade?

Como posso aplicar os resultados à atenção ao paciente?
- Os pacientes do estudo e seu manejo eram similares aos da minha prática clínica?
- O seguimento foi suficientemente longo?
- Posso usar os resultados no manejo de pacientes em minha prática clínica?

Utilizando os mesmos delineamentos de ensaios observacionais (*coorte* e *caso-controle*) de investigadores que abordam questões de dano (ver Cap. 9, Dano), investigadores que abordam questões de prognóstico realizam estudos para explorar os determinantes do desfecho. Implicitamente, *ensaios clínicos randomizados* (ECRs) também abordam questões de prognóstico. Tanto os resultados reportados para o grupo de tratamento quanto para o *grupo-controle* fornecem informações prognósticas. Os resultados do grupo-controle nos falam sobre o prognóstico em pacientes que não receberam a *terapia experimental*, enquanto os resultados do grupo experimental nos falam sobre o prognóstico em pacientes que receberam a intervenção investigacional. Nesse sentido, cada braço de um ensaio randomizado representa um estudo de coorte. Se o ECR satisfizer aos critérios que descreveremos nesse capítulo, pode fornecer informações úteis sobre o destino provável dos pacientes.

OS RESULTADOS SÃO VÁLIDOS?

A amostra de pacientes era representativa?

O *viés* está relacionado a diferenças sistemáticas em relação à verdade. Um estudo prognóstico tem viés se produzir superestimativa ou subestimativa sistemática da probabilidade de desfechos adversos nos pacientes estudados. Quando uma amostra é sistematicamente diferente da população de interesse e, portanto, provavelmente apresenta um viés, pois os pacientes terão um prognóstico melhor ou pior do que o da população de interesse, chamamos a amostra de não representativa.

Como reconhecer uma amostra não representativa? Em primeiro lugar, determine se os pacientes passam por algum tipo de filtro antes de entrar no estudo. Em caso afirmativo, o resultado é provavelmente uma amostra sistematicamente diferente da população de interesse subjacente. Um desses filtros é a sequência de encaminhamentos que leva paciente de centros primários a terciários. Com frequência, centros terciários tratam pacientes com doenças raras e pouco comuns ou de maior severidade. Pesquisas que descrevem os desfechos de pacientes em centros terciários podem não ser aplicáveis ao paciente comum com a doença na comunidade (situação às vezes chamada de *viés de encaminhamento*).

Por exemplo, quando uma criança é hospitalizada com convulsões febris, os pais querem saber o risco de seu filho ter mais convulsões. Esse risco é muito mais baixo em estudos populacionais (riscos relatados variam de 1,5 a 4,6%) do que em estudos baseados em instituições (riscos relatados são 2,6 a 76,9%).[2] Os participantes destas últimas podem ter outros problemas neurológicos que os predisponham a ter taxas maiores de recidiva.

Os pacientes eram suficientemente homogêneos em relação ao risco prognóstico?

A utilidade de estudos prognósticos será maior se os indivíduos do grupo total de pacientes considerados forem suficientemente similares, de modo que o desfecho do grupo será aplicável a cada um de seus membros. Isso somente será verdade se os pacientes estiverem em um ponto similar e bem descrito de seus processos patológicos. O ponto no curso clínico não precisa ser muito precoce, mas é preciso que seja consistente. Por exemplo, em um estudo do prognóstico de crianças com lesão cerebral adquirida, os pesquisadores não examinaram toda a população, e sim uma subpopulação que permaneceu inconsciente por mais de 90 dias.[3]

Depois de assegurar que os pacientes estavam no mesmo estágio da doença, você deve considerar outros fatores que possam influenciar o desfecho do paciente. Se fatores como idade ou severidade influenciam o prognóstico, então dar um único prognóstico para jovens e velhos, leves e severos, seria enganoso para cada um desses subgrupos. Por exemplo, um estudo examinando o desfecho neurológico em crianças com lesão cerebral adquirida que agrupou pacientes com e sem traumatismo craniano seria enganoso caso esses dois grupos tivessem diferentes prognósticos. De fato, os autores de um estudo que aborda o tema[3] verificaram que pacientes com lesões pós-traumáticas tinham resultados muito melhores do que os com lesões anóxicas. De 36 pacientes com traumatismo encefálico fechado, 23 (64%) recuperaram uma função social suficiente para expressarem seus desejos e necessidades e 9 (25%) eventualmente recuperaram a capacidade de marcha independente. De 13 crianças com lesões por anoxia, nenhuma recuperou funções sociais ou cognitivas importantes. Fornecer um prognóstico intermediário englobando os dois grupos seria profundamente enganoso para os pais dessas crianças.

Os investigadores devem não apenas considerar todos os fatores prognósticos importantes como também considerá-los em relação uns aos outros. Se a doença, mas não a idade, determinar verdadeiramente o desfecho, e pacientes mais doentes tendem a ser mais velhos, investigadores que não consideram simultaneamente idade e severidade da doença podem erroneamente concluir que a idade é um fator prognóstico importante. Por exemplo, investigadores no estudo de Framingham examinaram fatores de risco para acidente vascular cerebral (AVC).[4] Relataram que a taxa de AVC em pacientes com fibrilação atrial e cardiopatia reumática era de 41 por 1.000 pessoas/ano, o que era similar à taxa em pacientes com fibrilação atrial, mas sem cardiopatia reumática. Entretanto, pacientes com cardiopatia reumática eram muito mais jovens do que aqueles que não tinham cardiopatia reumática. Para entender adequadamente a influência da cardiopatia reumática, investigadores nessas circunstâncias devem considerar separadamente o risco relativo de AVC em pessoas jovens com e sem doença reumática e o risco de AVC em idosos com e sem doença reumática. Chamamos essa consideração separada de *análise ajustada*. Depois de fazer ajustes para a idade, os investigadores verificaram que a taxa de AVC era seis vezes maior em pacientes com cardiopatia reumática e fibrilação atrial do que em pacientes com fibrilação atrial que não tinham cardiopatia reumática.

Se muitas variáveis têm um importante efeito sobre o prognóstico, investigadores devem usar técnicas estatísticas sofisticadas, tais como as análises de regressão, para determinar os preditores mais poderosos. Esse tipo de análise pode levar a uma *regra de decisão clínica* que oriente os médicos a considerarem simultaneamente todos os fatores prognósticos importantes.

Como você pode chegar a uma decisão sobre se os grupos são suficientemente homogêneos em relação ao risco? Com base em sua experiência clínica e em sua compreensão biológica da patologia em estudo, você pode pensar em fatores negligenciados pelos investigadores que provavelmente definem subgrupos com prognósticos muito diferentes? Se a resposta for afirmativa, a validade dos resultados do estudo pode estar comprometida.

O seguimento foi suficientemente completo?

Investigadores que perdem um grande número de pacientes comprometem a validade de seu estudo prognóstico. A razão para isso é que os pacientes que são seguidos podem ter um risco sistematicamente mais alto ou mais baixo do que os não seguidos. À medida que aumenta o número de pacientes que não voltam para *seguimento*, a probabilidade de viés também aumenta.

Quantos pacientes perdidos no seguimento são um número excessivo? A resposta depende da relação entre a proporção de pacientes perdidos e a proporção de pacientes que apresentaram o desfecho adverso de interesse. Quanto maior é o número de pacientes cujo destino é desconhecido, em relação ao número dos que apresentaram o evento adverso, maior é a ameaça para a validade do estudo. Por exemplo, assumamos que 30% de um grupo particularmente de alto risco (como idosos com diabete) apresentaram um desfecho adverso (como óbito por causas cardiovasculares) durante o seguimento em longo prazo. Se 10% dos pacientes tivessem sido perdidos no seguimento, a taxa real de pacientes que morreram poderia ser de aproximadamente 27% ou de até 37%. Nessa faixa, as implicações clínicas não mudariam consideravelmente, e a perda no seguimento não ameaçaria a validade do estudo. Entretanto, em uma amostra de pacientes de muito menor risco (p. ex., pacientes de meia-idade basicamente saudáveis), a taxa de eventos observada pode ser 1%. Nesse caso, um pressuposto de que 10% dos pacientes perdidos no seguimento tivessem morrido levaria a uma taxa de eventos de 11%, o que poderia ter implicações muito diferentes.

Uma grande perda no seguimento constituirá ameaça mais séria à validade quando os pacientes perdidos puderem ser diferentes daqueles mais fáceis de serem rastreados. Em um estudo, por exemplo, após muito esforço, os investigadores conseguiram seguir 180 de 186 pacientes tratados para neurose.[5] A taxa de mortalidade era de 3% entre os 60% que eram fáceis de rastrear. Entretanto, entre aqueles mais difíceis de serem encontrados, a taxa de mortalidade era 27%.

Se for plausível pensar que pacientes seguidos e pacientes perdidos possam ter um destino diferencial (e, na maioria dos estudos prognósticos, isso ocorrerá), uma grande perda no seguimento em relação à proporção de pacientes que apresentam um desfecho relevante adverso constitui importante ameaça à validade.

Os critérios de desfecho eram objetivos e sem viés?

Eventos de desfecho podem ser objetivos e facilmente medidos (como óbito), exigir algum grau de julgamento (como infarto do miocárdio) ou sua mensuração pode requerer considerável grau de julgamento e esforço (como incapacidade, qualidade de vida). Investigadores devem especificar e definir claramente seus *desfechos de interesse* e, sempre que possível, devem basear seus critérios em medidas objetivas.

O estudo de crianças com lesão cerebral adquirida fornece um bom exemplo das questões envolvidas na medida de desfechos.[3] Os examinadores verificaram que as famílias de pacientes com frequência interpretavam de forma otimista interações com os pacientes. Assim, os investigadores requeriam que o desenvolvimento de uma resposta social nas crianças afetadas fosse verificado pela equipe do estudo.

UTILIZANDO AS *DIRETRIZES*

Voltando ao nosso cenário clínico inicial, os investigadores no estudo COG de prognóstico de neuroblastoma usaram dados de 3.666 indivíduos abaixo de 21 anos com um diagnóstico de neuroblastoma confirmado patologicamente que participaram em um dentre 11 ensaios terapêuticos ou estudos observacionais.[1] Como mais de 60% de todas as crianças tratadas por câncer participam de ensaios clínicos, comparadas com menos de 2% dos pacientes adultos com câncer,[6] essa coorte provavelmente representa a maioria das crianças com neuroblastoma. Os investigadores consideraram se subgrupos definidos por idade, estágio da doença, estadiamento do câncer e amplificação de um marcador tumoral (MYCN) (um marcador tumoral que é ou amplificado ou não amplificado) apresentavam prognósticos diferentes. Os investigadores não informaram o número de pacientes perdidos ao longo do seguimento, o que é um problema. Uma revisão das cinco referências que incluíam dados dos 13 relatórios de estudo revelou que alguns pacientes foram incluídos em múltiplos estudos com diferentes exigências de seguimento. A revisão dos relatórios referenciados não permite determinar a taxa da perda no seguimento nas 3.666 crianças. Finalmente, os autores definiram sobrevida livre de eventos como pacientes que não apresentaram recidiva do câncer, progressão da doença, neoplasia secundária e óbito. Embora o óbito seja um desfecho objetivo, claro, a identificação da progressão da doença, da neoplasia secundária e da recidiva do câncer pode ter diferido entre os numerosos estudos. Embora você tenha algumas reservas quanto à totalidade do seguimento em longo prazo, conclui que o estudo provavelmente ainda fornece uma boa estimativa do prognóstico da criança sob seus cuidados e deve lhe ajudar a abordar a pergunta dos pais.

QUAIS SÃO OS RESULTADOS?

Qual a probabilidade dos desfechos ao longo do tempo?

Resultados de estudos de prognóstico ou risco são o número de eventos que ocorrem ao longo do tempo. Uma maneira informativa de representar esses resultados é uma *curva de sobrevida*, que é um gráfico do número de eventos ao longo do tempo (ou inversamente, a chance de estar livre desses eventos ao longo do tempo) (ver Cap. 7, O tratamento diminui o risco? Compreendendo os resultados). Os eventos devem ser do tipo sim/não (como óbito, AVC, recidiva de câncer), e os investigadores precisam saber o momento em que ocorreram. A Figura 13.1 mostra duas curvas de sobrevida, uma após um infarto do miocárdio[7]; a outra, da necessidade de cirurgia de revisão após a colocação de prótese de quadril.[8]

A chance de morte após um infarto do miocárdio é maior logo após o evento (refletida em uma curva com inclinação inicialmente acentuada para baixo, que posteriormente torna-se horizontal), enquanto poucas próteses de quadril requerem revisão até muito mais tarde (essa curva, em contraste, começa plana e depois tem uma inclinação).

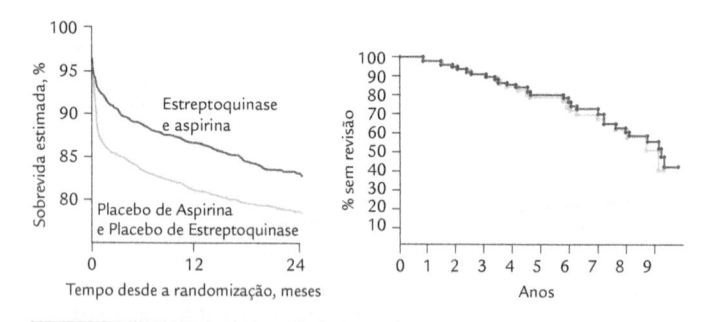

FIGURA 13.1 Curvas de sobrevida.

À esquerda, sobrevida após infarto do miocárdio. À direita, resultados de cirurgia de prótese de quadril: porcentagem de pacientes que sobrevivem sem necessidade de novo procedimento (revisão) após sua prótese de quadril inicial.

Reproduzida de The Lancet,[7] Copyright © 1988, com permissão de Elsevier (esquerda). Reproduzida de Dorey e Amstutz,[8] com permissão do Journal of Bone and Joint Surgery (direita).

Qual a precisão das estimativas de probabilidade?

Quanto mais precisa for a estimativa de prognóstico fornecida por um estudo, menor será a incerteza necessária sobre o prognóstico estimado e mais útil este será para nós. Em geral, autores relatam os riscos de desfechos adversos com os *intervalos de confiança (ICs)* de 95% a eles associados. Se o estudo for válido, os ICs 95% definem a faixa de riscos na qual é altamente provável que se encontre o risco verdadeiro (ver Cap. 8, Intervalos de confiança). Por exemplo, um estudo do prognóstico de pacientes com demência forneceu um IC 95% em torno da estimativa de 49% de sobrevida em 5 anos após a apresentação (i.e., 39-58%).[9]

Na maioria das curvas de sobrevida, os períodos iniciais de acompanhamento em geral incluem resultados de mais pacientes do que períodos posteriores (devido a perdas ao acompanhamento e porque os pacientes não ingressam no estudo ao mesmo tempo). Isso significa que as curvas de sobrevida são mais precisas nos períodos iniciais, o que é indicado pelas faixas de confiança mais estreitas na zona esquerda da curva (Fig. 13.2).

UTILIZANDO AS *DIRETRIZES*

O estudo COG de neuroblastoma[1] avaliou o risco relativo de um evento em crianças maiores e menores antes e depois de um ajuste para sua situação quanto ao MYCN. Você está preocupado porque, como sua paciente foi diagnosticada por volta de 365 dias de vida, ela pode estar em um grupo de maior risco. A Figura 13.3 apresenta os resultados relevantes. A Figura 13.3-A mostra que, antes do ajuste para o estágio e a situação MYCN, mais idade parece ter um grande efeito negativo sobre o prognóstico. Entretanto, isso é enganoso, porque crianças com mais idade também tendem a ter um estágio e marcadores piores. A Figura 13.3-B mostra uma influência muito mais modesta da idade após o ajuste. Note que os ICs são mais estreitos nas faixas etárias mais baixas, porque a maioria dos pacientes é diagnosticada antes dos 20 meses de idade. A Figura 13.3-B mostra que o risco começa a aumentar consideravelmente após 600 dias, não 365.

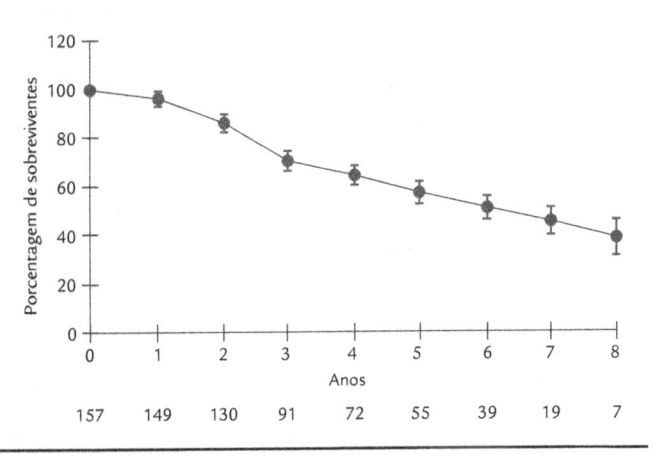

Figura 13.2 Risco de um evento por faixa etária em crianças com neuroblastoma.

Reproduzida de Wood et al,[10] com permissão de Wiley-Liss, Inc, uma subsidiária de John Wiley & Sons, Inc. Copyright © 1999, American Cancer Society.

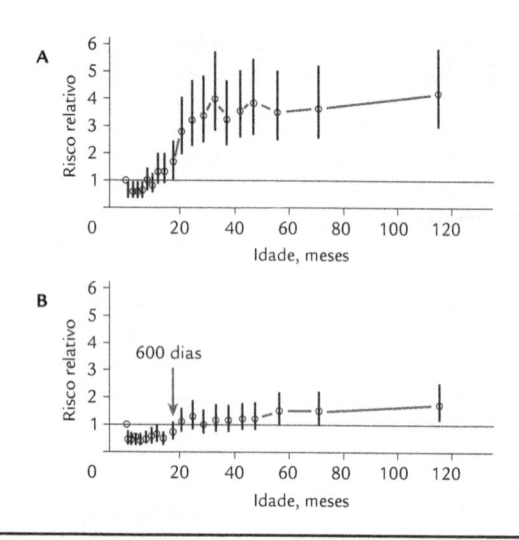

FIGURA 13.3 Risco relativo de um evento, com intervalos de confiança de 95%, por faixa etária em crianças com neuroblastoma.

A, modelo univariado de Cox de riscos proporcionais com faixa etária. B, modelo multivariado de Cox proporcional ao estágio do Sistema Internacional de Estadiamento de Neuroblastoma, situação de MYCN, e faixa etária. Não há aumento nem redução do risco para um evento onde a curva cruza o risco relativo = 1 em aproximadamente 600 dias de vida (19,7 meses).

Reproduzida de London et al,[1] com permissão da American Society of Clinical Oncology.

COMO POSSO APLICAR OS RESULTADOS À ATENÇÃO AO PACIENTE?

Os pacientes do estudo e seu manejo eram similares aos da minha prática clínica?

Os autores devem descrever os pacientes do estudo de modo explícito e com suficiente detalhe para que você possa fazer uma comparação com seus pacientes. Um fator às vezes esquecido em estudos prognósticos que pode influenciar fortemente o desfecho é o tratamento. Muitas vezes, estratégias terapêuticas variam acentuadamente entre instituições e mudam ao longo do tempo, enquanto novos tratamentos surgem ou velhos tratamentos tornam a ganhar popularidade. À medida que os tratamentos forem benéficos ou prejudiciais, o desfecho global de pacientes pode melhorar ou piorar.

O seguimento foi suficientemente longo?

Como a presença de doença muitas vezes é muito anterior ao desenvolvimento de um evento de desfecho, investigadores devem acompanhar pacientes por um período suficientemente longo para detectar os desfechos de interesse. Por exemplo, a recidiva em algumas mulheres com câncer de mama inicial pode ocorrer muitos anos depois do diagnóstico e do tratamento.[11] Um estudo prognóstico pode fornecer uma avaliação sem viés do desfecho durante um curto período, se satisfizer os critérios de validade na Tabela 13.1, mas pode ter pouca utilidade caso uma paciente estiver interessada em seu prognóstico a longo prazo.

Posso usar os resultados no manejo de pacientes em minha prática clínica?

Muitas vezes, dados prognósticos fornecem a base para decisões sensatas sobre tratamento. Mesmo se o resultado prognóstico não lhe ajudar na seleção do tratamento apropriado, pode ajudá-lo a aconselhar um paciente ou familiar preocupado. Alguns agravos, como hérnia de hiato assintomática ou divertículos assintomáticos de colo, têm um prognóstico global tão bom que foram chamados *não doenças*.[12] Contudo, um resultado com um prognóstico uniformemente ruim poderia dar ao médico um ponto de partida para uma discussão com o paciente e sua família, levando ao aconselhamento sobre cuidados terminais.

RESOLUÇÃO CLÍNICA

Sua paciente assemelha-se ao subgrupo de crianças com risco favorável no estudo[1], no que se refere à idade, ao estágio e a marcadores tumorais, e você pode facilmente generalizar os resultados para seu cuidado. O manejo terapêutico de pacientes com esse perfil de risco em todos os estudos é similar ao que sua paciente irá receber. O seguimento mínimo no estudo era de 3 anos, e metade dos pacientes foi seguida por até 5,8 anos, permitindo aos investigadores fornecerem estimativas para até 5 anos após o diagnóstico, o que você considera adequado para aconselhar os pais. Embora os pais ainda estejam abalados pelo diagnóstico de neuroblastoma e devam enfrentar qualquer risco de mortalidade associado, você colheu algumas informações tranquilizadoras do estudo.[1] Todos os achados de sua paciente sugerem o prognóstico mais favorável. O estudo nos diz que a sobrevida livre de eventos por 4 anos de pacientes entre 365 e 460 dias de vida, excluindo aqueles com doença no estágio 4 e tumores com amplificação de MYCN, é 92%, com ± 3% de erro padrão. A Tabela 13.2 mostra como calcular ICs a partir de erros padrão de uma proporção, o que, para o estudo em questão, com 135 pacientes naquele subgrupo, dá um IC de 91,6 a 92,4%. Com o IC estreito, você tem segurança em usar as estimativas. Embora sua paciente esteja no limite de 365 dias no momento da apresentação, está claro que o risco não aumenta consideravelmente com a idade até depois de 600 dias. Sua paciente ainda está no grupo de risco mais favorável, e você pode tranquilizar os pais no sentido de que a quimioterapia tóxica não é necessária nesse momento.

TABELA 13.2 Calculando intervalos de confiança de 95% a partir de uma proporção

I. A regra dos 3s[13]

Usada quando o numerador é 0 ou 1 e existem pelo menos 30 pacientes na amostra

= 100 x 3/número de pacientes = limite superior do IC 95%

Exemplo: 50 dos 50 pacientes morrem; o limite superior do IC 95% de sobrevida = 100 x 3/50 = 6% ou, dado um tamanho amostral de 50, a taxa de sobrevida ainda poderia ser de até 6%.

II. Calculando o IC 95% a partir do erro padrão de uma proporção[14]

Usada quando dois ou mais pacientes apresentam o desfecho relevante

p = proporção = número de pacientes com o desfecho/número total de pacientes

epp = erro padrão da proporção = raiz quadrada de [p x (1 − p)]/n.

IC 95% = 100 x [p − (1,96 x epp)], 100 x [p + (1,96 x epp)]

Exemplo do nosso cenário: 124 de 135 sobrevivem, p = 0,92, epp = raiz quadrada de (0,92 x 0,08)/135 = 0,002, 1,96 x epp = 1,96 x 0,002 = 0,004, IC 95% = 100 x (0,92 − 0,004), 100 x (0,92 + 0,004) = 91,6 a 92,4%, que é o IC 95%.

Abreviatura: IC, intervalo de confiança.

Referências

1. London WB, Castleberry RP, Matthay KK, et al. Evidence for an age cutoff greater than 365 days for neuroblastoma risk group stratification in the Children's Oncology Group. *J Clin Oncol*. 2005; 23(27):6459-6465.
2. Ellenberg JH, Nelson KB. Sample selection and the natural history of disease: studies of febrile seizures. *JAMA*. 1980;243(13):1337-1340.
3. Kriel RL, Krach LE, Jones-Saete C. Outcome of children with prolonged unconsciousness and vegetative states. *Pediatr Neurol*. 1993;9(5):362-368.
4. Wolf PA, Dawber TR, Thomas HE Jr, et al. Epidemiologic assessment of chronic atrial fibrillation and risk of stroke: the Framingham study. *Neurology*. 1978;28 (10):973-977.
5. Sims AC. Importance of a high tracing-rate in long-term medical follow-up studies. *Lancet*. 1973; 2(7826):433-435.
6. Murthy VH, Krumholz HM, Gross CP. Participation in cancer clinical trials: race, sex-, and age-based disparities. *JAMA*. 2004;291(22):2720-2726.

7. ISIS-2 (Second International Study of Infarct Survival) Collaborative Group. Randomised trial of intravenous streptokinase, oral aspirin, both, or neither among 17,187 cases of suspected acute myocardial infarction: ISIS-2. *Lancet.* 1988;2(8607):349-360.
8. Dorey F, Amstutz HC. The validity of survivorship analysis in total joint arthroplasty. *J Bone Joint Surg Am.* 1989;71(4):544-548.
9. Walsh JS, Welch HG, Larson EB. Survival of outpatients with Alzheimer-type dementia. *Ann Intern Med.* 1990;113(6):429-434.
10. Wood LA, Coupland RW, North SA, Palmer MC. Outcome of advanced stage low grade follicular lymphomas in a population-based retrospective cohort. *Cancer.* 1999;85(6):1361-1368.
11. Early Breast Cancer Trialists' Collaborative Group. Systemic treatment of early breast cancer by hormonal, cytotoxic, or immune therapy: 133 randomised trials involving 31,000 recurrences and 24,000 deaths among 75,000 women. *Lancet.* 1992;339(8784):1-15.
12. Meador CK. The art and science of nondisease. *N Engl J Med.* 1965 Jan 14;272: 92-95.
13. Hanley JA, Lippman-Hand A. If nothing goes wrong, is everything all right? interpreting zero numerators. *JAMA.* 1983;249(13):1743-1745.
14. Sackett DL, Haynes RB, Guyatt GH, Tugwell P, eds. Making a prognosis. In: *Clinical Epidemiology: A Basic Science for Clinical Medicine.* 2nd ed. Toronto, Ontario, Canada: Little, Brown & Company; 1991.

14

Sumarizando as evidências

GORDON GUYATT, ROMAN JAESCHKE,
KAMESHWAR PRASAD E DEBORAH J. COOK

Neste capítulo:

- Cenário clínico

    Devemos administrar magnésio intravenoso a pacientes que chegam com asma aguda severa?

- Encontrando as evidências

    Revisão narrativa tradicional e revisão sistemática

    Um mapa do caminho para revisões sistemáticas

- Os resultados são válidos?

    A revisão abordou explicitamente uma questão clínica sensata?

    A busca por estudos relevantes foi detalhada e exaustiva?

    Os estudos primários tinham alta qualidade metodológica?

    A seleção e as avaliações dos estudos eram reproduzíveis?

- Quais são os resultados?

    Os resultados eram similares de estudo a estudo?

    Quais são os resultados globais da revisão?

    Qual a precisão dos resultados?

- Como posso aplicar os resultados à atenção ao paciente?

    Todos os desfechos importantes para o paciente foram considerados?

Quaisquer efeitos de subgrupos postulados eram verossímeis?

Qual é a qualidade global das evidências?

Os benefícios compensam os custos e possíveis riscos?

♦ Resolução clínica

CENÁRIO CLÍNICO

Devemos administrar magnésio intravenoso a pacientes que chegam com asma aguda severa?

Em um plantão de medicina interna geral, você recebe o encaminhamento de uma mulher de 26 anos com exacerbação de asma. Ela esteve no serviço de emergência há 2 semanas e teve alta após tratamento com broncodilatadores e prescrição de um curso curto de esteroides orais. Apesar de aconselhada a se desfazer de seu gato, não tinha sido capaz de fazê-lo. Seu volume expiratório forçado em um segundo (VEF_1), 78% do previsto por ocasião da alta da emergência há 2 semanas, agora é 41% do previsto, e seu pico de fluxo expiratório (PFE) é 13% do previsto. A gasometria arterial mostra um pH de 7,37, PaO_2 de 69 mmHg e $PaCO_2$ de 44 mmHg. Você inicia o tratamento com broncodilatadores e corticosteroides e está considerando se a paciente seria melhor tratada em uma unidade de cuidados intermediários quando uma de suas colegas menos graduadas sugere o tratamento com sulfato de magnésio intravenoso. Você está incerto sobre essa sugestão e, assim, apenas agradece educadamente; no entanto, a colega volta 15 minutos depois com uma cópia de uma revisão da Cochrane Library abordando o tópico.[1]

ENCONTRANDO AS EVIDÊNCIAS

Nesse cenário, uma colega forneceu o artigo relevante da Cochrane Library. Se você procurasse "asthma and magnesium" [asma e magnésio], poderia ter encontrando esse artigo entrando na Cochrane Library e digitando "magnesium and asthma" [magnésio e asma]. Você também poderia encontrá-lo rapidamente no ACP Journal

Club, digitando os mesmos termos, e no UpToDate, examinando a seção sobre asma, estreitando-a por magnésio e procurando "alternative agents for treatment of asthma" [agentes alternativos para o tratamento da asma].

Revisão narrativa tradicional e revisão sistemática

O grande número de estudos abordando muitas questões clínicas faz com que artigos de revisão sejam um modo eficiente de aprender *evidências* relevantes. Assim como é importante usar métodos rigorosos na pesquisa primária para proteger-se contra o *viés* e o *erro aleatório*, também é importante usar métodos rigorosos ao sumarizar os resultados de vários estudos. Revisões tradicionais da literatura, comumente encontradas em publicações especializadas e compêndios, tipicamente fornecem *revisões narrativas* de uma doença ou patologia. Revisões narrativas tradicionais muitas vezes incluem uma discussão de um ou mais aspectos da etiologia, diagnóstico, *prognóstico* ou manejo da doença e abordam várias *questões básicas (background)*, *questões clínicas (foreground)* e questões teóricas.

Tipicamente, autores de revisões tradicionais fizeram poucas ou nenhuma tentativas de serem sistemáticos ao formularem as questões que estão abordando, ao buscarem e selecionarem evidências, ao avaliarem a qualidade dos *estudos primários* e ao sumarizarem os resultados dos estudos primários. Estudantes de medicina e médicos que procuram informações básicas muitas vezes encontram revisões narrativas úteis para obterem uma visão geral de um agravo clínico (ver Cap. 3, Qual é a questão?, e Cap. 4, Encontrando as evidências).

Infelizmente, especialistas em revisão muitas vezes fazem recomendações conflitantes, e seus conselhos frequentemente estão atrasados ou são inconsistentes com as melhores evidências disponíveis.[2] Um motivo importante para esse fenômeno é o uso de abordagens não sistemáticas para a coleta e sumarização das evidências. De fato, em um estudo, a habilidade autoestimada estava inversamente relacionada ao rigor metodológico da revisão.[3]

Embora a maioria das *revisões sistemáticas* focalize questões sobre o efeito de intervenções, também podem abordar questões de diagnóstico e prognóstico, inclusive questões sobre "como" e "por que" contempladas por estudos de pesquisa qualitativa (às vezes chamados de *metassíntese*). Nesse capítulo, embora focalizemos revisões sistemáticas que abordam questões discretas de manejo de pacientes, os princípios para outros tipos de questões são similares.

Às vezes, autores erroneamente usam os termos revisão sistemática e *metanálise* de forma intercambiável. Usamos o termo revisão sistemática para qualquer sumário de pesquisa que procure abordar uma questão clínica focalizada de maneira sistemática, reproduzível, e *metanálise* para a síntese quantitativa que produz uma única melhor estimativa do *efeito do tratamento*, por exemplo. A maioria dos artigos rotulados como metanálises publicados na literatura biomédica são, na verdade, revisões sistemáticas que agrupam estatisticamente os resultados de dois ou mais estudos primários. A Tabela 14.1[4] apresenta as características que distinguem revisões narrativas de revisões sistemáticas e metanálises.

Durante a última década, a literatura que descreve os melhores métodos para revisões sistemáticas cresceu enormemente, e, atualmente, inclui estudos que fornecem uma base empírica para orientar decisões sobre os métodos usados para resumir evidências.[5,6] Aqui, enfatizamos pontos-chave, na perspectiva de clínicos que precisam tomar uma decisão sobre o cuidado de pacientes.

Um mapa do caminho para revisões sistemáticas

Ao aplicar as *Diretrizes para utilização da literatura médica*, você julgará útil compreender claramente o processo de realização de uma revisão sistemática. A Figura 14.1 demonstra como o processo tem início com a definição da questão, o que é sinônimo de especificar critérios de elegibilidade para decidir quais estudos incluir em uma revisão. Esses critérios definem a população, as *exposições* ou intervenções e os desfechos de interesse. Dependendo do alcance de sua revisão, os autores podem precisar decidir nesse estágio quais medidas de *desfecho* serão cruciais para os tomadores de decisões clínicas e garantir que sumarizem as evidências para cada um desses desfechos. Uma revisão sistemática também limitará os estudos incluídos àqueles que satisfazem padrões metodológicos mínimos. Por exemplo, revisões sistemáticas que abordam uma questão de tratamento muitas vezes incluirão apenas *ensaios controlados randomizados* (ECRs).

TABELA 14.1 Diferenças entre revisões narrativas e sistemáticas

Característica	Revisão narrativa	Revisão sistemática
Questão clínica	Raramente informada, ou abordas várias questões gerais	Questão focalizada especificando população, intervenções ou exposição e desfecho
Busca por artigos primários	Raramente informada; se informada, não é abrangente	Busca abrangente de várias fontes de evidências
Seleção de artigos primários	Raramente informada; se informada, frequentemente a amostra de estudos apresenta viés	Critérios explícitos de inclusão e exclusão para estudos primários
Avaliação da qualidade de artigos primários	Raramente informada; se informada, em geral não é sistemática	Avaliação da qualidade metodológica dos artigos primários
Sumário dos resultados de estudos primários	Em geral, sumário não sistemático qualitativo	A síntese é sistemática (quantitativa ou qualitativa; se for quantitativa, com frequência é chamada de metanálise)

Reproduzida de Cook e colaboradores.[4]

Tendo especificado seus critérios de seleção, os revisores devem realizar uma busca abrangente que produza um grande número de títulos e resumos potencialmente relevantes. A seguir, aplicam os critérios de seleção aos títulos e resumos, chegando a um número menor de artigos que podem buscar. Mais uma vez, os revisores aplicam os critérios de seleção, agora aos relatórios completos. Tendo completado o processo de seleção, avaliam a qualidade metodológica dos artigos e retiram dados de cada estudo. Finalmente, sumarizam os dados, incluindo, se apropriado, uma síntese quantitativa ou metanálise. A análise inclui um exame de diferenças entre os estudos incluídos, uma tentativa de explicar diferenças de

Definir a questão

• Especificar critérios de inclusão e exclusão
  População
  Intervenção ou exposição
  Desfecho
  Metodologia (incluindo tempo, idioma, restrições de publicação)

Realizar uma busca na literatura
• Decidir as fontes de informação: bancos de dados, especialistas, agências de financiamento, empresas farmacêuticas, buscas manuais, arquivos pessoais, registros de estudos, Cochrane Database de ECRs, listas de citação de artigos encontrados • Identificar títulos e resumos

Aplicar critérios de inclusão e exclusão
• Aplicar critérios de inclusão e exclusão a títulos e resumos • Obter o texto completo de títulos e resumos elegíveis • Aplicar critérios de inclusão e exclusão aos textos completos • Selecionar os artigos elegíveis finais • Avaliar a concordância na seleção de estudos

Criar abstração de dados
• Abstração de dados: participantes, intervenções, comparação de intervenções, delineamento do estudo • Resultados • Qualidade metodológica • Avaliar a concordância na avaliação de validade

Realizar a análise
• Determinar o método de gerar estimativas agrupadas entre estudos • Gerar estimativas agrupadas (caso apropriado) • Explorar heterogeneidade, realizar análises de subgrupo caso apropriado • Explorar a possibilidade de viés de publicação

FIGURA 14.1   O processo de realizar uma revisão sistemática.

resultados (explorando a *heterogeneidade*), um sumário dos resultados globais e uma avaliação global da qualidade metodológica. Diretrizes para avaliar a validade de revisões e usar os resultados correspondem a esse processo (Tab. 14.2).

OS RESULTADOS SÃO VÁLIDOS?

A revisão abordou explicitamente uma questão clínica sensata?

Considere uma revisão sistemática que agrupou resultados de todas as modalidades terapêuticas para o câncer para todos os tipos

Tabela 14.2 Diretrizes para utilização da literatura médica sobre como usar artigos de revisão

Os resultados são válidos?
- A revisão incluiu critérios de elegibilidade explícitos e apropriados?
- Existe pouca probabilidade de viés da seleção e notificação dos estudos?
- Os estudos primários tinham alta qualidade metodológica?
- As avaliações de estudos eram reproduzíveis?

Quais são os resultados?
- Os resultados eram similares de estudo a estudo?
- Quais são os resultados globais da revisão?
- Qual a precisão dos resultados?

Como posso aplicar os resultados ao cuidado de pacientes?
- Todos os desfechos importantes para o paciente foram considerados?
- Quaisquer efeitos de subgrupos postulados eram verossímeis?
- Qual é a qualidade global das evidências?
- Os benefícios compensam os custos e possíveis riscos?

de câncer, a fim de gerar uma única estimativa do efeito sobre a mortalidade. A seguir, considere uma revisão que agrupou os resultados dos efeitos de todas as doses de todos os agentes antiplaquetários (incluindo aspirina, sulfinpirazona, dipiridamol, ticlodipina e clopidogrel) sobre eventos trombóticos importantes (incluindo infarto do miocárdio [IM], acidente vascular cerebral [AVC] e insuficiência arterial aguda nas pernas) e mortalidade em pacientes com aterosclerose clinicamente manifesta (seja no coração, crânio ou membros inferiores). Finalmente, pense sobre uma revisão que aborde a influência de uma ampla faixa de doses de aspirina para a prevenção do AVC trombótico em pacientes que sofreram um ataque isquêmico transitório (AIT) na circulação carotídea.

Clínicos não considerariam a primeira dessas revisões útil; concluiriam que é ampla demais. A maioria dos clínicos fica desconfortável com a segunda questão, considerando-a excessivamente ampla. Entretanto, ainda no caso da segunda questão, um grupo de investigadores de grande experiência e credibilidade julgou que ela era razoável e divulgou os resultados de sua metanálise em uma importante publicação.[7-10] A maioria dos médicos não tem problemas com a terceira questão, embora possa expressar preocupações sobre o fato de reunir uma ampla faixa de doses de aspirina.

O que torna uma revisão sistemática muito ampla ou muito estreita? Ao decidir se a questão colocada na revisão é sensata, os médicos devem se perguntar se a biologia subjacente é mais ou menos o que esperariam; ou seja, o mesmo efeito de tratamento em toda a gama de pacientes (Tab. 14.3). Devem fazer a pergunta paralela sobre os outros componentes da questão do estudo: a biologia subjacente é tal que, em toda a gama de intervenções e desfechos incluídos, espera-se mais ou menos o mesmo efeito de tratamento? Médicos também podem construir um conjunto similar de questões para outras áreas da investigação clínica. Por exemplo, diante de uma gama de pacientes, formas de testar e *padrões de referência* ou *padrões-ouro* de diagnóstico, esperamos mais ou menos as mesmas *razões de probabilidade* associadas a estudos que examinam um teste diagnóstico (ver Cap. 12, Testes diagnósticos)?[11]

Clínicos rejeitam uma revisão sistemática que agrupe dados de todos os modos de tratamento de câncer para todos os tipos de câncer, porque sabem que alguns tratamentos oncológicos são efetivos em certos cânceres, enquanto outros são nocivos. Combinar os resultados desses estudos produziria uma estimativa de efeito que seria enganosa para a maioria das intervenções. Clínicos que

TABELA 14.3 Os critérios de elegibilidade eram apropriados?

Os resultados provavelmente serão similares entre toda a gama de pacientes incluídos (p. ex., mais velhos ou mais novos, mais ou menos doentes)?

Os resultados provavelmente serão similares entre toda a gama de intervenções ou de exposições estudadas (p. ex., dose mais alta, dose mais baixa; teste interpretado por especialista ou não especialista)?

Os resultados provavelmente serão similares entre toda a gama de modos de medir o desfecho (p. ex., seguimento mais curto ou mais longo)?

Revelou-se que os resultados eram mesmo similares em toda a gama de pacientes, de intervenções e de desfechos (i.e., todos os estudos mostraram resultados similares)?

rejeitam a segunda revisão argumentariam que a variação biológica em agentes antiplaquetários provavelmente levará a diferenças importantes no efeito do tratamento. Além disso, podem sustentar que existem diferenças importantes na biologia da aterosclerose nos vasos do coração, cabeça e pernas. Os que endossam a segunda revisão argumentam a biologia subjacente similar dos agentes antiplaquetários – e da aterosclerose em diferentes locais do corpo – e, assim, preveem uma magnitude similar de efeitos do tratamento.

No caso da terceira questão, a maioria dos médicos aceitaria que a biologia da ação da aspirina provavelmente seria similar em pacientes com AITs que refletem isquemia cerebral direita ou esquerda, acima ou abaixo dos 75 anos de idade, dos dois sexos, com todas as doses, durante períodos de *seguimento* variando entre 1 e 5 anos, e em pacientes com AVC identificados pelo seu clínico ou por uma equipe de revisores especializados. A biologia semelhante provavelmente resultará em uma magnitude similar do efeito do tratamento, o que explica o bem-estar dos revisores com a combinação de estudos de aspirina em pacientes que sofreram um AIT.

A tarefa dos médicos é decidir se, em toda a gama de pacientes, intervenções ou exposições e desfechos, um efeito similar da intervenção é plausível. Esse julgamento somente é possível se os revisores fizeram uma declaração precisa de que faixa de pacientes, exposições e desfechos decidiram incluir; em outras palavras, critérios de elegibilidade explícitos para sua revisão.

Além disso, revisores devem especificar os critérios metodológicos de inclusão em sua revisão. Geralmente, eles devem ser similares aos critérios de validade mais importantes para estudos primários (Tab. 14.4). Critérios explícitos de elegibilidade não apenas facilitam a decisão sobre se a questão era sensata como também diminuem a probabilidade que os autores incluam preferencialmente estudos que apoiem suas próprias conclusões prévias.

Os clínicos podem legitimamente se perguntar, mesmo no âmbito de uma questão relativamente estreita, se podem confiar que os resultados serão similares em toda a gama de pacientes, intervenções e medidas de desfecho. Referindo-se à questão da aspirina em pacientes com um AIT, concebivelmente o efeito poderia ser diferente naqueles com aterosclerose subjacente mais ou menos severa, com diferentes doses de aspirina ou durante um seguimento em

TABELA 14.4 Diretrizes para selecionar artigos com maior probabilidade de fornecer resultados válidos[3]

Terapia	• Os pacientes foram randomizados? • O seguimento foi completo?
Diagnóstico	• A amostra de pacientes era representativa das pessoas com o distúrbio? • O diagnóstico foi verificado com base em critérios verossímeis que eram independentes dos itens da anamnese, do exame físico, dos testes laboratoriais ou dos procedimentos de imagem em estudo?
Dano	• Os investigadores demonstraram similaridade em todos os determinantes conhecidos de desfecho ou fizeram um ajuste para diferenças na análise? • O seguimento foi suficientemente completo?
Prognóstico	• A amostra de pacientes era representativa? • O seguimento foi suficientemente completo?

curto e em longo prazo. Assim, esse critério de validade não pode ser totalmente resolvido até que examinemos os resultados. Prevendo uma possível variabilidade em resultados, os revisores deveriam gerar hipóteses *a priori* de características da população, intervenção, desfecho e metodologia que possam explicar tal variabilidade (Fig. 14.1). Conforme descrevemos na seção "Resultados" deste capítulo, se houver grande variação de resultados entre estudos que as hipóteses *a priori* dos revisores não possam explicar, nossa confiança nas estimativas do efeito ficará comprometida.

A busca por estudos relevantes foi detalhada e exaustiva?

Revisões sistemáticas correm o risco de apresentarem resultados enganosos, se não conseguirem garantir uma amostra completa, ou pelo menos representativa, dos estudos elegíveis disponíveis. Para atingir esse objetivo, os revisores fazem buscas em bancos de dados bibliográficos, como Medline, Embase e o Cochrane Central Register of Controlled Trials (contendo mais de 450.000 ECRs), e em bancos de dados de pesquisas atuais.[12] Verificam as listas de referências dos artigos que encontram e procuram um contato pessoal com especialistas na área. Também pode ser importante examinar resumos recentemente publicados e apresentados em congressos científicos, bem como procurar bases de dados usadas com menor frequência, incluindo aquelas que sumarizem teses de doutorado, e bases de dados de ensaios em andamento realizados por empresas farmacêuticas. A não ser que os autores nos digam o que fizeram para localizar estudos relevantes, é difícil saber qual a probabilidade de que estudos relevantes não tenham sido localizados.

O *viés de publicação* ocorre de várias formas, e a mais familiar delas é não notificar ou publicar estudos com resultados negativos. Esse *viés* pode levar a resultados enganosos de revisões sistemáticas que não incluem estudos não publicados.[13-18]

Se investigadores incluem estudos não publicados em uma revisão, devem obter relatórios escritos completos e devem usar os mesmos critérios para avaliar a validade tanto de estudos publicados quanto de não publicados. Existem várias técnicas disponíveis para explorar a possibilidade de viés de publicação, nenhuma delas totalmente satisfatória. Revisões sistemáticas baseadas em vários estudos pequenos com tamanhos totais de amostras limitados são particularmente suscetíveis ao viés de publicação, especialmente se a maioria ou todos os estudos foram patrocinados por uma entidade comercial com interesses nos resultados. Achados que parecem bons demais para serem verdadeiros podem muito bem não o ser.

Outra forma cada vez mais reconhecida de viés de publicação ocorre quando investigadores medem uma série de desfechos, mas notificam apenas aqueles em favor da intervenção experimental ou aqueles que favorecem mais fortemente a intervenção (situação às vezes chamada de *viés de publicação seletiva de desfecho*). Se os revisores informarem que conseguiram contatar autores de estudos primários que garantem a revelação completa de resultados, a preocupação sobre o viés de notificação diminui.

Revisores podem ir além do simples contato dos autores de estudos primários. Podem recrutar esses investigadores como colaboradores de sua revisão e, nesse processo, podem obter registros de pacientes individuais. Essas *metanálises de dados de pacientes individuais* podem facilitar análises poderosas (abordando questões como análises da verdadeira *intenção de tratar*, análises informadas de subgrupos), que podem fortalecer as inferências de uma revisão sistemática.

Os estudos primários tinham alta qualidade metodológica?

Mesmo se uma revisão sistemática incluir somente ECRs, é importante saber se eles eram de boa qualidade. Infelizmente, uma revisão por pares não garante a validade de pesquisas publicadas.[19] Diferenças em métodos de estudo podem explicar diferenças importantes entre os resultados.[20-22] Por exemplo, estudos menos rigorosos tendem a superestimar a efetividade de intervenções terapêuticas e preventivas.[23] Mesmo se os resultados de diferentes estudos forem consistentes, ainda é importante determinar sua validade. Resultados consistentes são menos prementes se vierem de estudos fracos do que se vierem de estudos fortes.

Resultados consistentes de *estudos observacionais* supostamente abordando questões de tratamento são particularmente suspeitos. Médicos podem sistematicamente selecionar pacientes com um bom prognóstico para receberem terapia, e esse padrão de prática pode ser consistente ao longo do tempo e do espaço geográfico. Estudos observacionais sumarizados em uma revisão sistemática,[24] por exemplo, consistentemente apresentaram *reduções de risco relativo* (RRRs) médias em eventos cardiovasculares importantes com terapia de reposição hormonal (TRH). O primeiro grande ECR que abordou a questão não encontrou nenhum efeito da TRH sobre o risco cardiovascular,[25] e o ECR de grande porte subsequente sugeriu possivelmente um efeito deletério.[26-28] A TRH é um entre muitos exemplos de resultados enganosos de estudos observacionais.[29]

Tudo o que dissemos sobre validade se aplica ao foco desse capítulo: revisões sistemáticas que avaliam questões de terapia. Investigadores também podem realizar revisões sistemáticas de questões envolvendo diagnóstico ou prognóstico. Diferentes critérios de validade (correspondendo aos critérios de validade dos capítulos sobre prognóstico e diagnóstico desse livro) são apropriados para tais revisões sistemáticas.

Não existe uma maneira correta de estabelecer a qualidade de estudos, e clínicos devem ter cautela sobre o uso de escalas para avaliá-la.[30,31] Alguns revisores usam longas listas de verificação para avaliarem a qualidade metodológica, enquanto outros focalizam três ou quatro aspectos-chaves do estudo. Ao considerar se devemos acreditar nos resultados de uma revisão, verifique se os autores examinaram critérios similares àqueles que apresentamos em outros capítulos deste livro (ver Cap. 6, Terapia; Cap. 9, Dano; Cap. 12, Testes diagnósticos, e Cap. 13, Prognóstico). Revisores devem aplicar esses critérios com um limiar relativamente baixo (tal como restringir a elegibilidade a ECRs) ao selecionar estudos (Tab. 14.4) e de modo mais abrangente (como considerar *ocultamento, cegamento, interrupção precoce* por benefício) ao avaliar a validade dos estudos incluídos (Fig. 14.1).

A seleção e as avaliações dos estudos eram reproduzíveis?

Como vimos, autores de artigos de revisão precisam decidir quais estudos incluir, qual seu grau de validade e que dados abstrair. Essas decisões exigem julgamento por parte dos revisores e estão sujeitas tanto a erros (i.e., erros aleatórios) e a viés (i.e., erros sistemáticos). Ter duas ou mais pessoas participando em cada decisão protege contra erros e, se houver uma boa concordância além do acaso entre os revisores, o médico pode ter mais confiança nos resultados da revisão sistemática.

UTILIZANDO AS *DIRETRIZES*

Voltando ao nosso cenário inicial, a revisão Cochrane que você localizou incluía sete ensaios com pacientes asmáticos que chegam ao serviço de emergência com uma crise de asma; cinco deles abordavam o desfecho primário designado pelos investigadores, hospitalização.[1] Esses pacientes foram randomizados para receber ou não sulfato de magnésio intravenoso, em média 2 g durante 20 minutos. Os revisores buscaram o registro de asma do Cochrane Airway Review Group e as listas de referência de todos os estudos primários e artigos de revisão disponíveis e contataram autores de estudos primários. É provável que tenham obtido todos os ensaios relevantes, embora o número relativamente menor de ensaios pequenos deixe alguma incerteza quanto a viés de publicação.

Os autores da revisão abordaram o ocultamento da randomização e também usaram o escore Jadad, que classifica randomização, cegamento e perda no seguimento.[32] Dos sete ensaios, seis eram randomizados, tinham controles placebo e incluíam um certo grau de cegamento; a perda no seguimento era geralmente pequena. O sétimo ensaio era quase randomizado descrito como "único cego". Dos sete estudos incluídos, seis foram classificados como fortes e um como fraco, segundo o escore Jadad.

Dois dos autores da revisão decidiram se ensaios potencialmente elegíveis satisfaziam os critérios de elegibilidade; discordâncias eram resolvidas por consenso ou adjudicadas por terceiros. Os investigadores não informaram nenhuma medida de concordância, seja para as decisões de elegibilidade, seja para a classificação de qualidade.

Foram incluídos adultos e crianças com severidade variada de asma, e os autores planejaram *a priori* análises apropriadas de subgrupos baseadas na idade e na severidade. Além do desfecho primário de necessidade de hospitalização, também consideraram testes de função pulmonar (PFE e VEF_1), sinais vitais (frequência cardíaca, frequência respiratória, pressão arterial) e efeitos adversos.

Globalmente, concluímos que os métodos da revisão sistemática e a qualidade metodológica dos ensaios incluídos na revisão sistemáticas eram fortes.

QUAIS SÃO OS RESULTADOS?

Os resultados eram similares de estudo a estudo?

A maior parte das revisões sistemáticas documenta importantes diferenças em pacientes, exposições, medidas de desfecho e métodos de pesquisa de estudo para estudo. Em resultado disso, a resposta mais comum a se os critérios de elegibilidade eram apropriados – ou seja, se podemos esperar resultados similares em toda a gama de pacientes, intervenções e desfechos – é: talvez.

Felizmente, podemos resolver essa situação insatisfatória. Depois de completar a revisão, os investigadores devem apresentar os resultados de modo a permitir aos clínicos verificarem se os resultados comprovaram ser similares de estudo para estudo. Há quatro elementos a considerar quando se decide se os resultados foram suficientemente similares para assegurar conforto com uma única estimativa dos efeitos do tratamento que se aplique a toda a gama de populações, intervenções e desfechos estudados (Tab. 14.5). Primeiro, quão similares são as estimativas específicas do estudo do efeito do tratamento (ou seja, as *estimativas pontuais*) dos estudos individuais? Quanto maior for a diferença, mais os médicos devem questionar a decisão de agregar resultados entre estudos.

Segundo, em que grau as diferenças entre os resultados de estudos individuais são maiores do que você esperaria devido ao acaso? Os usuários podem fazer uma avaliação inicial examinando o grau de sobreposição dos *intervalos de confiança (ICs)*. Quanto maior é a sobreposição, maior é nosso conforto com a agregação de resultados. ICs com ampla separação indicam a presença de importante variabilidade em resultados, que exigem explicação.

Os médicos também podem examinar análises estatísticas formais, chamadas testes de *heterogeneidade*, que abordam a hipótese nula de que os efeitos subjacentes são, na verdade, similares entre estudos, e que as diferenças observadas no tamanho do efeito entre estudos são devidas ao acaso. Quando o valor P associado ao teste de heterogeneidade for pequeno (p. ex., P < 0,05), o acaso torna-se uma explicação improvável para as diferenças observadas no tamanho do efeito.

TABELA 14.5 Avaliando a variabilidade em resultados de estudos

Avaliação visual da variabilidade
  Quão similares são as estimativas pontuais?
  Qual o grau de sobreposição dos intervalos de confiança?

Testes estatísticos que avaliam a variabilidade
  Testes sim-ou-não de heterogeneidade que geram um valor P
  Teste I^2 que quantifica a variabilidade explicada por diferenças entre resultados de estudos

Um quarto critério é outra estatística, o I^2, que descreve a porcentagem da variabilidade em estimativas de efeito que é devida a diferenças subjacentes no efeito e não ao acaso.[33] Orientações brutas para a interpretação do I^2 sugerem que um valor abaixo de 20% representa uma variabilidade mínima, uma variabilidade entre 20 e 50% causa preocupação e valores acima de 50% representam uma heterogeneidade substancial que causa sérias preocupações sobre uma estimativa agregada única.

Os revisores devem tentar explicar a variabilidade entre estudos nos achados que examinam diferenças em pacientes, intervenções, medidas de desfecho e metodologia. Embora apropriada e mesmo necessária, essa busca por explicações da heterogeneidade em resultados de estudo pode ser enganosa. E mais: como o médico deve lidar com a heterogeneidade residual em resultados de estudo que permanece inexplicada? Lidaremos com essa questão na próxima seção, sobre a aplicabilidade dos resultados de estudos.

Quais são os resultados globais da revisão?

Se os investigadores decidirem que é inapropriado agregar resultados para gerar uma única estimativa de efeito, uma revisão sistemática provavelmente irá terminar com uma ou várias tabelas descrevendo resultados de estudos individuais. Muitas vezes, entretanto, os revisores apresentam uma metaanálise com uma única melhor estimativa de efeito a partir das médias ponderadas dos resultados de estudos individuais. O processo de ponderação depende do tamanho da amostra dos estudos ou, mais especificamente, do número de eventos.

Você deve examinar os resultados globais de uma revisão sistemática do mesmo modo que examina os resultados de estudos primários. Em uma revisão sistemática de uma questão terapêutica que examina *desfechos dicotômicos* (sim/não), você deve procurar o *risco relativo* (RR) e a *redução do risco relativo* (RRR) ou a *razão de chances* (OR) e a *redução de chances* (ver Cap. 7, O tratamento diminui o risco? Compreendendo os resultados). Em revisões sistemáticas sobre diagnóstico, você deve procurar estimativas sumárias das razões de probabilidades (ver Cap. 12, Testes diagnósticos).

No contexto de desfechos contínuos e não de desfechos dicotômicos, investigadores tipicamente usam uma dentre duas opções para agregar dados entre os estudos. Se o desfecho for medido da mesma maneira em cada estudo (p. ex., porcentagem de melhora em VEF_1 ou diferença em litros em PFE), calcula-se a média dos resultados de cada estudo, levando-se em conta a precisão de cada estudo para calcular aquilo que é chamado diferença média ponderada.

Às vezes, as medidas de desfecho usadas nos estudos primários são similares, mas não idênticas. Por exemplo, um ensaio poderia medir a capacidade de exercício usando uma esteira; um segundo, uma bicicleta ergométrica, e um terceiro, um teste de marcha de 6 minutos. Se os pacientes e as intervenções forem razoavelmente similares, estimar o efeito médio da intervenção sobre a capacidade de exercício ainda pode valer a pena. Um modo de fazer isso é padronizar as medidas examinando a diferença média entre tratamento e controle e dividindo o resultado pelo desvio padrão (DP).[34] O *tamanho do efeito* que resulta desse cálculo fornece uma estimativa agrupada do efeito do tratamento, expressa em unidades de DP (como um tamanho de efeito de ½ significa que o efeito médio do tratamento entre estudos é metade de uma unidade de DP).

Você pode achar difícil interpretar a importância clínica de um tamanho de efeito. Tamanhos de efeito de aproximadamente 0,2 DP representam efeitos pequenos; 0,5 DP, moderados, e 0,8, grandes.[35] Revisores podem ajudá-lo a interpretar os resultados, reconvertendo o tamanho do efeito sumário em unidades naturais.[36] Por exemplo, os médicos podem estar familiarizados com a significância de diferenças em escores de testes de marcha em pacientes com pneumopatia crônica. Investigadores podem então converter o tamanho do efeito de um tratamento sobre várias medidas da situação funcional (como o teste de marcha e subir escadas) em diferenças em escores de testes de marcha.[37]

Qual a precisão dos resultados?

Assim como é possível estimar o efeito médio entre estudos, é possível estimar um IC em torno dessa estimativa; ou seja, uma faixa de valores com uma *probabilidade* especificada (tipicamente 95%) de incluir o verdadeiro efeito (ver Cap. 8, Intervalos de confiança).

> ## UTILIZANDO AS *DIRETRIZES*
>
> Voltando ao nosso cenário inicial, o desfecho primário – hospitalização – mostrou uma tendência em favor do sulfato de magnésio que mal atinge o limiar da *significância estatística* (RR, 0,70; IC 95%, 0,51-0,98). Entretanto, os resultados entre estudos são variáveis (Fig. 14.2) (valor P do teste de heterogeneidade = 0,04 e I^2 = 56%). Em contraste, no grupo de asma severa, a diferença agrupada entre magnésio e *placebo* era clara e estatisticamente significativa e importante (RR, 0,59; IC 95%, 0,43-0,80) e os resultados mais consistentes entre estudos (Fig. 14.2). Quatro estudos que inscreveram pacientes com asma severa incluíram um total de 70 pacientes que receberam sulfato de magnésio e 63 que receberam placebo; houve 56 internações entre os pacientes que receberam placebo e 34 entre pacientes de tratamento ativo (Fig. 14.2). Não havia nenhuma diferença em sinais vitais ou efeitos adversos medidos, embora os autores indiquem que o número de estudos disponíveis era insuficiente para tirar conclusões firmes sobre efeitos e eventos adversos.

COMO POSSO APLICAR OS RESULTADOS À ATENÇÃO AO PACIENTE?

Todos os desfechos importantes para o paciente foram considerados?

Embora seja uma boa ideia procurar artigos focalizados de revisão sistemática, por terem mais probabilidade de fornecer resultados acurados, isso não significa que você deva ignorar desfechos que não estão incluídos em uma revisão. Por exemplo, os benefícios em potencial da TRH incluem um menor risco de fraturas e de câncer de intestino grosso, e aspectos negativos em potencial incluem um maior risco de câncer de mama e, surpreendentemente, possíveis desfechos cardiovasculares adversos. Revisões focalizadas das evidências apresentam maior probabilidade de fornecer resultados acurados do impacto da terapia de reposição hormonal para cada um desses quatro desfechos, mas uma decisão clínica exige a considera-

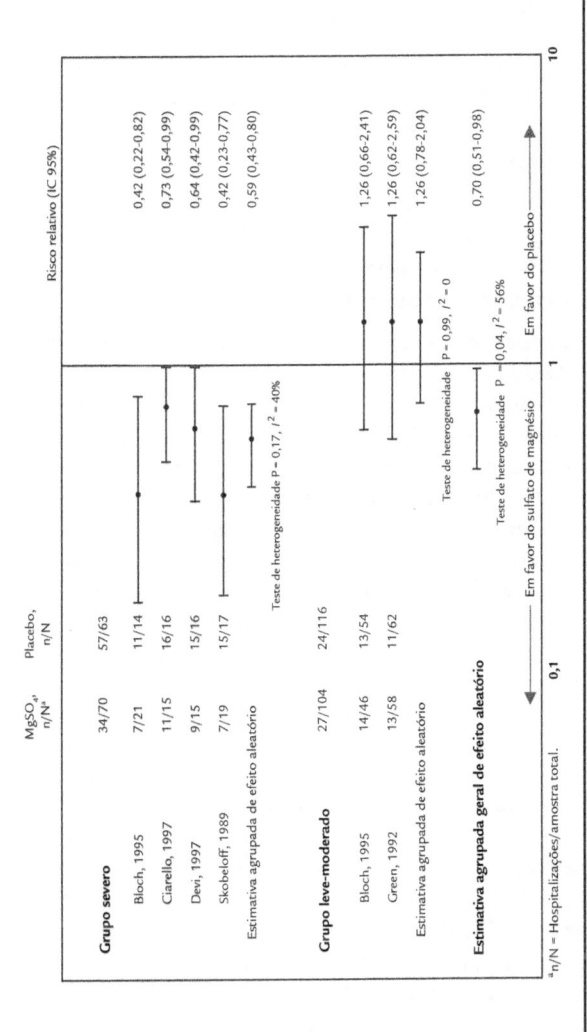

	MgSO₄, n/N[a]	Placebo, n/N		Risco relativo (IC 95%)
Grupo severo	34/70	57/63		
Bloch, 1995	7/21	11/14		0,42 (0,22-0,82)
Ciarello, 1997	11/15	16/16		0,73 (0,54-0,99)
Devi, 1997	9/15	15/16		0,64 (0,42-0,99)
Skobeloff, 1989	7/19	15/17		0,42 (0,23-0,77)
Estimativa agrupada de efeito aleatório				0,59 (0,43-0,80)
			Teste de heterogeneidade P = 0,17, I² = 40%	
Grupo leve-moderado	27/104	24/116		
Bloch, 1995	14/46	13/54		1,26 (0,66-2,41)
Green, 1992	13/58	11/62		1,26 (0,62-2,59)
Estimativa agrupada de efeito aleatório				1,26 (0,78-2,04)
			Teste de heterogeneidade P = 0,99, I² = 0	
Estimativa agrupada geral de efeito aleatório				0,70 (0,51-0,98)
			Teste de heterogeneidade P = 0,04, I² = 56%	

[a] n/N = Hospitalizações/amostra total.

FIGURA 14.2 Resultados de ensaios randomizados de sulfato de magnésio em pacientes asmáticos que procuram o serviço de emergência.

Reproduzida de Rowe e colaboradores,[1] com permissão. Copyright © 2000, Cochrane Collaboration.

ção de todos eles. A melhor revisão sistemática é uma série de revisões desse tipo, uma para cada *desfecho importante para o paciente*.

Revisões sistemáticas frequentemente não informam os efeitos adversos do tratamento. Uma razão para isso é que estudos individuais muitas vezes ou medem esses efeitos adversos de diferentes maneiras ou simplesmente não os medem, dificultando o agrupamento ou mesmo a sumarização efetiva. Custos são outro desfecho cuja ausência de revisões sistemáticas você muitas vezes poderá constatar.

Quaisquer efeitos de subgrupos postulados eram verossímeis?

O grau com que consideramos análises de subgrupos verossímeis é muitas vezes essencial para interpretar os resultado de revisões sistemáticas. Mesmo se o verdadeiro efeito subjacente for idêntico em cada estudo de um conjunto, o acaso garantirá que os resultados observados difiram (ver Cap. 5, Por que os resultados dos estudos podem estar errados: erro aleatório e viés). Em resultado disso, revisões sistemáticas correm o risco de capitalizar na ação do acaso. Talvez os estudos com pacientes mais doentes tenham sido, por acaso, aqueles que apresentaram os maiores efeitos de tratamento. O revisor pode erroneamente concluir que o tratamento é mais efetivo em pacientes mais doentes. Quanto mais análises de subgrupos o revisor fizer, maior será o risco de uma conclusão espúria.

O médico pode aplicar vários critérios para distinguir análises de subgrupos verossímeis daquelas que não o são (ver Tab. 14.6). Se esses critérios não forem satisfeitos, os resultados de uma análise de subgrupo terá menor probabilidade de serem verossímeis, e você deve pressupor que o efeito global entre toda a gama de pacientes e de tratamentos, e não o efeito de subgrupo, se aplica a esse paciente e ao tratamento em consideração.

O que os médicos devem fazer se as análises de subgrupo não fornecerem explicação adequada para a heterogeneidade inexplicada nos resultados do estudo? Embora existam várias possibilidades razoáveis, incluindo simplesmente não agregar achados, sugerimos que, enquanto não existirem outros ensaios que possam explicar as diferenças, os médicos usem uma medida sumária de todos os me-

TABELA 14.6 Diretrizes para decidir se aparentes diferenças na resposta de subgrupos são reais

- A hipótese foi anterior ou posterior à análise?
- A diferença entre subgrupos foi uma entre um pequeno número de hipóteses de efeitos testadas?
- A diferença entre subgrupos é sugerida por comparações intraestudos, em vez de entre estudos?
- Qual é a magnitude da diferença de subgrupos?
- A diferença entre subgrupos é consistente entre estudos?
- A diferença entre subgrupos foi estatisticamente significativa?
- Há evidências externas que apoiem a hipótese de diferenças entre subgrupos?

lhores estudos disponíveis para terem a melhor estimativa do efeito da intervenção ou exposição.[38-40]

UTILIZANDO AS *DIRETRIZES*

Sua confiança no benefício do magnésio depende do grau com que você considera verossímel a análise de subgrupo que focaliza pacientes severamente doentes. Aplicando os sete critérios, descobrimos que os investigadores geraram a hipótese antes de começarem a análise, e ela era uma de apenas duas hipóteses de subgrupos exploradas. As comparações são baseadas em comparações entre estudos e, em um caso, intraestudo (Bloch; Fig. 14.2). A magnitude da diferença de efeito entre asma severa e leve ou moderada é grande (RRs de 0,59 e 1,26), e a diferença é razoavelmente consistente entre estudos (você observa um I^2 de 40%, sugerindo considerável variabilidade residual em resultados nos estudos dos pacientes moderados e severos), e é improvável que ocorra por acaso (P = 0,006) (Fig. 14.2). A plausibilidade é menos certa, mas como a asma severa foi geralmente descrita como uma patologia que não responde ao tratamento inicial com β-agonistas, podemos especular que era necessário um broncospasmo persistente para demonstrar um efeito do magnésio. Assim, o efeito de subgrupo postulado – de que o magnésio é efetivo na asma severa, mas não na leve a moderada – satisfaz completamente quatro critérios e parcialmente a três. Você conclui que está pronto para acreditar no efeito de subgrupo.

Qual é a qualidade global das evidências?

No caso de revisões sistemáticas que focalizam estratégias alternativas de manejo de pacientes – na maioria dos casos, decisões de tratamento para pacientes individuais –, pode ser útil considerar a qualidade global das evidências para cada desfecho importante para o paciente em cada subgrupo de pacientes (se acharmos uma ou mais análises de subgrupo verossímeis). Um grupo internacional de clínicos-metodologistas e elaboradores de diretrizes – o GRADE Working Group – sugeriu um marco para essa avaliação[41]. O sistema fornece uma definição de qualidade de evidência: o grau com que podemos ter confiança nas estimativas de efeitos de intervenção.

Nesse sistema de classificação com quatro categorias (alto, moderado, baixo e muito baixo), estudos observacionais fornecem somente evidências de baixa qualidade, a não ser que a magnitude do efeito seja grande (como prótese de quadril em pacientes com osteoartrite severa de quadril). ECRs começam como evidências de alta qualidade, mas várias preocupações podem nos fazer diminuir nossa avaliação da qualidade da evidência (Tab. 14.7). Estudos observacionais começam como de baixa qualidade, mas, se a magnitude do efeito for suficientemente grande, podem passar para qualidade moderada ou mesmo alta. Algumas aplicações dessa abordagem (como UpToDate) combinam as duas categorias mais baixas de evidências, baixa qualidade e muito baixa qualidade, em uma única categoria e relatam suas recomendações dessa maneira.

TABELA 14.7 Classificação GRADE simplificada da qualidade de evidências

Ensaios randomizados iniciam alto mas caem porque:
- Têm inadequado delineamento e implementação
- Têm imprecisão (intervalos de confiança amplos)
- Têm resultados inconsistentes (variabilidade de efeito)
- Têm alta probabilidade de viés de publicação

Estudos observacionais iniciam baixo mas sobem porque:
- Têm um efeito de tratamento grande

Abreviatura: GRADE, graus de recomendação, estimativa, desenvolvimento e avaliação.

Os benefícios compensam os custos e possíveis riscos?

Finalmente, explícita ou implicitamente, médico e paciente devem pesar os benefícios esperados em relação aos custos e aos possíveis riscos (ver Cap. 15, Como utilizar uma recomendação para o manejo do paciente). Um conjunto válido de revisões sistemáticas, ao comparar o efeito de diferentes estratégias de manejo sobre todos os desfechos importantes para o paciente, fornece a melhor base possível para a tomada de decisão, mas os médicos ainda devem considerar os resultados no contexto dos *valores e preferências* dos pacientes e da capacidade de atendimento de seu sistema de saúde (ver Cap. 15).

UTILIZANDO AS *DIRETRIZES*

Os dados disponíveis provêm de ECRs de pacientes com asma severa que focalizam um desfecho importante para o paciente (hospitalização), incluindo estudos metodologicamente fortes, com ICs razoavelmente estreitos, resultados razoavelmente consistentes (Fig. 14.2) e sem nenhuma forte sugestão de viés de publicação. Nessa base, classifica as evidências como sendo de alta qualidade. Entretanto, você continua a ter uma dúvida que o incomoda: o número total de pacientes com asma é de apenas 133, e o número total de eventos, somente 100. Os autores examinaram efeitos adversos, mas não encontraram nenhum importante, o que é consistente com estudos do magnésio para outras patologias.

RESOLUÇÃO CLÍNICA

Você decidiu (apesar da dúvida sobre o pequeno número de pacientes incluído nos estudos) que há evidências de alta qualidade sobre um efeito grande do magnésio na redução da necessidade de hospitalização em pacientes com asma. Portanto, você administra 2 g de sulfato de magnésio por via intravenosa, além de broncodilatadores e corticosteroides. Três horas mais tarde, a paciente se sente um pouco melhor, e você a interna em uma unidade bem monitorada. Durante as 48 horas seguintes, a paciente melhora e tem alta no terceiro dia, com o conselho enfático para que encontre um novo lar para seu gato.

Referências

1. Rowe BH, Bretzlaff JA, Bourdon C, Bota GW, Camargo CA Jr. Magnesium sulfate for treating exacerbations of acute asthma in emergency department. *Cochrane Database Syst Rev*. 2000;(1):CD001490.
2. Antman EM, Lau J, Kupelnick B, Mosteller F, Chalmers TC. A comparison of results of meta-analyses of randomized control trials and recommendations of clinical experts: treatments for myocardial infarction. *JAMA*. 1992;268(2):240-248.
3. Oxman AD, Guyatt GH. The science of reviewing research. *Ann N Y Acad SIC*. 1993;703:125-133; discussão 133-124.
4. Cook DJ, Mulrow CD, Haynes RB. Systematic reviews: synthesis of best evidence for clinical decisions. *Ann Intern Med*. 1997;126(5):376-380.
5. Higgins JPGS, ed. Cochrane handbook for systematic review of interventions 425 (atualizado em maio de 2005). Chichester, UK: John Wiley & Sons, Ltd: Cochrane Library;2005; número 3.
6. *Systematic Reviews in Health Care: Meta-Analysis in Context*. 2nd ed. London, England: BMJ Books; 2000.
7. Antiplatelet Trialists' Collaboration. Collaborative overview of randomised trials of antiplatelet therapy, I: prevention of death, myocardial infarction, and stroke by prolonged antiplatelet therapy in various categories of patients. *BMJ*. 1994;308(6921):81-106.
8. Antiplatelet Trialists' Collaboration. Collaborative overview of randomised trials of antiplatelet therapy, II: maintenance of vascular graft or arterial patency by antiplatelet therapy. *BMJ*. 1994;308(6922):159-168.
9. Antiplatelet Trialists' Collaboration. Collaborative overview of randomised trials of antiplatelet therapy, III: reduction in venous thrombosis and pulmonary embolism by antiplatelet prophylaxis among surgical and medical patients. *BMJ*. 1994;308(6923):235-246.
10. Antithrombotic Trialists' Collaboration. Collaborative meta-analysis of randomized trials of antiplatelet therapy for prevention of death, myocardial infarction, and stroke in high risk patients. *BMJ*. 2002;324(7329):71-86.
11. Irwig L, Tosteson AN, Gatsonis C, et al. Guidelines for meta-analyses evaluating diagnostic tests. *Ann Intern Med*. 1994;120(8):667-676.
12. The *meta*Register of Controlled Trials (*m*RCT). Current controlled trials. http://www.controlled-trials.com. Acessado em 20 de março de 2008.
13. Dickersin K. The existence of publication bias and risk factors for its occurrence. *JAMA*. 1990;263(10):1385-1389.
14. Dickersin K, Min YI, Meinert CL. Factors influencing publication of research results: follow-up of applications submitted to two institutional review boards. *JAMA*. 1992;267(3):374-378.
15. Dickersin K. How important is publication bias? a synthesis of available data. *AIDS Educ Prev*. 1997; 9(1 suppl):15-21.
16. Stern JM, Simes RJ. Publication bias: evidence of delayed publication in a cohort study of clinical research projects. *BMJ*. 1997;315(7109):640-645.
17. Ioannidis JP. Effect of the statistical significance of results on the time to completion and publication of randomized efficacy trials. *JAMA*. 1998;279(4):281-286.

18. Eysenbach G. Tackling publication bias and selective reporting in health informatics research: register your eHealth trials in the International eHealth Studies Registry. *J Med Internet Res.* 2004;6(3):e35.
19. Williamson JW, Goldschmidt PG, Colton T. The quality of medical literature: an analysis of validation assessments. In: Bailar JC, Mosteller F. *Medical Uses of Statistics.* 2nd ed. Waltham, MA: NEJM Books; 1992.
20. Horwitz RI. Complexity and contradiction in clinical trial research. *Am J Med.* 1987;82(3):498-510.
21. Detsky AS, Naylor CD, O'Rourke K, McGeer AJ, L'Abbe KA. Incorporating variations in the quality of individual randomized trials into meta-analysis. *J Clin Epidemiol.* 1992;45(3):255-265.
22. Moher D, Pham B, Jones A, et al. Does quality of reports of randomised trials affect estimates of intervention efficacy reported in meta-analyses? *Lancet.* 1998;352(9128):609-613.
23. Kunz R, Oxman AD. The unpredictability paradox: review of empirical comparisons of randomised and non-randomised clinical trials. *BMJ.* 1998;317(7167):1185-1190.
24. Stampfer MJ, Colditz GA. Estrogen replacement therapy and coronary heart disease: a quantitative assessment of the epidemiologic evidence. *Prev Med.* 1991;20(1):47-63.
25. Hulley S, Grady D, Bush T, et al. Randomized trial of estrogen plus progestin for secondary prevention of coronary heart disease in postmenopausal women: Heart and Estrogen/progestin Replacement Study (HERS) Research Group. *JAMA.* 1998;280(7):605-613.
26. Nelson HD, Humphrey LL, Nygren P, Teutsch SM, Allan JD. Postmenopausal hormone replacement therapy: scientific review. *JAMA.* 2002;288(7):872-881.
27. Manson JE, Hsia J, Johnson KC, et al. Estrogen plus progestin and the risk of coronary heart disease. *N Engl J Med.* 2003;349(6):523-534.
28. Anderson GL, Limacher M, Assaf AR, et al. Effects of conjugated equine estrogen in postmenopausal women with hysterectomy: the Women's Health Initiative randomized controlled trial. *JAMA.* 2004; 291(14):1701-1712.
29. Lacchetti C, Ioannidis J, Guyatt G. Surprising results of randomized trials. Chapter 9.2. In: Guyatt G, Rennie D, eds. *Users' Guides to the Medical Literarure: A Manual for Evidence-Based Clinical Practice,* 2nd ed. New York, NY: McGraw-Hill, 2008.
30. Moher D, Jadad AR, Nichol G, Penman M, Tugwell P, Walsh S. Assessing the quality of randomized controlled trials: an annotated bibliography of scales and checklists. *Control Clin Trials.* 1995;16(1):62-73.
31. Juni P, Witschi A, Bloch R, Egger M. The hazards of scoring the quality of clinical trials for meta-analysis. *JAMA.* 1999;282(11):1054-1060.
32. Jadad AR, Moore RA, Carroll D, et al. Assessing the quality of reports of randomized clinical trials: is blinding necessary? *Control Clin Trials.* 1996;17(1):1-12.
33. Higgins JP, Thompson SG, Deeks JJ, Altman DG. Measuring inconsistency in meta-analyses. *BMJ.* 2003;327(7414):557-560.
34. Rosenthal R. *Meta-analytic Procedures for Social Research.* 2nd ed. Newbury Park, CA: Sage Publications; 1991.

35. Cohen J. *Statistical Power Analysis for the Behavioral Sciences*. 2nd ed. Hillsdale, NJ: Lawrence Earlbaum Associates; 1988.
36. Smith K, Cook D, Guyatt GH, Madhavan J, Oxman AD. Respiratory muscle training in chronic airflow limitation: a meta-analysis. *Am Rev Respir Dis*. 1992;145(3):533-539.
37. Lacasse Y, Wong E, Guyatt GH, King D, Cook DJ, Goldstein RS. Meta-analysis of respiratory rehabilitation in chronic obstructive pulmonary disease. *Lancet*. 1996;348(9035):1115-1119.
38. Peto R. Why do we need systematic overviews of randomized trials? *Stat Med*. 1987;6(3):233-244.
39. Oxman AD, Guyatt GH. A consumer's guide to subgroup analyses. *Ann Intern Med*. 1992;116(1):78-84.
40. Yusuf S, Wittes J, Probstfield J, Tyroler HA. Analysis and interpretation of treatment effects in subgroups of patients in randomized clinical trials. *JAMA*. 1991;266(1):93-98.
41. Guyatt G, Gutterman D, Baumann MH, et al. Grading strength of recommendations and quality of evidence in clinical guidelines: report from an American College of Chest Physicians Task Force. *Chest*. 2006;129(1):174-181.

15

Como usar uma recomendação para o manejo do paciente

Gordon Guyatt, Kameshwar Prasad,
Holger Schunemann, Roman Jaeschke
e Deborah J. Cook

Neste capítulo:

- Cenário clínico

    Varfarina na fibrilação atrial é a melhor escolha para este paciente?

- Encontrando as evidências
- Recomendações de tratamento requerem um processo estruturado
- Desenvolvendo recomendações

    Diretrizes de prática

    Análises de decisão

- Avaliando as recomendações

    As recomendações consideram todos os grupos de pacientes, as opções de manejo e os possíveis desfechos relevantes?

    Existem revisões sistemáticas de evidências que estimem o efeito relativo de opções de manejo sobre desfechos relevantes?

Existe especificação apropriada de valores e preferências associados a desfechos?

Os autores indicam a força de suas recomendações?

As recomendações de tratamento são desejáveis?

♦ Resolução clínica

CENÁRIO CLÍNICO

Varfarina na fibrilação atrial é a melhor escolha para este paciente?

Você é um provedor de cuidados primários que está estudando a possibilidade de usar varfarina em uma mulher de 76 anos com insuficiência cardíaca congestiva e com fibrilação atrial crônica, que é sua paciente há pouco tempo. O único agente antitrombótico que a paciente recebeu nos 10 anos desde que apresenta fibrilação atrial foi aspirina. Seus outros problemas clínicos incluem hipertensão, que tem desde os 50 anos, e para a qual toma hidroclorotiazida e metoprolol, que também servem para controlar sua frequência cardíaca. A paciente não tem valvulopatia, diabete ou outra comorbidade e não fuma.

Suas preocupações resultam de que a paciente possa ter dificuldades em realizar o monitoramento regular de seu INR (*international normalized ratio*), e que a varfarina possa apresentar um risco de sangramento gastrintestinal severo, que seria maior do que seu benefício em termos de prevenção de acidente vascular cerebral (AVC). Durante a discussão, você fica sabendo que ela atribui alto valor à prevenção de um AVC e um valor um pouco menor à prevenção de um episódio importante de sangramento, e aceitaria a inconveniência associada ao monitoramento da terapia anticoagulante.

Você considera que essa é uma boa oportunidade de examinar as evidências e, assim, não altera o regime de medicamentos da paciente hoje, mas escreve um lembrete para reconsiderar a questão na próxima consulta regular em 1 mês.

ENCONTRANDO AS EVIDÊNCIAS

Revisar a volumosa literatura original sobre terapia anticoagulante na fibrilação atrial exigiria muito mais do tempo de que você dispõe, mas você espera encontrar uma recomendação baseada em evidências para sua orientação; decide, então, procurar duas fontes desse tipo de recomendação: uma *diretriz de prática* e uma *análise de decisão*.

Você acessa a internet e vai para seu instrumento de busca favorito: http://www.google.com; ao digitar o termo "pratice guidelines" [diretrizes de prática], você vê que um dos primeiros itens na lista de resultados é "National Guideline Clearinghouse", em http://www.guideline.gov. Você nota que a página contém evidencebased clinical practice guidelines [diretrizes de prática clínica baseadas em evidências] e é uma iniciativa da US Agency for Healthcare Research and Quality, antes conhecida como Agency for Health Care Policy and Research, que apoia a produção de sumários abalizados de evidências.

Você observa, à esquerda da tela, que pode fazer um *browse* da página, e depois de clicar nesta opção, você vê que a primeira página inclui várias diretrizes diretamente relevantes. Você escolhe a mais recente delas, revisada em setembro de 2004: *Antithrombotic Therapy in Atrial Fibrillation: Seventh ACCP Consensus Conference on Antithrombotic and Thrombolytic Therapy*, do American College of Chest Physicians. Clicando na diretriz, você vê que foi publicada na literatura com revisão por pares,[1] e clicando em "Go to complete summary", você imprime o texto que aparece na tela. Também envia um *e-mail* à bibliotecária do hospital, pedindo uma cópia do artigo publicado.

Voltando a http://www.google.com, você digita a frase "atrial fibrillation decision analysis" [análise de decisão em fibrilação atrial] na caixa de busca, e então, clicando no primeiro item, encontra uma análise de decisão publicada no Lancet[2] que parece altamente adequada e a pede na biblioteca.

RECOMENDAÇÕES DE TRATAMENTO REQUEREM UM PROCESSO ESTRUTURADO

A cada dia, clínicos enfrentam dúzias de decisões de manejo de pacientes. Essas decisões envolvem pesar benefícios em relação a danos, cargas e custos – que chamaremos de os aspectos negativos do tratamento – e recomendar ou instituir um curso de ação consistente com os melhores interesses do paciente. Cada decisão envolve a consideração das evidências relevantes e a ponderação dos prováveis benefícios e aspectos negativos, à luz dos valores e preferências do paciente. Ao considerar escolhas, clínicos podem beneficiar-se da enumeração estruturada das opções e desfechos, das revisões sistemáticas das evidências sobre a relação entre opções e desfechos e das recomendações sobre as melhores escolhas. Este capítulo explora o processo de desenvolvimento de recomendações, sugere como esse processo pode ser conduzido sistematicamente e fornece um guia para diferenciar recomendações mais rigorosas (e, assim, mais dignas de crédito) de menos rigorosas (e, assim, mais provavelmente enganosas).

A ausência de um processo rigoroso pode levar à variabilidade em recomendações. Por exemplo, diversas recomendações emergiram de diferentes metanálises de descontaminação intestinal seletiva usando antibioticoprofilaxia para pneumonia em pacientes criticamente enfermos, apesar de resultados similares. As recomendações variavam: sugeriam a implementação, eram ambíguas ou rejeitavam a implementação.[3-6] Historicamente, muitas vezes as recomendações de peritos sobre terapia para pacientes com infarto do miocárdio (IM) foram contraditórias, estavam atrasadas em relação às evidências e foram inconsistentes com as evidências.[7]

Este capítulo indica os passos envolvidos no desenvolvimento de uma recomendação e introduz dois processos formais que especialistas e órgãos abalizados usam para desenvolver recomendações: diretrizes de prática clínica e análises de decisão. Ofereceremos critérios para decidir quando o processo é bem feito ou não, junto com uma hierarquia de recomendações de tratamento que pode ser útil para clínicos.

DESENVOLVENDO RECOMENDAÇÕES

A Figura 15.1 apresenta os passos envolvidos no desenvolvimento de uma recomendação e estratégias formais para fazê-lo. O primeiro passo para a tomada de decisões clínicas é definir a decisão. Isso envolve especificar as diferentes alternativas de cursos de ação e os

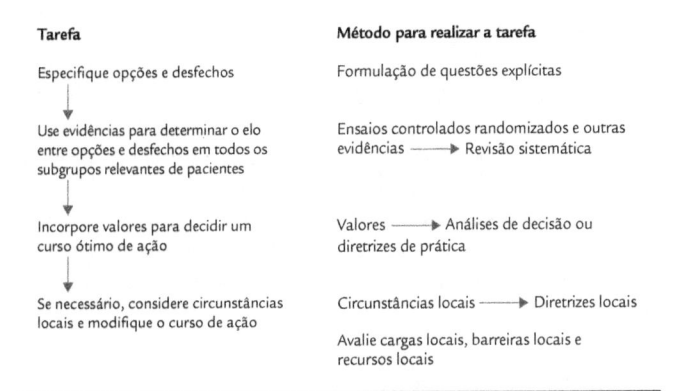

Tarefa	Método para realizar a tarefa
Especifique opções e desfechos	Formulação de questões explícitas
Use evidências para determinar o elo entre opções e desfechos em todos os subgrupos relevantes de pacientes	Ensaios controlados randomizados e outras evidências ⟶ Revisão sistemática
Incorpore valores para decidir um curso ótimo de ação	Valores ⟶ Análises de decisão ou diretrizes de prática
Se necessário, considere circunstâncias locais e modifique o curso de ação	Circunstâncias locais ⟶ Diretrizes locais Avalie cargas locais, barreiras locais e recursos locais

FIGURA 15.1 Uma visão esquemática do processo de desenvolvimento de uma recomendação de tratamento.

possíveis desfechos. Muitas vezes, tratamentos são projetados para retardar ou prevenir um desfecho adverso, como AVC, óbito ou infarto do miocárdio. Como sempre, chamaremos os desfechos que o tratamento busca prevenir de *desfechos de interesse*. Tratamentos estão associados a seus próprios desfechos adversos: efeitos adversos, toxicidade e inconveniência. Além disso, novos tratamentos podem aumentar ou diminuir custos de modo acentuado. Idealmente, a formulação da pergunta será abrangente, incluindo todas as alternativas razoáveis e todos os desfechos benéficos e adversos importantes.

> Em pacientes, tal como a mulher com fibrilação atrial não valvular descrita no cenário inicial, opções de profilaxia para AVC incluem nenhuma intervenção, receitar aspirina ou administrar terapia anticoagulante com varfarina. Desfechos incluem AVC embólico mais ou menos importante, hemorragia intracraniana, hemorragia gastrintestinal, sangramento menor, inconveniência associada a tomar e monitorar a medicação, custos para o paciente, o sistema de saúde e a sociedade.

Após identificar as opções e desfechos, tomadores de decisão devem avaliar a ligação entre os dois. O que as diferentes estratégias de manejo produzirão em termos de benefício e dano?[7,8] Qual a probabilidade de que benefícios potenciais e aspectos negativos variem em diferentes grupos de pacientes?[8,9] Depois de responder a essas perguntas, fazer recomendações de tratamento envolve julgamentos sobre a relativa conveniência ou inconveniência de possíveis desfechos, questões de valores e preferências.

Discutiremos agora como podemos aplicar princípios científicos à identificação, seleção e sumarização das evidências e a valoração de desfechos envolvidos em criar diretrizes de prática e análises de decisões.

Diretrizes de prática

Diretrizes de prática, declarações desenvolvidas sistematicamente para auxiliar decisões de médicos e pacientes sobre cuidados de saúde apropriados para circunstâncias clínicas específicas,[10] representam outro tipo de estrutura para integrar evidências e aplicar valores a fim de alcançar recomendações de tratamento.[1,11-16] Em vez de uma quantitação precisa, diretrizes de prática confiam no consenso de um grupo de tomadores de decisão, que consideram as evidências e decidem sobre suas implicações. O mandato de elaboradores de diretrizes pode ser apresentar recomendações para uma grande zona do mundo, um país, uma região, uma cidade, um hospital ou uma clínica. Diretrizes baseadas nas mesmas evidências podem diferir ao se considerar países de diferentes níveis de riqueza, regiões urbanas e rurais, natureza de porte de hospitais (hospitais-escola ou pequenos hospitais comunitários) e seu público de atendimento (comunidades pobres ou afluentes). Por exemplo, elaboradores de diretrizes podem recomendar a não administração de varfarina em pacientes de alto risco com fibrilação atrial, se a recomendação médica tiver sido feita para zonas rurais de países sem recursos para monitorar a intensidade de anticoagulantes.

Análises de decisão

Uma análise de decisão rigorosa fornece uma estrutura formal para integrar as evidências sobre os efeitos benéficos e nocivos de opções de tratamento aos valores ou preferências associados a esses efeitos benéficos e nocivos. A análise de decisão aplica métodos explícitos, quantitativos, para analisar decisões em um quadro de incerteza; permite que clínicos comparem as consequências esperadas da adoção de diferentes estratégias. O processo da análise de decisão explicita completamente todos os elementos da decisão, de modo a ficarem abertos ao debate e a modificações.[17-19] Embora clínicos possam fazer tais análises para subsidiar uma decisão para um dado paciente (devo recomendar varfarina para a mulher de 76 anos com fibrilação atrial?), a maioria das análises de decisão subsidia políticas clínicas[20] (devo recomendar rotineiramente a varfarina a meus pacientes com fibrilação atrial?).

A maioria das análises de decisão clínicas é construída como uma árvore de decisão, e autores normalmente incluirão um ou mais diagramas mostrando a estrutura das árvores de decisão usadas na análise. O exame desses diagramas o ajudará a compreender o modelo. A Figura 15.2 mostra um diagrama de uma árvore de decisão simplificada para o problema da fibrilação atrial apresentado no início deste capítulo. O clínico tem três opções para esses pacientes: não oferecer nenhuma profilaxia, recomendar aspirina ou recomendar varfarina. Independentemente da escolha, pacientes podem ou não desenvolver eventos embólicos e, em particular, AVC. A profilaxia diminui a chance de embolia, mas pode causar sangramento em alguns pacientes. Esse modelo simplificado desconsidera várias consequências importantes, incluindo a inconveniência do monitoramento da varfarina e o aborrecimento de sangramentos leves.

Conforme se vê na Figura 15.2, árvores de decisão são apresentadas graficamente, orientadas da esquerda para a direita, com a decisão a ser analisada na esquerda, as estratégias comparadas no centro e os desfechos clínicos à direita. A decisão é representada por um quadrado chamado "ponto de decisão". As linhas que saem do nódulo de decisão representam as estratégias clínicas consideradas. Círculos, chamados "pontos de chance", simbolizam eventos aleatórios, e triângulos ou retângulos identificam estados de desfecho (Fig. 15.2). Quando uma análise de decisão inclui custos entre os desfechos, se torna uma análise econômica e sumariza balanços entre mudanças de saúde e gastos de recursos.[21,22]

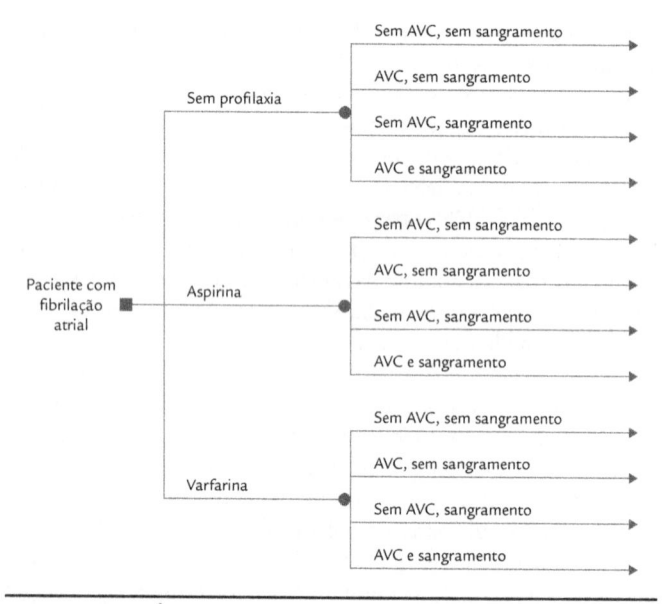

```
                                    ┌─ Sem AVC, sem sangramento
                    Sem profilaxia ─┤─ AVC, sem sangramento
                                    │─ Sem AVC, sangramento
                                    └─ AVC e sangramento

                                    ┌─ Sem AVC, sem sangramento
Paciente com        Aspirina       ─┤─ AVC, sem sangramento
fibrilação                          │─ Sem AVC, sangramento
atrial                              └─ AVC e sangramento

                                    ┌─ Sem AVC, sem sangramento
                    Varfarina      ─┤─ AVC, sem sangramento
                                    │─ Sem AVC, sangramento
                                    └─ AVC e sangramento
```

FIGURA 15.2 Árvore de decisão simplificada para um paciente com fibrilação atrial.

Abreviatura: AVC, acidente vascular cerebral.

Depois que o analista de decisão construiu a árvore, deve gerar estimativas quantitativas da probabilidade de eventos, ou *probabilidades*. Como para qualquer evento, as probabilidades podem variar de 0 (impossível) a 1,0 ou 100% (certeza). O analista deve atribuir probabilidades para cada ramo que sai de um ponto de chance, e a soma de probabilidades para cada ponto deve ser 1,0.

> Por exemplo, voltando à Figura 15.2, considere a estratégia relativa à ausência de profilaxia (o braço superior saindo do ponto de decisão). Esse braço tem um ponto de chance em que quatro possíveis eventos poderiam ocorrer (as quatro possíveis combinações de sangramento ou de ausência de sangramento e de ter ou não ter um AVC). A Figura 15.3 apresenta as probabilidades associadas com um braço da decisão, a estratégia de ausência de profilaxia (gerada

pressupondo uma chance de 1% de sangramento e uma probabilidade de 10% de AVC, com os dois eventos sendo independentes): pacientes que não recebem profilaxia teriam uma chance de 0,1% (uma probabilidade de 0,001) de sangramento e de ter um AVC, uma chance de 0,9% (uma probabilidade de 0,009) de sangramento e de não ter um AVC, uma chance de 9,9% (uma probabilidade de 0,099) de não ter sangramento, mas ter um AVC, e uma chance de 89,1% (uma probabilidade de 0,891) de não ter sangramento nem AVC.

O analista de decisão geraria probabilidades similares para os outros dois ramos. Presumivelmente, o ramo aspirina teria um risco maior de sangramento e um risco menor de AVC. O ramo varfarina teria o maior risco de sangramento e o menor risco de AVC.

Essas probabilidades não sugeririam um curso de ação claro, porque a alternativa com o menor risco de sangramento tem o maior risco de AVC, e vice-versa. Assim, a escolha certa dependeria do valor relativo ou da utilidade que atribuíssemos a sangramento e AVC.

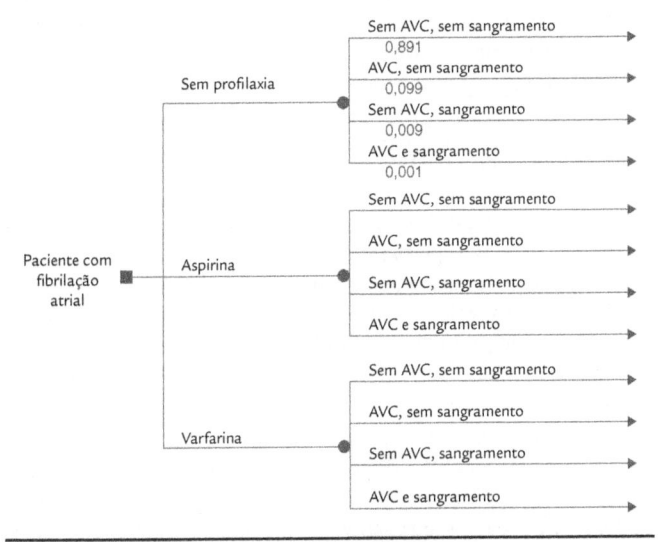

FIGURA 15.3 Árvore de decisão com probabilidades: opção sem profilaxia.

Abreviatura: AVC, acidente vascular cerebral.

Analistas de decisão tipicamente atribuem uma utilidade a cada um dos desfechos finais possíveis, variando de 0 (óbito) a 1,0 (saúde total). A Figura 15.4 apresenta um conjunto possível de utilidades associado aos quatro desfechos e aplicado ao braço sem profilaxia da árvore de decisão: 1,0 para sem AVC nem sangramento, 0,8 para sem AVC, mas com sangramento, 0,5 para AVC, sem sangramento, e 0,4 para tanto AVC como sangramento.

O passo final na análise de decisão é calcular o valor total esperado – a soma das probabilidades e utilidades associadas a cada desfecho – para cada curso de ação possível. Dado o conjunto particular de probabilidades e utilidades que apresentamos, o valor do ramo da ausência de profilaxia seria (0,891 x 1,0) + (0,009 x 0,8) + (0,099 x 0,5) + (0,001 x 0,4) ou 0,948. Dependendo das probabilidades ligadas aos ramos da aspirina e varfarina, eles seriam considerados superiores ou inferiores ao ramo da ausência de profilaxia. Se o valor total de cada um desses ramos fosse maior que 0,948, seriam considerados preferíveis ao ramo da ausência de profilaxia; se o valor total fosse abaixo de 0,948, seriam considerados menos desejáveis.

O modelo apresentado nas Figuras 15.2 a 15.4 é muito simplificado, em vários aspectos, entre eles a omissão do período de eventos e a possibilidade de que um paciente sofra múltiplos eventos. Analistas de decisão podem usar programas de *software* que modelam o que poderia acontecer a uma coorte hipotética de pacientes durante uma série de ciclos temporais (digamos, períodos de 1 ano). O modelo permite a possibilidade de que pacientes passem de um estado de saúde para outro. Por exemplo, um paciente pode ter um AVC leve em um ciclo, continuar com limitação funcional mínima por vários ciclos, sofrer um episódio de sangramento gastrintestinal em um ciclo subsequente e finalmente ter um AVC de grandes proporções. Esses *modelos de transição multiestados* ou *modelos de Markov* permitem representações mais sofisticadas e fidedignas.

Tanto análises de decisão quanto diretrizes de prática podem ser metodologicamente fortes ou fracas e, assim, podem produzir recomendações válidas ou inválidas. Na Tabela 15.1, oferecemos

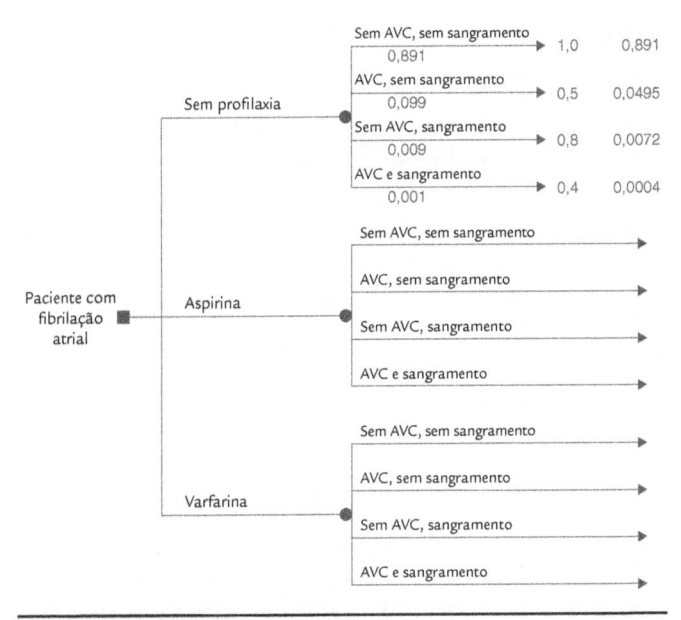

```
                                    Sem AVC, sem sangramento
                                    ─────────────────────────→  1,0    0,891
                                           0,891
                                    AVC, sem sangramento
                      Sem profilaxia ─────────────────────────→  0,5    0,0495
                                           0,099
                                    Sem AVC, sangramento
                                    ─────────────────────────→  0,8    0,0072
                                           0,009
                                    AVC e sangramento
                                    ─────────────────────────→  0,4    0,0004
                                           0,001

                                    Sem AVC, sem sangramento
                                    ─────────────────────────→

                                    AVC, sem sangramento
Paciente com                        ─────────────────────────→
fibrilação ──── Aspirina
atrial                              Sem AVC, sangramento
                                    ─────────────────────────→

                                    AVC e sangramento
                                    ─────────────────────────→

                                    Sem AVC, sem sangramento
                                    ─────────────────────────→

                                    AVC, sem sangramento
                      Varfarina     ─────────────────────────→

                                    Sem AVC, sangramento
                                    ─────────────────────────→

                                    AVC e sangramento
                                    ─────────────────────────→
```

FIGURA 15.4 Árvore de decisão com probabilidades e utilidades incluídas no braço sem profilaxia.

Abreviatura: AVC, acidente vascular cerebral.

quatro diretrizes para avaliar a validade de uma recomendação de tratamento, uma para cada passo ilustrado na Figura 15.1.

TABELA 15.1 Diretrizes para utilização da literatura médica para a validade de recomendações de tratamento

- As recomendações consideram todos os grupos de pacientes, as opções de manejo e os possíveis desfechos relevantes?
- Existem revisões sistemáticas de evidências que estimem o efeito relativo de opções de manejo sobre desfechos relevantes?
- Existe especificação apropriada de valores e preferências associados a desfechos?
- Os autores indicam a força de suas recomendações?

AVALIANDO AS RECOMENDAÇÕES

As recomendações consideram todos os grupos de pacientes, as opções de manejo e os possíveis desfechos relevantes?

Independentemente de serem recomendações quanto ao diagnóstico, prevenção, terapia ou reabilitação, as recomendações devem especificar todos os grupos de pacientes, as intervenções de interesse e as práticas sensatas relevantes (Tab. 15.2).

Por exemplo, uma diretriz baseada em uma cuidadosa revisão sistemática da literatura[23] ofereceu recomendações de opções clínicas terapêuticas para a prevenção de AVCs.[24] Embora os autores mencionem endarterectomia de carótida como uma alternativa em suas diretrizes de prática, o procedimento não está incluído nas recomendações. Essas diretrizes teriam sido mais úteis se o manejo clínico de ataques isquêmicos transitórios tivesse sido colocado no contexto do procedimento cirúrgico, que é efetivo nas mãos de cirurgiões, com baixas taxas de complicação.[25]

Recomendações de tratamento muitas vezes variam entre diferentes subgrupos de pacientes. Em particular, aqueles em menor risco dos desfechos de interesse que o tratamento deveria prevenir têm menor probabilidade de se beneficiar da terapia do que aqueles em maior risco. A adequação da terapia de redução de lipídeos, por exemplo, depende muito da presença de fatores de risco, como história familiar, hipertensão e tabagismo, que determinam o risco de um paciente vir a ter eventos cardiovasculares adversos.[26] Recomendações também podem diferir segundo a suscetibilidade de pacientes a eventos adversos. No caso da paciente com fibrilação atrial, por exemplo, devemos considerar sua probabilidade de queda traumática.

Recomendações devem considerar não apenas todos os grupos de pacientes e opções de manejo relevantes, como também todas as consequências importantes das opções. Evidências relativas aos efeitos sobre a morbidade, a mortalidade e a qualidade

TABELA 15.2 As recomendações consideram todos os grupos de pacientes, as opções de manejo e os desfechos?

A recomendação considerou todos os grupos relevantes de pacientes?
- Baixo risco e alto risco
- Mais e menos suscetíveis a efeitos adversos

A recomendação considerou todas as opções de manejo relevantes?
- Cirúrgicas e clínicas
- Opção de não tratamento

A recomendação considerou todos os desfechos importantes para o paciente?
- Morbidade e mortalidade
- Qualidade de vida
- Toxicidade e efeitos adversos
- Inconveniência
- Carga psicológica
- Custo para o paciente ou para a sociedade

de vida são relevantes para pacientes, e o uso eficiente de recursos nos obriga a prestar atenção aos custos. Se as recomendações consideram custos, independentemente de os autores adotarem a perspectiva de pacientes, de planos de saúde, do sistema de saúde ou de considerarem questões mais amplas, como as consequências referentes ao tempo de trabalho perdido, podem afetar ainda mais as conclusões.

> Em uma análise de decisão sobre terapia anticoagulante para pacientes com cardiomiopatia dilatada,[27] o modelo de decisão dos autores incluía todos os eventos clínicos de interesse para pacientes (AVC, outros embolismos, hemorragia, etc.). Os analistas mediram desfechos pela "expectativa de vida ajustada para a qualidade", uma medida que combina informações tanto sobre a quantidade quanto sobre a qualidade de vida. Essa métrica adapta-se bem à decisão clínica, uma vez que podemos esperar que a varfarina possa afetar tanto a quantidade quanto a qualidade de vida.

Existem revisões sistemáticas de evidências que estimem o efeito relativo de opções de manejo sobre desfechos relevantes?

Após especificar opções e desfechos, tomadores de decisão devem então estimar o efeito relativo das opções de manejo sobre a ocorrência de cada desfecho. Efetivamente, tomadores de decisão têm uma série de questões específicas. Considere a terapia de substituição hormonal, cujos desfechos incluem a incidência de fratura de quadril, câncer de mama, câncer de endométrio, infarto do miocárdio, AVC e demência, bem como qualidade de vida. Para cada um desses desfechos, tomadores de decisão devem realizar ou ter acesso a uma revisão sistemática das evidências. O Capítulo 14, Sumarizando as evidências, fornece diretrizes para decidir qual a probabilidade de ausência de viés na coleta e na sumarização das evidências.

Embora os autores de uma revisão sistemática possam razoavelmente abandonar seu projeto caso não existam estudos de alta qualidade para sumarizar, as pessoas que fazem recomendações não podem dar-se a esse luxo. No caso de questões importantes, mas difíceis do ponto de vista ético, técnico e econômico, podem nunca existir evidências de alta qualidade. Como recomendações devem lidar com as melhores evidências disponíveis (muitas vezes de má qualidade), podem ter de considerar vários estudos (publicados e não publicados). Como a qualidade das evidências em apoio às recomendações pode variar amplamente, mesmo quando fundamentadas na coleta e na sumarização rigorosas das evidências, recomendações, em geral, serão fracas caso a qualidade das evidências for baixa. A revisão sistemática de elaboradores de diretrizes deve sumarizar a qualidade das evidências que fundamentam suas recomendações.

Existe especificação apropriada de valores e preferências associados a desfechos?

Estabelecer elos entre opções de tratamento e desfechos é principalmente uma questão de fato e um tema científico. Atribuir preferências a desfechos é uma questão de valores. Considere, por exemplo, a importância relativa de pequenos riscos incrementais de desenvolver câncer de mama e possivelmente doença cardiovascular comparada à redução de calorões perimenopáusicos. Mulheres no climatério que estão considerando a terapia de substituição hormonal devem considerar também esses aspectos. Consequentemente, é importante que autores de diretrizes ou análises de decisão informem as principais fontes de tais julgamentos e o método para alcançar o consenso.

Clínicos devem procurar informações sobre as pessoas envolvidas na atribuição de valores a desfechos ou sobre aquelas que, ao influenciar em recomendações, estavam implicitamente envolvidas na valoração. Painéis de diretrizes são muitas vezes compostos em grande parte ou exclusivamente por especialistas clínicos. Esses painéis de especialistas podem estar sujeitos ao viés intelectual, territorial e financeiro. Embora a composição ótima de um painel de diretrizes ainda seja incerta, talvez a maior participação de metodologistas, cientistas na linha de frente e da população em geral levasse a diretrizes mais condizentes com o interesse público. Entretanto, não existe uma composição que garanta que as recomendações serão coerentes com os valores e as preferências de seus pacientes. Como resultado, no caso de recomendações nas quais as preferências são cruciais, as diretrizes devem declarar os julgamentos de valor nos quais se apoiaram.[28-30]

> Por exemplo, dois capítulos das diretrizes antitrombóticas de 2004 do American College of Chest Physicians fizeram recomendações conflitantes com base nas mesmas evidências. Um *ensaio clínico randomizado (ECR)* de grande porte, bem conduzido, que incluía pacientes com doença cerebrovascular e doença vascular periférica, demonstrou um pequeno – alguns poderiam até chamá-lo marginal – benefício do clopidogrel em relação à aspirina para a redução de eventos vasculares.[31] Os autores do capítulo sobre AVC, ao explicarem sua recomendação, comentaram os valores e preferências subjacentes: "Esta recomendação de usar clopidogrel em lugar de aspirina atribui um valor relativamente alto a uma pequena redução do risco absoluto nas taxas de AVC, e um valor relativamente baixo à minimização de gastos com drogas."[32] Os autores do capítulo sobre vasculopatias periféricas, em

resultado de outros valores e preferências, recomendaram a aspirina preferencialmente ao clopidogrel: "Esta recomendação atribui um valor relativamente alto ao evitar grandes despesas para atingir pequenas reduções em eventos vasculares."[33] Infelizmente, tais declarações explícitas são, de longe, a exceção e não a regra.

Clínicos que usam análise de decisão não enfrentarão o enorme problema de julgamentos de valores implícitos e escondidos que afetam diretrizes de prática. A razão disso, como demonstrado na Figura 15.4, é que análises de decisão requerem especificações explícitas e quantitativas de valores. Esses valores, expressos como utilidades, representam medidas do valor dos diversos desfechos da decisão para o tomador de decisões. Existem vários métodos disponíveis para medir esses valores diretamente[2,4,10,11]; ainda há controvérsia sobre qual é o melhor.

Independentemente do método de mensuração usado, os autores devem informar a fonte das pontuações. Em uma análise de decisão construída para um paciente específico, as pontuações mais verossímeis (e provavelmente únicas) são aquelas medidas diretamente daquele paciente. No caso de análises construídas para subsidiar políticas clínicas, pontuações fidedignas poderiam vir de três fontes. Em primeiro lugar, de medidas diretas de um grande grupo de pacientes com a patologia em tela e para quem os resultados da análise de decisão poderiam ser aplicados. Em segundo lugar, pontuações podem derivar de outros estudos publicados de julgamentos de qualidade de vida por tais pacientes, como foi feito em uma análise de estratégias para fibrilação atrial crônica.[12] Em terceiro lugar, podem vir de pontuações feitas por um número igualmente grande de indivíduos representando a população em geral. Quem quer que faça a pontuação deve compreender os desfechos que deve classificar; quanto mais os pontuadores souberem sobre a patologia, maior será a credibilidade de suas classificações de utilidade.

Os autores indicam a força de suas recomendações?

Múltiplas considerações devem subsidiar a força ou o grau de recomendações: a qualidade das evidências, a magnitude dos efeitos da intervenção em diferentes estudos, a magnitude dos efeitos adversos, a carga para o paciente e para o sistema de saúde, os custos e o valor relativo atribuído a diferentes desfechos. Assim, recomendações podem variar desde aquelas que confiam em evidências de uma revisão sistemática de ECRs que mostram grandes efeitos de tratamento sobre desfechos importantes para o paciente com mínimos efeitos adversos, inconveniência e custos (produzindo uma forte recomendação) até aquelas baseadas em evidências de estudos observacionais mostrando um efeito de tratamento de pequena magnitude com apreciáveis efeitos adversos e custos (produzindo uma recomendação fraca).

Existem duas maneiras de indicar a força das recomendações. Uma, mais apropriada para diretrizes de prática, é atribuir formalmente um grau para a força de uma recomendação. A outra, mais apropriada para análises de decisão, é variar os pressupostos dos efeitos das opções de manejo sobre os desfechos de interesse. Na segunda abordagem – uma análise de sensibilidade – investigadores exploram o grau com que diversos pressupostos poderiam afetar a recomendação final. Discutiremos as duas abordagens individualmente.

Graus de recomendação

A Canadian Task Force on the Periodic Health Examination propôs a primeira taxonomia formal de "níveis de evidência"[34-36] focalizando estudos individuais. Desde então, houve uma evolução gradual de sistemas de classificação, que incluiu a proliferação de seu número e variedade.[37] Um grupo internacional de metodologistas e elaboradores de diretrizes, muitos dos quais também participaram na produção deste livro, criaram um marco para classificar a qualidade das evidências e a força de recomendações[38,39] que está sendo amplamente adotado.[37]

O sistema de graus de recomendação, apreciação, desenvolvimento e avaliação (GRADE), classifica recomendações em dois níveis: fracas e fortes, e a qualidade de evidências em quatro categorias: alta, moderada, baixa e muito baixa. Evidências baseadas em ECRs começam com pontuação máxima na classificação de qualidade de evidências (quatro categorias) do GRADE (Tab. 15.3). Entretanto, o GRADE considera que nem todos os ECRs são parecidos

TABELA 15.3 Qualidade das evidências e suas definições

Grau	Definição
Alto	Mais pesquisas provavelmente não mudarão nossa confiança na estimativa do efeito.
Moderado	Mais pesquisas provavelmente terão importante influência em nossa confiança na estimativa do efeito e podem mudar a estimativa.
Baixo	Mais pesquisas muito provavelmente terão importante influência em nossa confiança na estimativa do efeito e provavelmente mudarão a estimativa.
Muito baixo	Qualquer estimativa de efeito é incerta.

e que limitações de ECRs individuais podem comprometer a qualidade de suas evidências, assim como outros fatores, incluindo inconsistência de resultados, evidências indiretas e alta probabilidade de viés de notificação (Tab. 15.4). Evidências baseadas em estudos observacionais começam com uma pontuação de baixa qualidade, mas podem subir para moderada ou alta, se o tamanho do efeito for suficientemente grande; todos os tipos de viés evidentes favorecerem a terapia convencional e não a experimental, se houver um gradiente dose-resposta evidente (Tab. 15.4).

O sistema GRADE oferece recomendação forte quando os benefícios de uma intervenção são claramente maiores que seus riscos e ônus ou claramente não o são. Contudo, quando o balanço entre benefícios e aspectos negativos for mais incerto, devido a evidências de baixa qualidade (ou seja, porque evidências de alta qualidade sugerem que benefícios e aspectos negativos estejam bem balanceados), recomendações fracas tornam-se apropriadas. A Tabela 15.5 fornece uma estrutura para aplicar os resultados do sistema GRADE para apresentar recomendações.

Análise de sensibilidade

Analistas de decisão usam a exploração sistemática da incerteza nos dados, conhecida como *análise de sensibilidade*, para ver quais efeitos a variação de estimativas para aspectos negativos, os benefícios e os valores têm sobre desfechos clínicos esperados e, portanto, sobre a

TABELA 15.4 Fatores para decidir confiança em estimativas de benefícios, riscos, cargas e custos

Fatores que podem diminuir a qualidade das evidências
1. Má qualidade do planejamento ou da implementação dos estudos disponíveis, sugerindo alta probabilidade de viés
2. Inconsistência de resultados
3. Evidências indiretas
4. Estimativas imprecisas
5. Viés de publicação

Fatores que podem aumentar a qualidade das evidências
1. Grande magnitude de efeito
2. Todos os confundidores plausíveis reduziriam um efeito demonstrado
3. Gradiente dose-resposta

escolha de estratégias clínicas. A análise de sensibilidade pergunta se a conclusão gerada pela análise de decisão é afetada pelas incertezas nas estimativas da probabilidade ou valor dos desfechos? Podemos variar as estimativas uma a uma, denominada análise de sensibilidade uma forma (*1-way*), ou podemos variá-las de duas em duas ou mais a cada vez, o que é chamado de análise de sensibilidade multiformas (*multiway*). Por exemplo, investigadores que estão realizando uma análise de decisão sobre a administração de antibióticos para a prevenção do *Mycobacterium avium intracellulare* em pacientes com o vírus da imunodeficiência humana (HIV) verificaram que o custo-efetividade da profilaxia diminuía se supusessem longa vida para os pacientes ou se atribuíssem uma estimativa menos otimista sobre a efetividade da droga.[40] Se considerassem os dois pressupostos simultaneamente – maior duração de vida e menor efetividade da droga (uma análise de sensibilidade *2-way*) –, o custo-efetividade diminuiria substancialmente. Clínicos devem procurar uma tabela listando quais variáveis foram incluídas pelos analistas em suas análises de sensibilidade, quais faixas de valores usaram para cada variável e quais variáveis, se for o caso, alteraram a escolha de estratégias.

Idealmente, analistas de decisão sujeitarão todas as suas estimativas de probabilidade a uma análise de sensibilidade. A faixa

TABELA 15.5 Recomendações GRADE

Grau da recomendação	Benefício vs. riscos e cargas
Recomendação forte; evidências de alta qualidade	Benefícios claramente maiores do que riscos e cargas ou vice-versa
Recomendação forte; evidências de qualidade moderada	Benefícios claramente maiores do que riscos e cargas ou vice-versa
Recomendação forte; evidências de má ou muito má qualidade	Benefícios claramente maiores do que riscos e cargas ou vice-versa
Recomendação fraca; evidências de alta qualidade	Benefícios em equilíbrio próximo com riscos e cargas
Recomendação fraca; evidências de qualidade moderada	Benefícios em equilíbrio próximo com riscos e cargas
Recomendação fraca; evidências de má ou muito má qualidade	Incerteza nas estimativas de benefícios, riscos e cargas; benefícios, riscos e cargas podem ter um equilíbrio próximo

Abreviaturas: ECR, ensaio clínico randomizado; GRADE, graus de recomendação, apreciação, desenvolvimento e avaliação.

Qualidade metodológica da evidência de apoio	Implicações
ECRs sem limitações importantes ou evidências esmagadoras provenientes de estudos observacionais	Recomendação forte; pode se aplicar à maioria dos pacientes na maioria das circunstâncias, sem reservas
ECRs com limitações importantes (resultados inconsistentes; falhas metodológicas; indiretos, imprecisos ou alta probabilidade de viés de notificação) ou evidências excepcionalmente fortes de estudos observacionais	
Estudos observacionais ou séries de caso	Recomendação forte, mas pode mudar quando surgirem evidências de maior qualidade
ECRs sem limitações importantes	Recomendação fraca; a melhor ação pode variar, dependendo das circunstâncias ou dos valores de pacientes ou sociais
ECRs com limitações importantes (resultados inconsistentes; falhas metodológicas; indiretos, imprecisos ou alta probabilidade de viés de notificação)	
Estudos observacionais ou séries de casos	Recomendação muito fraca; outras alternativas podem ser igualmente razoáveis

em que serão testadas deveria depender da fonte dos dados. Se as estimativas provierem de ensaios randomizados grandes, de alta qualidade, com intervalos de confiança (ICs) estreitos, a faixa de estimativas testadas pode ser estreita. Quando os métodos forem menos válidos, ou as estimativas de benefícios e os aspectos negativos forem menos precisos, análises de sensibilidade testando uma ampla faixa de valores tornam-se apropriadas.

Analistas de decisão também devem testar valores de utilidade por meio de análises de sensibilidade, sendo a faixa de valores novamente determinada pela fonte dos dados. Se grandes números de pacientes ou membros da população em geral representativos e bem informados dão pontuações similares a estados de desfecho, os investigadores podem usar uma faixa estreita de valores de utilidade nas análises de sensibilidade. Se as pontuações foram dadas por um pequeno grupo de classificadores, ou se os valores entre indivíduos apresentarem ampla variação, então os investigadores devem usar uma faixa maior de valores de utilidade nas análises de sensibilidade.

Se o resultado da análise de decisão não mudar com a variação de estimativas de probabilidade e com a variação de valores, os clínicos podem considerar a recomendação forte. Quando a decisão final muda com diferentes estimativas plausíveis de probabilidades ou de valores, a recomendação torna-se muito mais fraca.

Sugerimos quatro critérios que afetam a validade de uma recomendação (Tab. 15.1). A Tabela 15.6 apresenta um esquema para classificar a qualidade metodológica de recomendações de tratamento, enfatizando os três componentes-chaves: consideração de todas as opções e desfechos relevantes, sumário sistemático das evidências e consideração explícita ou quantitativa, ou ambas, de preferências da sociedade ou do paciente.

As recomendações de tratamento são desejáveis?

As abordagens que descrevemos ressaltam a opinião de que decisões de manejo de pacientes são sempre uma função tanto das evidências quanto de valores e preferências. Valores podem diferir substancialmente entre contextos. Por exemplo, o monitoramento da terapia anticoagulante pode ter um valor muito mais negativo

TABELA 15.6 Uma hierarquia de rigor ao fazer recomendações de tratamento

Nível de rigor	Sumário sistemático das evidências	Consideração de todas as opções e desfechos relevantes	Declaração explícita de valores	Metodologias de amostragem
Alto	Sim	Sim	Sim	Diretriz de prática ou análise de decisão[a]
Intermediário	Sim	Sim ou não	Não	Revisão sistemática[a]
Baixo	Não	Sim ou não	Não	Revisão tradicional; artigo notificando pesquisa primária

[a] Metodologias de amostragem podem não refletir o nível de rigor mostrado. Podem ocorrer exceções nas duas direções. Por exemplo, se o autor de uma diretriz de prática ou análise de decisão não coletou sistematicamente nem sumarizou informações, e se nem os valores da sociedade nem os do paciente são explicitamente considerados, as recomendações produzidas terão baixo rigor. Inversamente, se o autor de uma revisão sistemática considera todas as opções relevantes e pelo menos qualitativamente considera valores, as recomendações da revisão podem ser rigorosas.

em um contexto rural, em que as distâncias são grandes, ou em um contexto de restrição mais severa de recursos, em que existe uma relação inversa direta entre os recursos disponíveis para a compra de antibióticos e aqueles alocados ao monitoramento de níveis de anticoagulação.

Diferenças de valores entre pacientes são igualmente importantes. A magnitude do valor negativo do monitoramento de anticoagulação ou o valor negativo relativo associado a um AVC *versus* um episódio de sangramento gastrintestinal apresentará ampla variação entre pacientes individuais, mesmo em igual contexto.

Se decisões são tão dependentes de preferências, por que fazer recomendações? Talvez, em vez de fazer recomendações, investigadores devessem sistematicamente procurar, acumular e sumarizar informações para apresentá-las a clínicos. Além disso, podem ressaltar as implicações de diferentes conjuntos de valores para a ação clínica. A dependência de qualquer decisão nos valores subjacentes dos pacientes – e a variabilidade de valores – sugeririam que tal apresentação seria mais útil do que uma recomendação.

Embora essa abordagem possa funcionar em um mundo ideal, não é muito adequada para o mundo em que vivemos. Sua implementação depende de os investigadores usarem métodos padrões, rigorosos, para sumarizar e apresentar informações, e que clínicos tenham tempo, energia e habilidades tanto para interpretarem os sumários quanto para integrá-los com valores e preferências do paciente. É improvável que essas condições sejam satisfeitas no futuro previsível. Recomendações ajudam os clínicos a trabalharem eficientemente, e a aplicação dos conceitos deste capítulo permitirá que clínicos restrinjam seu uso às recomendações de alta qualidade metodológica.

RESOLUÇÃO CLÍNICA

Voltando ao nosso cenário clínico[26] inicial, você inicia considerando se os elaboradores da diretriz abordaram todos os grupos de pacientes, as opções de tratamento e os desfechos importantes. Você observa que fazem recomendações separadas para pacientes com diversos riscos de AVC, mas não para pacientes com diferente risco de sangramento. A última omissão pode ocorrer porque estudos de prognóstico foram inconsistentes quanto aos aparentes fatores de risco que foram identificados. As diretrizes abordam as opções que você está considerando seriamente (varfarina e aspirina em dose total e dose fixa) e os principais desfechos de interesse (AVC oclusivo [embólico], AVC hemorrágico, sangramento gastrintestinal e outros sangramentos importantes), mas não trata especificamente da necessidade de exames regulares, dos pequenos hematomas frequentes e de preocupações com sangramento associadas à terapia com varfarina.

Passando para a seleção e síntese das evidências, você julga que os critérios de elegibilidade das diretrizes são apropriados e que a busca da literatura de apoio foi abrangente. O método de síntese, embora não explícito, baseia-se claramente em revisões sistemáticas e metanálises.

Os autores da diretriz deixam claro que acreditam que valores dos pacientes são cruciais para a decisão e fazem um bom trabalho de articulação das trocas compensatórias.

> Valores e preferências subjacentes: anticoagulação com varfarina é muito mais eficaz do que a aspirina na prevenção do AVC, e particularmente na prevenção do AVC isquêmico severo, na fibrilação atrial. Recomendamos a opção pela terapia com aspirina para grupos de menor risco, estimando que os benefícios absolutos esperados da terapia anticoagulante podem não compensar o risco aumentado de hemorragia e a carga da anticoagulação. Pacientes individuais de menor risco podem racionalmente escolher a anticoagulação em vez da terapia com aspirina para ganhar maior proteção contra AVC isquêmico, se derem valor à proteção contra AVC muito mais do que à redução do risco de hemorragia e à carga referente ao manejo da anticoagulação.

Os elaboradores das diretrizes apresentam abordagens para determinar o risco de AVC: nessa paciente, o risco é de aproximadamente 4%. Eles usam um sistema de pontuação que é o predecessor daquele apresentado anteriormente neste capítulo (Tab. 15.5) e é similar. Para pacientes como as desse cenário, os elaboradores de diretrizes fornecem uma recomendação forte, baseada em evidências de alta qualidade, para o uso da varfarina. Como a diretriz satisfaz todos os critérios da Tabela 15.2, você está inclinado a levar essa recomendação a sério.

A análise de decisão que você identificou[2] restringe suas comparações à terapia com varfarina *versus* nenhum tratamento. Seu argumento para omitir a aspirina é que sua eficácia não está comprovada (embora o efeito da aspirina em outras metanálises tenha alcançado significância estatística, esta sempre foi limítrofe). Os investigadores não mencionam nenhum outro tratamento antiplaquetário. Incluem entre desfechos a inconveniência associada ao monitoramento da terapia anticoagulante, importantes episódios de sangramento, AVC leve, AVC severo e custo. Omitem sangramentos menores.

Os investigadores apresentam suas estratégias de busca claramente. Eles se restringem aos resultados de buscas pelo computador da literatura publicada, mas, dada essa limitação, suas buscas parecem abrangentes; também descrevem suas razões para selecionar evidências, e seus critérios parecem rigorosos. Produzem notas sobre as limitações de uma decisão-chave: escolher dados do estudo de Framingham, em vez de ECRs de terapia para pacientes com fibrilação atrial, de que derivam suas estimativas de risco.

Para gerar valores, os autores entrevistaram 57 idosos vivendo na comunidade, com uma idade média de 73 anos. Usaram uma metodologia padrão de aposta a fim de gerar valores de utilidade. Seus valores-chave incluem utilidades, em uma escala de 0 a 1, em que 0 é morte e 1 é saúde completa, de 0,986 para varfarina manejada por um clínico geral, 0,880 para episódio maior de sangramento, 0,675 para AVC leve e 0 para AVC severo.

Os investigadores realizaram análise de sensibilidade que indicou que o modelo era sensível à variação na utilidade dos pacientes para o uso de varfarina. Se assumissem valores de utilidade para a tomada de varfarina no quartil superior (1; i.e., nenhuma ausência de utilidade sugerida para o uso da varfarina), a análise sugeriria que praticamente todos os pacientes deveriam receber tratamento com varfarina. Se supusessem a utilidade no menor quartil (0,92), a análise sugeriria que a maioria dos pacientes não deveria tomar varfarina.

Essa análise de decisão tem alta pontuação em relação aos critérios de validade apresentados na Tabela 15.2. As utilidades na análise central dos investigadores, com as melhores estimativas de risco e redução de risco (análise de *caso base*), ajustam-se bem às da paciente desse cenário. Os investigadores forneceram tabelas que sugerem a melhor decisão para diferentes pacientes; quando acrescentamos as características da paciente considerada no cenário inicial, verificamos que ela se enquadra em uma célula próxima ao limite entre "nenhum benefício" e "benefício claro", e a análise de sensibilidade dos investigadores sugere que, se ela atribui o mesmo valor à vida tomando ou não varfarina, se beneficiaria do uso da droga.

Tendo revisado o que comprovou ser uma diretriz e uma análise de decisão rigorosas, você está em uma posição muito mais forte para ajudar a paciente em sua decisão. Está claro que você precisa explorar os sentimentos da paciente para descobrir como ela toleraria a inconveniência e o risco de sangramento associados ao uso de varfarina. Sua preferência é por um estilo compartilhado de tomada de decisão e, para se preparar para a discussão com a paciente, você anota o alto valor que atribui à prevenção de AVC, e sua avaliação é a de que administrar varfarina atenderia aos melhores interesses da paciente.

Referências

1. Singer DE, Albers GW, Dalen JE, Go AS, Halperin JL, Manning WJ. Antithrombotic therapy in atrial fibrillation: the Seventh ACCP Conference on Antithrombotic and Thrombolytic Therapy. *Chest.* 2004;126(3)(suppl):429S-456S.
2. Thomson R, Parkin D, Eccles M, Sudlow M, Robinson A. Decision analysis and guidelines for anticoagulant therapy to prevent stroke in patients with atrial fibrillation. *Lancet.* 2000;355(9208):956-962.
3. Vandenbroucke-Grauls CM, Vandenbroucke JP. Effect of selective decontamination of the digestive tract on respiratory tract infections and mortality in the intensive care unit. *Lancet.* 1991;338(8771):859-862.
4. Selective Decontamination of the Digestive Tract Trialists' Collaborative Group. Meta-analysis of randomised controlled trials of selective decontamination of the digestive tract. *BMJ.* 1993;307(6903):525-532.
5. Heyland DK, Cook DJ, Jaeschke R, Griffith L, Lee HN, Guyatt GH. Selective decontamination of the digestive tract: an overview. *Chest.* 1994;105(4):1221-1229.
6. Kollef MH. The role of selective digestive tract decontamination on mortality and respiratory tract infections: a meta-analysis. *Chest.* 1994;105(4):1101-1108.
7. Glasziou PP, Irwig LM. An evidence based approach to individualising treatment. *BMJ.* 1995;311(7016): 1356-1359.
8. Sinclair JC, Cook RJ, Guyatt GH, Pauker SG, Cook DJ. When should an effective treatment be used? derivation of the threshold number needed to treat and the minimum event rate for treatment. *J Clin Epidemiol.* 2006;54(3):217-324.
9. Smith GD, Egger M. Who benefits from medical interventions? *BMJ.* 1994; 308(6921):72-74.
10. Field MJ, Lohr KN, eds. *Clinical Practice Guidelines: Directions for a New Program.* Washington, DC: National Academy Press; 1990.
11. American Medical Association Specialty Society Practice Parameters Partnership and Practice Parameters Forum. *Attributes to Guide the Development of Practice Parameters.* Chicago, IL: American Medical Association; 1990.
12. American College of Physicians. *Clinical Efficacy Assessment Project: Procedural Manual.* Philadelphia, PA: American College of Physicians; 1986.

13. Gottlieb LK, Margolis CZ, Schoenbaum SC. Clinical practice guidelines at an HMO: development and implementation in a quality improvement model. *QRB Qual Rev Bull.* 1990;16(2):80-86.
14. Lohr KN, Field MJ. A provisional instrument for assessing clinical practice guidelines. In: Field MJ, Lohr KN, eds. *Guidelines for Clinical Practice: From Development to Use.* Washington, DC: National Academy Press; 1992:346-410.
15. Harris RP, Helfand M, Woolf SH, et al; Methods Work Group, Third US Preventive Services Task Force. Current methods of the US Preventive Services Task Force: a review of the process. *Am J Prev Med.* 2001;20(3 suppl):21-35.
16. Park RE, Fink A, Brook RH, et al. Physician ratings of appropriate indications for six medical and surgical procedures. *Am J Public Health.* 1986;76(7):766-772.
17. Keeney RL. Decision analysis: an overview. *Oper Res.* 1982;30(5):803-838.
18. Eckman MH, Levine HJ, Pauker SG. Decision analytic and cost-effectiveness issues concerning anticoagulant prophylaxis in heart disease. *Chest.* 1992;102(4)(suppl): 538S-549S.
19. Kassirer JP, Moskowitz AJ, Lau J, Pauker SG. Decision analysis: a progress report. *Ann Intern Med.* 1987;106(2):275-291.
20. Eddy DM. Clinical decision making: from theory to practice: designing a practice policy: standards, guidelines, and options. *JAMA.* 1990;263(22):3077, 3081, 3084.
21. Drummond MF, Richardson WS, O'Brien BJ, Levine M, Heyland D. Users' guides to the medical literature, XIII: how to use an article on economic analysis of clinical practice, A: are the results of the study valid? Evidence-Based Medicine Working Group. *JAMA.* 1997;277(19):1552-1557.
22. O'Brien BJ, Heyland D, Richardson WS, Levine M, Drummond MF. Users' guides to the medical literature, XIII: how to use an article on economic analysis of clinical practice, B: what are the results and will they help me in caring for my patients? Evidence-Based Medicine Working Group. *JAMA.* 1997;277(22): 1802-1806.
23. Matchar DB, McCrory DC, Barnett HJ, Feussner JR. Medical treatment for stroke prevention. *Ann Intern Med.* 1994;121(1):41-53.
24. American College of Physicians. Guidelines for medical treatment for stroke prevention. *Ann Intern Med.* 1994;121(1):54-55.
25. North American Symptomatic Carotid Endarterectomy Trial Collaborators. Beneficial effect of carotid endarterectomy in symptomatic patients with high-grade carotid stenosis. *N Engl J Med.* 1991;325(7):445-453.
26. Jackson R, Lawes CM, Bennett DA, Milne RJ, Rodgers A. Treatment with drugs to lower blood pressure and blood cholesterol based on an individual's absolute cardiovascular risk. *Lancet.* 2005;365(9457): 434-441.
27. Tsevat J, Eckman MH, McNutt RA, Pauker SG. Warfarin for dilated cardiomyopathy: a bloody tough pill to swallow? *Med Decis Making.* 1989;9(3): 162-169.
28. Taylor R, Giles J. Cash interests taint drug advice. *Nature.* 2005;437(7062): 1070-1071.
29. Laupacis A. On bias and transparency in the development of influential recommendations. *CMAJ.* 2006;174(3):335-336.

30. CMAJ. Clinical practice guidelines and conflict of interest. *CMAJ*. 2005;173(11): 1297,1299.
31. CAPRIE Steering Committee. A randomised, blinded, trial of clopidogrel versus aspirin in patients at risk of ischaemic events (CAPRIE). *Lancet*. 1996;348(9038): 1329-1339.
32. Albers GW, Amarenco P, Easton JD, Sacco RL, Teal P. Antithrombotic and thrombolytic therapy for ischemic stroke: the Seventh ACCP Conference on Antithrombotic and Thrombolytic Therapy. *Chest*. 2004;126(3)(suppl):483S-512S.
33. Clagett GP, Sobel M, Jackson MR, Lip GY, Tangelder M, Verhaeghe R. Antithrombotic therapy in peripheral arterial occlusive disease: the Seventh ACCP Conference on Antithrombotic and Thrombolytic Therapy. *Chest*. 2004;126(3) (suppl):609S-626S.
34. Canadian Task Force on the Periodic Health Examination. The periodic health examination. *CMAJ*. 1979;121(9):1193-1254.
35. Woolf SH, Battista RN, Anderson GM, Logan AG, Wang E. Assessing the clinical effectiveness of preventive maneuvers: analytic principles and systematic methods in reviewing evidence and developing clinical practice recommendations: a report by the Canadian Task Force on the Periodic Health Examination. *J Clin Epidemiol*. 1990;43(9):891-905.
36. Sackett DL. Rules of evidence and clinical recommendations on the use of antithrombotic agents. *Chest*. 1986;89(2 suppl):2S-4S.
37. Guyatt G, Vist G, Falck-Ytter Y, Kunz R, Magrini N, Schunemann H. An emerging consensus on grading recommendations? *ACP J Club*. 2006;144(1):A8-A9.
38. Atkins D, Best D, Briss PA, et al. Grading quality of evidence and strength of recommendations. *BMJ*. 2004;328(7454):1490.
39. Guyatt G, Gutterman D, Baumann MH, et al. Grading strength of recommendations and quality of evidence in clinical guidelines: report from an American College of Chest Physicians task force. *Chest*. 2006;129(1):174-181.
40. Bayoumi AM, Redelmeier DA. Preventing Mycobacterium avium complex in patients who are using protease inhibitors: a cost-effectiveness analysis. *AIDS*. 1998;12(12):1503-1512.

Glossário

Termo	Definição
Q de Cochrane	Teste comum de heterogeneidade que pressupõe a hipótese nula que toda a variabilidade aparente entre resultados de estudos individuais é devida ao acaso. O Q de Cochrane gera uma probabilidade, apresentada como um valor Π, baseada em uma distribuição χ^2, de que diferenças em resultados entre estudos iguais ou maiores do que as observadas provavelmente ocorrem simplesmente por acaso.
φ (ou estatística φ)	Medida de concordância independente do acaso.
Adesão (ou *Compliance*)	Grau com que pacientes põem em prática recomendações de saúde ou grau com que provedores de saúde realizam testes diagnósticos, monitoramento de equipamentos, intervenção e outras especificações técnicas que definem o manejo ótimo de pacientes.
Aleatório	Governado por um processo formal de chance no qual a ocorrência de eventos prévios não tem qualquer valor para prever eventos futuros. Por exemplo, a probabilidade de designar um participante para um dentre dois grupos especificados é de 50%.
Alertas ou sistemas de alerta	Estratégia para mudar o comportamento médico. Tipo de sistema computadorizado de apoio à decisão que alerta o clínico para uma circunstância que poderia requerer ação clínica (p. ex., um sistema que ressalte valores laboratoriais fora da faixa normal).

Algoritmo	Descrição explícita de uma sequência ordenada de passos com uma lógica ramificada que pode ser aplicada em circunstâncias clínicas específicas. A lógica de um algoritmo é: se a, então faça x; se b, então faça y; etc.
Alocação aleatória (ou Randomização)	Ver Randomização.
Alocação em *cluster* (ou randomização de agrupamentos)	Uma atribuição de grupos (p. ex., escolas, clínicas) e não de indivíduos para grupos de intervenção e controle. Essa abordagem é frequentemente usada quando a alocação por indivíduos provavelmente resultará em contaminação (p. ex., se adolescentes de uma escola são alocados para receber ou não um novo programa de educação sexual, é provável que compartilhem as informações que aprenderem; se, em vez disso, a unidade de alocação for a escola, escolas inteiras serão alocadas para receber ou não o novo programa de educação sexual). A alocação em *cluster* é tipicamente randomizada, mas é possível (embora não seja aconselhável) alocar conglomerados ao grupo tratamento ou ao grupo-controle por outros métodos.
Alvo do tratamento	A manifestação da doença (sintoma, sinal ou anormalidade fisiológica) para a qual um tratamento é direcionado.
Amostra aleatória	Amostra derivada pela seleção de unidades de amostragem (p. ex., pacientes individuais), de modo que cada unidade tenha uma chance de seleção independente e fixa (geralmente igual). A seleção ou não de uma dada unidade é determinada pelo acaso; por exemplo, por uma tabela de números em ordem aleatória.
Amostra consecutiva (ou Amostra sequencial)	Amostra na qual todos os pacientes potencialmente elegíveis tratados ao longo de um período são inscritos.
Amostra sequencial (ou Amostra consecutiva)	Ver Amostra consecutiva.

Amostragem intencional (ou Amostragem judiciosa)	Em pesquisa qualitativa, um tipo de amostragem não probabilística na qual a teoria ou o julgamento pessoal orienta a seleção de participantes do estudo. Dependendo do tópico, exemplos incluem variação máxima da amostragem, para documentar amplitude ou diversidade; amostragem de casos extremos, em que selecionamos casos que são de alguma maneira opostos; amostragem de casos típicos ou representativos, para descrever o que é comum em termos do fenômeno de interesse; amostragem crítica, para ressaltar dramaticamente um ponto, e amostragem por critérios, nas quais são estudados todos os casos que satisfazem alguns critérios de importância pré-determinados.
Amostragem judiciosa (ou Amostragem intencional)	Ver Amostragem intencional.
Análise ajustada	Uma análise ajustada leva em conta diferenças em fatores prognósticos (ou características basais) entre grupos que possam influenciar o desfecho. Por exemplo, ao comparar uma intervenção experimental e seu controle, se o grupo experimental for, em média, mais velho e, portanto, em maior risco de um desfecho adverso do que o grupo-controle, a análise ajustada por idade mostrará um maior efeito do tratamento do que a análise não ajustada.
Análise de *cluster*	Procedimento estatístico em que a unidade de análise é igual à unidade de randomização, que não é o paciente nem o participante (p. ex., escola, clínica).
Análise de custo-benefício	Análise econômica na qual tanto os custos quanto as consequências (incluindo aumentos na duração e na qualidade de vida) são expressos em termos monetários.
Análise de custo	Análise econômica que compara somente os custos das várias alternativas. Essa comparação informa apenas metade da decisão – uso de recursos (a outra metade é a dos desfechos esperados).
Análise de custo-efetividade	Análise econômica na qual as consequências são expressas em unidades naturais (p. ex., custo por vida salva ou custo por sangramento evitado). Às vezes, a análise de custo-utilidade é classificada como uma subcategoria da análise de custo-efetividade.

Análise de custo-minimização	Análise econômica realizada em situações em que as consequências das alternativas são idênticas e a única questão são seus custos relativos.
Análise de custo-utilidade	Tipo de análise econômica na qual as consequências são expressas em termos de anos de vida ajustados pelas preferências dos indivíduos. Tipicamente, considera-se o custo incremental por ganhos incrementais em anos de vida ajustados para a qualidade (QALYs).
Análise de decisão	Abordagem sistemática à tomada de decisão em condições de incerteza. Envolve identificar todas as alternativas disponíveis e estimar as probabilidades de possíveis desfechos associados a cada alternativa, valorar cada desfecho e, com base nas probabilidades e valores, chegar a uma estimativa quantitativa do mérito relativo de cada alternativa.
Análise de metarregressão	Ao sumarizar características do paciente ou delineamento no nível do estudo individual, metanalistas correm o risco de não detectarem relações genuínas entre essas características e o tamanho do efeito do tratamento. Além disso, o risco de obter explicação espúria para efeitos variáveis de tratamento é alto quando o número de estudos é pequeno e quando muitas características de paciente e delineamento diferem. Podem-se usar técnicas de metarregressão para explorar se as características de pacientes (como idade maior ou menor) ou do delineamento (como estudos de alta ou baixa qualidade) estão relacionadas ao tamanho do efeito do tratamento.
Análise de parte interessada (*stakeholder*)	Estratégia que visa a aumentar a compreensão de comportamentos, planos, relações e interesses das partes interessadas e busca gerar sistemas de informação sobre os níveis de influência, de apoio e de recursos desses interessados.
Análise de partição recorrente	Técnica para determinar o modo ótimo de usar um conjunto de variáveis preditoras para estimar a probabilidade de que um indivíduo sofra um dado desfecho. A técnica repetidamente divide a população (p. ex., velhos vs. jovens; entre jovens e velhos) segundo o *status* de variáveis que discriminam entre os que terão ou não o desfecho relevante.

Análise de regressão multivariada ou análise de multivariáveis, ou equação de regressão multivariável	Tipo de regressão que fornece um modelo matemático que busca explicar ou prever a variável dependente (ou variável de desfecho, ou variável-alvo) ao considerar simultaneamente duas ou mais variáveis independentes (ou variáveis preditivas).
Análise de sensibilidade	Qualquer teste da estabilidade das conclusões de uma avaliação de cuidados de saúde na faixa de estimativas de probabilidade, de julgamentos de valor e de pressupostos sobre a estrutura das decisões a serem tomadas. Isso pode envolver a avaliação repetida de um modelo de decisão no qual um ou mais dos parâmetros de interesse são variados.
Análise de sobrevida	Procedimento estatístico usado para comparar a proporção de pacientes em cada grupo que apresenta desfecho ou *endpoint* em diferentes intervalos ao longo do estudo (p. ex., óbito).
Análise de subgrupo	A análise separada de dados para subgrupos de pacientes, como aqueles em diferentes estágios da doença, com diferentes comorbidades e de diferentes idades.
Análise discriminante	Técnica estatística similar à análise de regressão logística, que identifica variáveis que estão associadas à presença ou à ausência de um determinado desfecho categórico (nominal).
Análise documental	Em pesquisa qualitativa, um dos três métodos básicos de coleta de dados. Envolve a revisão interpretativa de materiais escritos.
Análise ou Avaliação econômica	Conjunto de métodos quantitativos formais usados para comparar dois ou mais tratamentos, programas ou estratégias em relação a seu uso de recursos e a seus desfechos esperados.

Análise por protocolo	Análise restrita a pacientes que aderem ao tratamento designado em um estudo randomizado (omitindo pacientes que abandonaram o estudo ou que, por outras razões, não receberam a intervenção planejada). Essa análise pode fornecer estimativa enganosa do efeito, porque a totalidade dos pacientes randomizados não está mais incluída, levantando preocupações sobre se fatores importantes desconhecidos que influenciam o desfecho estão igualmente distribuídos entre os grupos de comparação.
Ano de vida ajustado para a qualidade (QALY)	Unidade de medida de sobrevida que leva em conta os efeitos de um estado de saúde subótimo e as limitações resultantes na qualidade de vida. Por exemplo, se um paciente vive por 10 anos e sua qualidade de vida está diminuída em 50% devido a uma pneumopatia crônica, a sobrevida seria equivalente a 5 QALYs.
Aposta padrão	Medida de preferência direta ou de utilidade que efetivamente solicita aos respondentes que atribuam uma nota à sua qualidade de vida em uma escala de 0 a 1, em que 0 é óbito e 1 é saúde total. Os respondentes escolhem entre um tempo especificado x em seu estado atual de saúde e uma aposta na qual têm probabilidade P (que pode variar de 0 a 0,99) de saúde total por x tempo e probabilidade 1 − P de óbito imediato.
Árvore de decisão	A maioria das análises clínicas é construída como árvores de decisão; artigos geralmente incluirão um ou mais diagramas mostrando a estrutura da árvore de decisão usada para a análise.
Associação independente	Quando uma variável está associada a um desfecho depois de ajustada para múltiplos outros fatores prognósticos potenciais (muitas vezes, após análise de regressão), a associação é independente.
Auditoria e *feedback*	Estratégia para mudar o comportamento médico. Qualquer sumário oral ou escrito do desempenho clínico (p. ex., baseado em revisão de prontuários ou observação da prática clínica) durante um período de tempo. O sumário também pode incluir recomendações para aperfeiçoar a prática.

Aumento de risco absoluto (ARA)	A diferença absoluta em taxas de desfechos nocivos entre grupos experimentais (taxa de eventos no grupo experimental ou TEE) e controle (taxa de eventos no grupo-controle ou TEC), calculada como a taxa de eventos nocivos no grupo experimental menos a taxa de eventos nocivos no grupo-controle (TEE – TEC). Tipicamente utilizada para descrever uma exposição ou intervenção nociva (p. ex., se a taxa de eventos adversos for 20% no grupo de tratamento e 10% no grupo-controle, o aumento do risco absoluto será 10%, expresso como percentual, e 0,10, expresso como proporção).
Aumento de risco relativo (ARR)	O aumento proporcional em taxas de desfechos nocivos entre participantes experimentais e controles. É calculada dividindo a taxa de desfechos nocivos no grupo experimental (taxa de eventos no grupo experimental ou TEE) menos a taxa de desfechos nocivos no grupo-controle (taxa de eventos no grupo-controle ou TEC) pela taxa de desfechos nocivos no grupo-controle ([TEE – TEC]/TEC). Tipicamente usada com uma exposição nociva.
Auxílio para a decisão	Instrumento que busca apresentar aos pacientes os benefícios e danos de cursos alternativos de ação, de um modo que seja quantitativo, abrangente e compreensível.
Características basais	Fatores que descrevem participantes do estudo no início do estudo (p. ex., idade, sexo, severidade da doença); em estudos de comparação, é importante que essas características sejam inicialmente similares entre os grupos; se não forem equilibradas ou se o desequilíbrio não for ajustado estatisticamente, essas características podem causar confundimento e criar viés nos resultados do estudo.
Caso base	Em uma avaliação econômica, o caso base é o melhor conjunto de estimativas de cada uma das variáveis-chave que influencia os custos e os efeitos de estratégias alternativas de manejo.
Cegamento (ou sigilo da alocação)	Ver Sigilo da alocação.

Cego ou cegado	Pacientes, clínicos, coletores de dados, adjudicadores de desfechos ou analistas de dados desconhecem quais pacientes foram alocados ao grupo experimental ou ao grupo-controle. No caso de testes diagnósticos, os interpretadores dos resultados de teste não estão cientes do resultado do padrão de referência, ou vice-versa.
Chances	A razão de eventos e de não eventos; a razão do número de participantes do estudo que têm o desfecho relevante e do número de participantes do estudo que não têm o desfecho relevante.
Chances pós-teste	A chance de a patologia de interesse estar presente depois que os resultados de um teste diagnóstico estejam disponíveis.
Chances pré-teste	As chances de a patologia de interesse estar presente antes que os resultados de um teste diagnóstico estejam disponíveis.
Chances relativas (ou Razão de chances)	Ver Razão de chances. Assim como risco relativo e razão de risco são sinônimos, chances relativas e razão de chances são sinônimos.
Clínicos baseados em evidências	Clínicos que podem diferenciar sumários e recomendações baseados em evidências daqueles que não são baseados em evidências e compreender resultados suficientemente bem para aplicá-los judiciosamente no cuidado clínico, garantindo que decisões sejam consistentes com os valores e preferências dos pacientes.
Coeficiente de correlação	Expressão numérica da magnitude e direção da relação entre duas variáveis, que pode assumir valores de –1,0 (relação negativa perfeita), 0 (nenhuma relação) a 1,0 (relação positiva perfeita).
Coeficiente de correlação intraclasse	Medida de reprodutibilidade que compara a variância entre pacientes à variância total, incluído tanto variância intra e entre pacientes.
Coeficiente α de Cronbach	É um índice de confiabilidade, homogeneidade ou consistência interna de itens de um instrumento de mensuração. O α de Cronbach aumenta com a magnitude da correlação entre itens e com o número de itens.

Cointervenções	Outras intervenções além da intervenção em estudo que afetam o desfecho relevante e que podem ser aplicadas diferencialmente aos grupos de intervenção e controle e, portanto, potencialmente criar viés no resultado de um estudo.
Comorbidade	Doenças ou condições que coexistem em participantes do estudo, além da condição que é alvo do estudo.
Compliance (ou Adesão)	Ver Adesão.
Conceitos	Os blocos básicos da construção de uma teoria.
Concordância corrigida para o acaso	A proporção de concordância possível obtida além do que se esperaria somente pelo acaso, muitas vezes medida pela estatística φ.
Concordância independente do acaso	A proporção de concordância possível obtida que é independente do acaso e não afetada pela distribuição de classificações, conforme medida pela estatística φ.
Condição indicadora	Situação clínica (como doença, sintoma, lesão ou estado de saúde) que ocorre com razoável frequência e em relação à qual existem evidências sólidas do benefício de cuidados de alta qualidade. Condições indicadoras podem ser usadas para avaliar a qualidade de cuidados, comparando-se o cuidado fornecido (determinado por revisão de prontuários ou observação) ao cuidado recomendado.
Confiabilidade	Usa-se o termo confiabilidade como um termo técnico estatístico que se refere à capacidade de um instrumento de mensuração para diferenciar entre sujeitos, pacientes ou participantes em relação a algum traço subjacente. A confiabilidade aumenta à medida que aumenta a variabilidade entre sujeitos e diminui à medida que aumenta a variabilidade interna de sujeitos (ao longo do tempo ou por diferentes classificadores). A confiabilidade é tipicamente expressa como um coeficiente de correlação intraclasse com a variabilidade entre sujeitos no numerador e a variabilidade total (entre sujeitos e intrasujeito) no denominador.

Confiabilidade interclassificadores	O grau com que dois ou mais classificadores são capazes de consistentemente diferenciar sujeitos com valores mais altos e mais baixos de um traço subjacente (tipicamente medido com uma correlação intraclasse).
Confiabilidade intraclassificador	O grau com que um classificador é capaz de consistentemente diferenciar participantes com valores mais altos e mais baixos de um traço subjacente em classificações repetidas ao longo do tempo (tipicamente medido com uma correlação intraclasse).
Conflito de interesses	Existe conflito de interesse quando investigadores, autores, instituições, revisores ou editores têm relações financeiras ou não financeiras com outras pessoas ou organizações (como patrocinadores do estudo) ou investimentos pessoais em projetos de pesquisa ou nos desfechos de projetos que possam influenciar de modo inapropriado suas interpretações ou ações. Conflitos de interesse podem levar a viés de delineamento, conduta, análise e interpretação dos resultados do estudo.
Confundidor (ou variável confundidora)	Fator que está associado ao desfecho relevante e está distribuído diferencialmente em pacientes expostos e não expostos ao desfecho relevante.
Confundidor residual	Fatores prognósticos desconhecidos, não medidos ou medidos de forma subótima, que permanecem desequilibrados entre grupos após o ajuste completo de covariáveis por técnicas estatísticas. O desequilíbrio remanescente levará a uma avaliação com viés do efeito de qualquer exposição supostamente causal.
Consentimento informado	A expressão (verbal ou escrita) do participante quanto à sua disposição de participar de um estudo, após a revelação total dos riscos, benefícios e de outras implicações.
Consequencialista (ou Utilitarista)	Uma visão consequencialista ou utilitarista da justiça distributiva sustenta que, mesmo na tomada individual de decisão, o clínico deve se apropriar de uma visão social ampla, favorecendo ações que forneçam o maior bem para o maior número de pacientes. Nessa visão mais ampla, o efeito sobre terceiros da alocação de recursos ao cuidado de um dado paciente pesaria sobre a decisão. É uma alternativa à visão deontológica.

Contaminação	Ocorre quando participantes ou no grupo experimental ou no controle recebem a intervenção prevista para o outro braço do estudo.
Coorte	Um grupo de pessoas com característica ou conjunto de características comuns. Tipicamente, o grupo é acompanhado por período especificado a fim de determinar a incidência de uma doença já estabelecida ou de suas complicações (prognóstico).
Correlação	A magnitude da relação entre duas variáveis.
Credibilidade (ou Fidedignidade)	Em pesquisa qualitativa, um termo usado no lugar de validade para refletir se os investigadores se envolveram de forma completa e sensível com o material e se as interpretações dos investigadores são fidedignas. Sinais de credibilidade podem ser encontrados não apenas nas descrições procedurais de metodologia, mas também por uma determinação da coerência e da profundidade dos achados relatados.
Critério padrão (ou Padrão-ouro ou Padrão de referência)	Método que tem acurácia estabelecida ou amplamente aceita para determinar um diagnóstico, que fornece um padrão para comparação de um novo teste diagnóstico ou de rastreamento. Não é necessário que o método seja um procedimento único ou simples; pode incluir o seguimento de pacientes para observar a evolução de sua patologia ou o consenso de um comitê de adjudicação sobre seu desfecho.
Critérios de exclusão	As características que tornam possíveis participantes inelegíveis para participarem em um estudo ou que tornam estudos inelegíveis para inclusão em uma revisão sistemática.
Critérios de inclusão	As características que definem a população elegível para um estudo ou que definem os estudos que serão elegíveis para inclusão em uma revisão sistemática.
Crítica ou sistema de crítica	Estratégia para mudar o comportamento médico; abordagem de apoio à decisão na qual o computador avalia a decisão de um clínico e gera uma nota de adequação ou uma sugestão alternativa.

Cuidados de saúde baseados em evidências (CSBE)	O uso consciencioso, explícito e judicioso das melhores evidências correntes para a tomada de decisões sobre o cuidado de pacientes individuais. A prática clínica baseada em evidências requer a integração de *expertise* clínica individual e preferências do paciente com as melhores evidências clínicas externas disponíveis em pesquisas sistemáticas e a consideração de recursos disponíveis.
Curva característica de operação do receptor (ROC)	Figura que representa o poder de um teste diagnóstico. A curva ROC apresenta a taxa de verdadeiros positivos (i.e., sensibilidade) do teste no eixo horizontal e a taxa de falsos positivos (i.e., 1 – especificidade) no eixo vertical para limites diferentes que dividem teste positivo de teste negativo. Uma curva ROC para um teste perfeito apresenta uma área sob a curva igual a 1,0, enquanto um teste cujo desempenho não é melhor do que o acaso apresenta uma área sob a curva de apenas 0,5.
Curva de aceitabilidade de custo-efetividade	A aceitabilidade de custo-efetividade é colocada em um gráfico que relaciona o máximo que alguém está disposto a pagar por uma dada alternativa de tratamento (p. ex., quantos dólares alguém está disposto a pagar para ganhar 1 ano de vida), no eixo x, com a probabilidade de que uma alternativa de tratamento seja custo-efetiva comparada a todas as alternativas de tratamento, no eixo y. As curvas são geradas da incerteza em torno das estimativas pontuais de custos e efeitos, em avaliações econômicas baseadas em estudos, ou da incerteza em torno de valores para variáveis usadas em modelos analíticos de decisão. Na medida em que há disposição de pagar mais por desfechos de saúde, alternativas de tratamento que inicialmente poderiam não ser consideradas atraentes (p. ex., um alto custo por ano de vida salvo) terão maior probabilidade de se tornarem mais custo-efetivas. Curvas de aceitabilidade de custo-efetividade são um método conveniente de apresentar o efeito da incerteza sobre os resultados da avaliação econômica em uma única figura, em vez do uso de numerosas tabelas e figuras de análise de sensibilidade.
Curva de Kaplan-Meier (ou Curva de sobrevida)	Ver Curva de sobrevida.

Curva de sobrevida (ou Curva de Kaplan-Meier)	Uma curva que inicia em 100% da população do estudo e mostra a porcentagem da população ainda viva (ou sem doença ou com algum outro desfecho) em momentos sucessivos pelo tempo em que houver informação disponível.
Custos à jusante	Custos decorrentes de recursos consumidos no futuro e associados a eventos clínicos que ocorrerão no futuro que sejam atribuíveis à intervenção.
Custos de oportunidade	O valor dos benefícios (de saúde ou de outros tipos) cedidos em usos alternativos quando se utiliza um recurso.
Custos de saúde ou custos de cuidados de saúde	Recursos de cuidados de saúde que são consumidos. Refletem a incapacidade de usar os mesmos recursos para outros propósitos merecedores (custos de oportunidade).
Custos e benefícios indiretos	O efeito de estratégias alternativas de manejo de pacientes sobre a produtividade do paciente e de terceiros envolvidos nos cuidados do paciente.
Custos iniciais	Custos incorridos para "produzir" o tratamento, como tempo do médico, tempo do enfermeiro e materiais.
Dano	Consequências adversas da exposição a uma intervenção.
Delineamento antes-depois	Estudo no qual os investigadores comparam a situação de um grupo de participantes do estudo antes e depois da implementação de uma intervenção.
Delineamento de série temporal interrompida (ou Delineamento de séries temporais)	Ver Delineamento de séries temporais.

Delineamento de séries temporais (ou Delineamento de séries temporais interrompidas)	Nesse delineamento de estudo, coletam-se dados em vários pontos tanto antes quanto depois da intervenção. Dados coletados antes da intervenção permitem estimar a tendência subjacente e os efeitos cíclicos (sazonais). Dados coletados após a intervenção permitem estimar o efeito da intervenção, ao mesmo tempo em que explicam tendências seculares subjacentes. O delineamento de série temporal monitora a ocorrência de desfechos ou *endpoints* durante vários ciclos e determina se o padrão muda de modo coincidente com a intervenção.
Delineamento de séries temporais controladas (ou delineamento de séries controladas interrompidas)	Os dados são coletados várias vezes, tanto antes quanto depois da intervenção no grupo de intervenção, e nas mesmas ocasiões em um grupo-controle. Dados coletados antes da intervenção permitem a estimativa da tendência subjacente e de efeitos cíclicos (sazonais). Dados coletados após a intervenção permitem estimar o efeito da intervenção e, ao mesmo tempo, explicar tendências seculares subjacentes. O uso de um grupo-controle aborda a maior ameaça à validade do delineamento de série temporal, que é a ocorrência de outro evento ao mesmo tempo em que ocorre a intervenção, ambos podendo estar associados ao desfecho.
Delineamento pré-teste pós-teste de um grupo (ou Delineamento antes-depois)	Ver Delineamento antes-depois.
Deontológico	Uma abordagem deontológica à justiça distributiva sustenta que a única responsabilidade do clínico deveria ser melhor satisfazer às necessidades do indivíduo sob seus cuidados. É uma alternativa à visão consequencialista ou utilitarista.
Descritores em Ciências da Saúde (DeCS)	Vocabulário controlado da National Library of Medicine dos Estados Unidos usado para indexar artigos para o Medline/PubMed. A terminologia DeCS fornece uma forma consistente para recuperar informações que possam usar diferentes terminologias para os mesmos conceitos.

Desfecho binário	Ver Desfecho dicotômico.
Desfecho dicotômico (ou Desfecho binário)	Uma variável categórica que pode assumir um entre dois valores discretos e não um valor incremental em um contínuo (p. ex., grávida ou não grávida, vivo ou morto).
Desfecho, *endpoint* ou evento de interesse	Em estudos de intervenção, a patologia em que os investigadores ou médicos estão particularmente interessados em identificar e que se imagina que a intervenção reduzirá (como infarto do miocárdio, AVC ou óbito) ou aumentará (como cicatrização de úlceras).
Desfechos de saúde	Todas as possíveis mudanças em estado de saúde que podem ocorrer para uma população definida ou que podem estar associadas à exposição a uma intervenção. Incluem mudanças na duração e na qualidade de vida, grandes eventos mórbidos e mortalidade.
Desfechos importantes para o paciente	Desfechos que os pacientes valorizam diretamente; contrastam com desfechos sucedâneos, substitutos ou fisiológicos que os clínicos possam considerar importantes. Um modo de pensar sobre um desfecho importante para o paciente é o de que, se fosse algo único a mudar, pacientes estariam dispostos a passar por um tratamento com risco, custo ou inconveniência associados. Isso seria verdadeiro para tratamentos que melhorassem sintomas ou prevenissem morbidade ou mortalidade. Não seria verdadeiro para tratamentos que diminuíssem, por exemplo, a pressão arterial, ou melhorassem o débito cardíaco ou a densidade óssea, sem melhorar a qualidade ou aumentar a duração da vida.
Desfechos ou *endpoints* substitutos (ou Desfechos ou *endpoints* sucedâneos)	Ver Desfechos ou *endpoints* sucedâneos.

Desfechos ou *endpoints* sucedâneos (ou Desfechos ou *endpoints* substitutos)	Desfechos que não são importantes em si para pacientes, mas que estão associados a desfechos que são importantes para pacientes (p. ex., densidade óssea e fratura, colesterol e infarto do miocárdio, pressão arterial e acidente vascular cerebral). Esses desfechos não influenciariam o comportamento do paciente, caso fossem os únicos desfechos que mudariam com uma intervenção.
Determinantes de desfecho	Os fatores que mais fortemente determinam se um evento de interesse irá ou não ocorrer.
Diagnóstico diferencial ou alternativa ativa	O conjunto de diagnósticos que podem explicar de forma plausível a apresentação clínica de um paciente.
Diagnóstico de trabalho (ou Hipótese principal)	A melhor explicação isolada de um clínico para o(s) problema(s) médico(s) do paciente.
Diferença absoluta	A diferença absoluta em taxas de desfechos bons ou nocivos entre grupos experimentais (taxa de eventos no grupo experimental ou TEE) e controle (taxa de eventos no grupo-controle ou TEC), calculada como a taxa de eventos no grupo experimental menos a taxa de eventos no grupo-controle (TEE – TEC). Por exemplo, se a taxa de eventos adversos for 20% no grupo-controle e 10% no grupo de tratamento, a diferença absoluta é 20 – 10% = 10%.
Diferença mínima importante	A menor diferença em um desfecho importante para o paciente que outros pacientes percebem como sendo benéfica e que obriga, na ausência de efeitos adversos problemáticos e de custo excessivo, uma mudança no manejo dos cuidados de saúde do paciente.
Direto	Um elemento-chave a considerar quando se classifica a qualidade das evidências para uma recomendação de cuidados de saúde. As evidências são diretas no grau com que participantes do estudo, intervenções e medidas de desfecho são similares àquelas de interesse.

Diretrizes de prática (ou Diretrizes de prática clínica)	Ver Diretrizes de prática clínica.
Diretrizes de práticas clínicas (ou Diretrizes de prática)	Estratégia para mudar o comportamento médico. Declarações ou recomendações elaboradas sistematicamente a fim de auxiliar as decisões de clínicos e pacientes sobre cuidados de saúde apropriados em circunstâncias clínicas específicas.
Dominar	Em avaliação econômica, se a intervenção de interesse é tanto mais efetiva quanto menos cara do que a estratégia-controle, diz-se que ela domina a alternativa.
Dragagem de dados	Pesquisa em um conjunto de dados para encontrar diferenças entre grupos quanto a desfechos particulares, ou em subgrupos de pacientes, sem hipóteses explícitas *a priori*.
Efeito da intervenção (ou Efeito do tratamento)	Ver Efeito do tratamento.
Efeito de canalização ou viés de canalização	Ver Viés.
Efeito de checagem	A melhoria na tomada de decisão clínica devida a uma coleta de dados mais completa e estruturada (p. ex., os médicos preenchem um formulário detalhado, portanto, suas decisões melhoram).
Efeito de classe (ou Efeito de classe medicamentosa)	Quando efeitos similares são produzidos pela maioria ou por todos os membros de uma classe de drogas (p. ex., β-bloqueadores ou antagonistas do cálcio).
Efeito de classe medicamentosa (ou Efeito de classe)	Ver Efeito de classe.

Efeito do tratamento (ou Efeito da intervenção)	Os resultados de estudos clínicos comparativos podem ser expressos por várias medidas de efeito de intervenção. Exemplos: redução de risco absoluto (RRA), redução de risco relativo (RRR), razão de chances (OR), número necessário para tratar (NNT) e tamanho do efeito. A adequação de usá-las para expressar um efeito de intervenção e o uso de probabilidades, médias ou medianas para calculá-las dependerão do tipo de variável de desfecho usada para medir desfechos de saúde. Por exemplo, RRA, RRR e NNT são usadas para variáveis dicotômicas, e tamanho do efeito é normalmente usado para variáveis contínuas.
Efeito *feedback*	A melhora vista na decisão médica devido à avaliação e ao *feedback* do desempenho.
Efeito Hawthorne	A tendência do desempenho humano de melhorar quando os participantes estão cientes de que seu comportamento está sendo observado.
Efeito placebo	O efeito de uma intervenção independentemente de seu efeito biológico.
Efeito sentinela	A tendência do desempenho humano de melhorar quando os participantes estão cientes de que seu comportamento está sendo avaliado; em contraste com o efeito Hawthorne, que se refere à mudança de comportamento em resultado de ser observado, mas não avaliado.
Efeito silo	Uma das principais razões para considerar pontos de vista mais estreitos ao realizar uma análise econômica é avaliar o efeito da mudança sobre os principais detentores do orçamento, porque pode ser preciso ajustar orçamentos antes de se adotar nova intervenção (o efeito silo).
Eficiência	Eficiência técnica é a relação entre insumos (custos) e produtos (em saúde, anos de vida ajustados para a qualidade [QALYs]). Intervenções que forneçam mais QALYs por menos ou iguais recursos são mais eficientes. Avalia-se a eficiência técnica usando análises de minimização, de custo-efetividade e de custo-utilidade. A eficiência alocativa reconhece que a saúde não é a única meta que a sociedade deseja, de modo que metas rivais devem ser ponderadas e então relacionadas aos custos. Tipicamente, isso é feito por análise de custo-benefício.

Elaboração de políticas baseada em evidências (EPBE)	A elaboração de políticas é baseada em evidências quando as políticas da prática (como o uso de recursos pelos clínicos), políticas de serviço (como alocação de recursos, padrão de serviços) e políticas de governança (como estruturas organizacionais e financeiras) baseiam-se em evidências de pesquisas de benefício ou de custo-benefício.
Endpoint	Evento ou desfecho que leva ao término ou à interrupção do seguimento de um indivíduo em um estudo (como óbito ou morbidade importante).
Endpoint combinado ou desfecho combinado	Quando os investigadores medem o efeito do tratamento sobre um agregado de *endpoints* de importâncias diversas. A força de inferências de *endpoints* combinados aumenta nas raras situações em que (1) os *endpoints* componentes têm importância similar para o paciente, (2) os *endpoints* mais importantes ocorrem pelo menos em frequência similar à dos menos importantes e (3) fortes razões biológicas apoiam resultados que, entre *endpoints* componentes, mostram riscos relativos similares com intervalos de confiança suficientemente estreitos.
Ensaio clínico randomizado (ECR) ou estudo randomizado	Experimento em que indivíduos são alocados aleatoriamente para receber ou não um diagnóstico experimental ou procedimento preventivo, terapêutico ou paliativo, e então são seguidos a fim de se determinar o efeito da intervenção.
Ensaio de terapia	Em um ensaio de terapia, o médico oferece intervenção ao paciente, revisa o efeito da intervenção em um momento posterior e, dependendo do efeito, recomenda a continuação ou a interrupção da intervenção.
Ensaio randomizado (ou Ensaio controlado randomizado)	Ver Ensaio clínico randomizado.

Ensaio randomizado controlado de n = 1 (ou ECR de n = 1)	Experimento delineado para determinar o efeito de uma intervenção ou exposição sobre um único participante de estudo. Em um delineamento de n = 1, o paciente passa por pares de períodos de tratamento organizados, de modo que um período envolve o uso do tratamento experimental e um período envolve o uso de um tratamento alternativo ou placebo. Se possível, pacientes e clínicos são cegados, e os desfechos são monitorados. Os períodos de tratamento são replicados até que o clínico e o paciente estejam convencidos de que os tratamentos são definitivamente diferentes ou definitivamente não diferentes.
Ensaios de equivalência (ou ensaios de não inferioridade)	Estudos que estimam efeitos de tratamento que excluem qualquer superioridade importante para o paciente de intervenções em avaliação são ensaios de equivalência. Ensaios de equivalência requerem uma decisão *a priori* da menor diferença em desfechos entre as intervenções que os pacientes considerariam suficientemente grandes para justificar preferência pela intervenção superior (dados os danos e as cargas da intervenção). O intervalo de confiança para o efeito de tratamento estimado ao final do estudo deveria excluir aquela diferença para que os autores aleguem equivalência (i.e., os limites de confiança devem estar mais próximos de zero do que a diferença mínima importante para o paciente). Esse nível de precisão muitas vezes requer que investigadores incluam grande número de pacientes com um grande número de eventos. Ensaios de equivalência são úteis quando investigadores querem ver se uma intervenção mais barata, segura, simples (ou, cada vez mais, um método melhor para gerar renda para o patrocinador) não é nem melhor nem pior (em termos de eficácia) do que a intervenção atual. Alegações de equivalência são frequentes quando os resultados não são significativos, mas é preciso estar alerta se intervalos de confiança excluem diferenças entre as intervenções que são tão grandes ou maiores do que aqueles pacientes considerariam importantes. Em caso negativo, o estudo é indeterminado, e não equivalente.

Ensaios truncados (Ensaios interrompidos precocemente)	Ver Ensaios interrompidos precocemente.
Entrevista	Em pesquisa qualitativa, um dos três métodos básicos de coleta de dados. Envolve o entrevistador fazendo perguntas com vistas a engajar participantes em um diálogo, a fim de permitir a interpretação de experiências e eventos nos termos dos próprios participantes. As duas entrevistas mais comuns são entrevistas semiestruturadas e detalhadas de indivíduos ou entrevistas baseadas em discussões com várias pessoas, chamadas grupo focal. Em pesquisa quantitativa, um método de coleta de dados no qual o entrevistador obtém informações de um participante por meio de conversas.
Entrevista semiestruturada	Em pesquisa qualitativa, o entrevistador faz várias perguntas específicas, mas outras perguntas são usadas a seu critério.
Erro aleatório (ou chances)	Nunca podemos saber com certeza o verdadeiro valor do efeito de uma intervenção, devido ao erro aleatório, que é inerente a todas as medidas. As observações que são feitas em um estudo são somente uma amostra de todas as observações possíveis que poderiam ser feitas a partir da população de pacientes relevantes. Assim, o valor médio de qualquer amostra de observações está sujeito a alguma variação em relação ao verdadeiro valor para toda a população. Quando o nível de erro aleatório associado a uma medida for alto, a medida será menos precisa, e teremos menos certeza sobre o valor dessa medida.
Erro de unidade de análise	Quando investigadores usam qualquer tipo de randomização por *cluster* (randomização por médico em vez de paciente, consultório em vez de médico ou paciente ou povoado em vez de participante) e fazem a análise como se a randomização tivesse sido por paciente ou participante, cometem um erro de unidade de análise. A análise apropriada reconhece a randomização por conglomerado e leva em conta o grau com que desfechos diferem entre os conglomerados, independentemente do efeito do tratamento.

Erro padrão	O desvio-padrão de uma estimativa de um parâmetro de uma população. O erro padrão da média é o desvio-padrão da estimativa do valor médio da população.
Erro sistemático (ou Viés)	Ver Viés.
Erro tipo I ou erro α	Um erro criado por rejeitar a hipótese nula quando ela é verdadeira (i.e., os investigadores concluem que existe relação entre variáveis quando ela não existe).
Erro tipo II ou erro β	Um erro criado por aceitar a hipótese nula quando ela é falsa (i.e., os investigadores concluem que não há relação entre variáveis quando, na verdade, ela existe).
Escala visual análoga	Procedimento de escala que consiste de uma linha reta, com palavras ou frases em cada extremidade que representam os extremos de algum fenômeno (p. ex., "pior dor da minha vida" a "absolutamente nenhuma dor"). Pede-se que as pessoas façam uma marca na linha no ponto que corresponde à sua experiência do fenômeno.
Escalas de Likert	Escalas, tipicamente com 3 a 9 valores possíveis, que incluem extremos de atitudes ou sentimentos (tais como de discordância total a concordância total) que as pessoas assinalam para indicar sua nota.
Especialistas baseados em evidências	Clínicos que podem, de maneira sofisticada e de modo independente, encontrar, avaliar e judiciosamente aplicar as melhores evidências aos cuidados do paciente.
Especificidade	A proporção de pessoas que verdadeiramente não têm determinada doença e que são assim identificadas pelo teste. O teste pode consistir em, ou incluir observações clínicas.
Estado de saúde	A condição de saúde de um indivíduo ou de um grupo durante um intervalo especificado (comumente avaliado em um ponto determinado).
Estatística I^2	A estatística I^2 é um teste de heterogeneidade. Pode-se calcular a I^2 pelo Q de Cochrane (a estatística de heterogeneidade mais comumente usada) segundo a fórmula: I^2 = 100%. (Q de Cochrane – graus de liberdade). Quaisquer valores negativos de I^2 são considerados iguais a 0, de modo que a faixa de valores I^2 fica entre 0 e 100%.

Estatística Kappa ou κ ponderado, ou valor kappa	Medida do grau com que observadores chegam ao acordo além do nível que se espera ocorrer apenas por acaso.
Estimativa conjunta	Medida de resumo estatístico que representa a melhor estimativa de um parâmetro que se aplica a todos os estudos que contribuem para abordar questões similares (como um risco relativo e intervalos de confiança de 95% agrupados de um conjunto de estudos randomizados).
Estudo de caso-controle	Estudo delineado para determinar a associação entre uma exposição e um desfecho, na qual os pacientes são amostrados pelo desfecho. Pessoas com o desfecho (casos) são comparadas com aquelas sem o desfecho (controles) em relação à exposição ao agente nocivo suspeito.
Estudo de casos	Em pesquisa qualitativa, uma exploração de um caso definido por alguns limites ou fenômenos contemporâneos, em geral, em um contexto de vida real.
Estudo de coorte (ou Estudo longitudinal, ou Estudo prospectivo)	Investigação em que uma coorte de indivíduos que não apresentam evidências de um desfecho relevante, mas que foram expostos à suposta causa, é comparada a outra coorte de indivíduos que também não apresentam o desfecho, mas não foram expostos à suposta causa. Ambas as coortes são então seguidas dali em diante, a fim de se comparar a incidência do desfecho relevante. Quando usada para estudar a efetividade de uma intervenção, é uma investigação em que uma coorte de indivíduos que recebem a intervenção é comparada a outra coorte que não recebe a intervenção e, a partir daí, as duas coortes são seguidas a fim de comparar a incidência do desfecho relevante. Estudos de coorte podem ser realizados retrospectivamente, no sentido de que outra pessoa, que não o investigador, tenha acompanhado os pacientes, e o investigador obtém a base de dados e então examina a associação entre exposição e desfecho.

Estudo de métodos mistos	Estudo que combina as abordagens de coleta de dados, às vezes tanto qualitativas quanto quantitativas, na metodologia do estudo e é comumente usado no estudo de organização e de prestação de serviços. Alguns estudos de métodos mistos combinam delineamentos de estudos (p. ex., investigadores podem embutir avaliações qualitativas ou quantitativas de processo junto com delineamentos avaliativos quantitativos, a fim de aumentar a compreensão de fatores que influenciam um fenômeno). Alguns estudos de métodos mistos incluem um único delineamento de pesquisa abrangendo todo o estudo, mas utilizam métodos mistos para a coleta de dados (p. ex., levantamentos, entrevistas, observação e análise de documentos).
Estudo ecológico	Estudos ecológicos examinam relações entre grupos de indivíduos expostos a um suposto fator de risco e um desfecho. Medem-se exposições no nível da população, da comunidade ou do grupo, e não no nível individual. Estudos ecológicos podem fornecer um sistema de informação sobre uma associação; entretanto, tendm a viés: a falácia ecológica. A falácia ecológica sustenta que relações observadas para grupos necessariamente são verdadeiras para indivíduos (p. ex., se países com mais gordura na dieta apresentam taxas mais altas de câncer de mama, então mulheres que ingerem mais gorduras devem ter maior probabilidade de terem câncer de mama). Essas inferências podem ser corretas, mas são apenas um fraco apoio dos dados agregados.
Estudo longitudinal (ou Estudo de coorte ou Estudo prospectivo)	Ver Estudo de coorte.
Estudo negativo ou ensaio negativo	Estudos em que os autores concluíram que grupos de comparação não diferem estatisticamente em relação às variáveis de interesse. Resultados de pesquisa que não apoiam as hipóteses dos pesquisadores.

Estudo observacional ou delineamento de estudo observacional	Pode-se usar um estudo observacional para descrever muitos delineamentos que não são ensaios randomizados (como estudos de coorte ou de caso-controle que têm por meta estabelecer causalidade, estudos de prognóstico, estudos de testes diagnósticos e estudos qualitativos). O termo é mais frequentemente usado no contexto de estudos de coorte e de estudos de caso-controle nos quais a preferência do paciente ou do cuidador, ou o acaso, determina se uma pessoa é exposta a uma intervenção ou a um agente ou comportamento supostamente nocivo (em contraste com a exposição controlada pelo investigador, como em um estudo randomizado).
Estudo positivo ou ensaio positivo	Estudo com resultados que mostram a diferença que os investigadores interpretam como sendo além da ação do acaso.
Estudo prognóstico	Estudo que matricula pacientes em um determinado momento e os segue a partir de então, a fim de determinar a frequência e o momento de eventos subsequentes.
Estudo prospectivo (ou Estudo de coorte, ou Estudo longitudinal)	Ver Estudo de coorte.
Estudo transversal	A observação de uma população definida em um único ponto do tempo ou durante um intervalo específico. Exposição e desfecho são determinados simultaneamente.
Estudos de fase I	Estudos frequentemente realizados em voluntários hígidos, que investigam o efeito fisiológico de uma droga e avaliam se ela manifesta uma toxicidade inaceitável nesse estágio.
Estudos de fase II	Estudos iniciais em pacientes que fornecem evidências preliminares da possível efetividade da droga.
Estudos de fase III	Estudos controlados randomizados delineados para testar a magnitude do benefício e do dano de uma droga.

Estudos de fase IV ou estudos de vigilância pós-comercialização	Estudos realizados depois que a efetividade de uma droga foi estabelecida e que o medicamento foi comercializado, tipicamente para estabelecer a frequência de efeitos tóxicos incomuns ou não antecipados.
Estudos de não inferioridade (ou Estudos de equivalência)	Estudos que estimam efeitos de tratamento que excluem qualquer superioridade importante para o paciente da intervenção-controle em avaliação são estudos de não inferioridade. Estudos de não inferioridade requerem definição prévia da menor diferença em desfechos entre as intervenções que os pacientes considerariam suficientemente grandes em favor do grupo-controle para justificar uma preferência pela intervenção-controle. O intervalo de confiança para o efeito estimado do tratamento ao término do estudo deveria excluir aquela diferença em favor do grupo-controle para que os autores aleguem não inferioridade (i.e., o limite superior do intervalo de confiança deveria ser mais próximo de zero do que a diferença mínima importante para o paciente). Esse nível de precisão requer menos pacientes e eventos do que um estudo de equivalência. Estudos de não inferioridade são úteis quando investigadores desejam ver se uma intervenção mais barata, mais segura, mais simples é melhor ou igual (se não pior em termos de eficácia) do que aquilo que é atualmente feito.
Estudos interrompidos precocemente (ou Estudos truncados)	Estudos controlados randomizados (ECRs) truncados são estudos que foram interrompidos precocemente devido a dano aparente, à conclusão dos investigadores de que não poderão demonstrar um efeito do tratamento (futilidade) ou devido a um aparente benefício. Será enganador acreditar no tratamento de ECRs interrompidos precocemente por benefício, caso a decisão de interromper o estudo tenha resultado em identificar o benefício aparente do tratamento em um ponto aleatório alto.
Estudos primários	Estudos que coletam dados originais. Estudos primários são diferenciados de sinopses, que sumarizam os resultados de estudos primários individuais, e são diferentes de revisões sistemáticas, que sumarizam os resultados de vários estudos primários.

Etnografia ou estudo etnográfico	Em pesquisa qualitativa, uma abordagem de pesquisa cujo foco é a cultura ou subcultura de um grupo de pessoas, a fim de tentar compreender a visão de mundo dos indivíduos em estudo.
Evidência	Uma definição ampla de evidência é qualquer observação empírica, seja coletada sistematicamente ou não. As observações não sistemáticas de um clínico constituem fonte de evidência. Experiências fisiológicas constituem outra fonte. Evidências de pesquisas clínicas referem-se à observação sistemática de eventos clínicos e são o foco do presente livro.
Exposição	Condição à qual pacientes são expostos (ou intervenção potencialmente nociva ou potencialmente benéfica), que pode afetar sua saúde.
Falso-negativo	Aqueles que apresentam a patologia de interesse, mas que são incorretamente identificados pelo teste como não a apresentando.
Falso-positivo	Aqueles que não apresentam a patologia de interesse, mas que são incorretamente identificados pelo teste como a apresentando.
Fatores de risco	Características do paciente associadas ao desenvolvimento inicial de uma doença. Fatores prognósticos são características do paciente que conferem risco maior ou menor de um desfecho positivo ou adverso de uma dada doença.
Fatores prognósticos	Características do paciente ou participante que conferem riscos maiores ou menores de um desfecho positivo ou adverso.
Fenomenologia	Em pesquisa qualitativa, é uma abordagem que enfatiza a complexidade da experiência humana e a necessidade de compreender a experiência de maneira holística, como foi realmente vivida.
Fidedignidade	Ver Credibilidade.
Framework (marco conceitual)	Organização de ideias por conceitos inter-relacionados que fornece um sistema de relações entre essas ideias ou conceitos.

Fronteira da eficiência	Quando os resultados de custo e efetividade de uma avaliação econômica são colocados em um gráfico, em um plano de custo-efetividade, junto com razões custo-efetividade incrementais, chamamos os segmentos de reta resultantes de fronteira da eficiência. Qualquer estratégia que tenha custo-efetividade de caso base acima da fronteira de eficiência seria considerada dominada.
Fronteira da eficiência de custo-efetividade	Os resultados de custo e efetividade de cada alternativa de tratamento de uma avaliação econômica podem ser colocados em uma figura chamada plano custo-efetividade. O plano custo-efetividade coloca o custo no eixo vertical (i.e., infinito positivo na extremidade superior e infinito negativo na extremidade inferior) e os efeitos como anos de vida no eixo horizontal (i.e., infinito negativo na extrema esquerda e infinito positivo na extrema direita). Uma alternativa de tratamento como cuidados usuais é colocada na origem (i.e., 0, 0) e todas as outras alternativas de tratamento são colocadas relativamente ao tratamento na origem. Alternativas de tratamento são consideradas dominadas se tiverem custos mais altos e menor efetividade relativa a qualquer outra. Podem-se traçar segmentos de reta conectando as alternativas de tratamento não dominadas, e a combinação de segmentos de reta que une essas alternativas de tratamento não dominadas é chamada fronteira da eficiência de custo-efetividade. Construída dessa maneira, qualquer alternativa de tratamento que esteja acima da fronteira da eficiência de custo-efetividade é considerada como ineficiente (dominada) por uma alternativa de tratamento ou por uma combinação de alternativas sobre a fronteira da eficiência.
Generabilidade (ou Validade externa)	Ver Validade externa.
Gradiente dose-resposta ou dependência de dose	Existe quando o risco de um desfecho muda na direção antecipada, à medida que aumenta a quantidade ou a duração da exposição ao suposto agente danoso ou benéfico.

Gráfico de funil	Técnica gráfica para avaliar a possibilidade de viés de publicação em uma revisão sistemática. A medida do efeito tipicamente é assinalada no eixo horizontal, e a medida do erro aleatório associado a cada estudo, no eixo vertical. Na ausência de viés de publicação, devido à variabilidade da amostragem, o gráfico deveria ter a forma de um funil. Se houver viés contra a publicação de resultados nulos ou de resultados que mostrem um efeito adverso da intervenção, um quadrante do gráfico de funil estará total ou parcialmente ausente.
Graus de liberdade	Termo técnico em uma análise estatística relacionado ao poder da análise. Quanto mais graus de liberdade, mais poderosa será a análise. Os graus de liberdade tipicamente referem-se ao número de observações em uma amostra menos o número de parâmetros desconhecidos estimados para o modelo. Refletem uma espécie de tamanho ajustado de amostra, com o ajustamento baseado no número de aspectos desconhecidos que precisam ser estimados em um modelo. Por exemplo, em um teste t de duas amostras, os graus de liberdade são n1 + n2 − 1 − 1, porque existem n1 + n2 sujeitos no total e uma média estimada em um grupo e uma média no outro, chegando a n1 + n2 − 2.
Grupo focal	Ver Entrevista.
Grupo-controle	Grupo que não recebe a intervenção experimental. Em muitos estudos, o grupo-controle recebe cuidados usuais ou placebo.
Heterogeneidade	Diferenças entre estudos individuais incluídos em uma revisão sistemática, tipicamente referindo-se a resultados de estudo; os termos também podem ser aplicados a outras características do estudo.
Hierarquia de evidências	Sistema de classificação e de organização de tipos de evidências, tipicamente sobre questões de tratamento e prevenção. Clínicos devem procurar a evidência mais alta na hierarquia.
Hipótese nula	No marco do teste de hipóteses, essa é a hipótese inicial de que o teste estatístico é delineado para considerar e possivelmente rejeitar, que sustenta que não há qualquer relação entre as variáveis em estudo.

Hipótese principal (ou Diagnóstico de trabalho)	Ver Diagnóstico de trabalho.
História natural	Diferentemente do prognóstico, a história natural refere-se às possíveis consequências e desfechos de uma doença ou agravo e à frequência com que se pode esperar que ocorram quando a doença não for tratada.
Historiografia	Metodologia de pesquisa qualitativa para entender eventos históricos e abordagens para escrever narrativas históricas.
Incidência	Número de casos novos de doença que ocorrem durante um período especificado, expresso como uma proporção do número de pessoas em risco durante aquele tempo.
Intervalo de confiança (IC)	Faixa de valores na qual é provável que esteja o verdadeiro valor de um parâmetro (p. ex., uma média, um risco relativo).
Intervalo de dados (ou Variável contínua)	Ver Variável contínua.
Intervenções mediadas pelo paciente	Estratégia para mudar o comportamento médico. Qualquer intervenção direcionada para modificar o desempenho de profissionais de saúde por meio de interações com os pacientes ou de sistema de informação fornecido por ou para pacientes.
Intervenções multifacetadas	Uso de múltiplas estratégias para mudar o comportamento de clínicos. Múltiplas estratégias podem incluir uma combinação que contemple dois ou mais dos seguintes aspectos: auditoria e *feedback*, lembretes, processos de consenso local, intervenções mediadas pelo paciente ou sistemas computadorizados de apoio à decisão.
Lei das probabilidades multiplicativas	A lei das probabilidades multiplicativas para eventos independentes (na qual um evento não influencia o outro de qualquer modo) nos diz que a probabilidade de 10 caras consecutivas em 10 jogadas de moeda pode ser encontrada multiplicando-se a probabilidade de uma única cara (1/2) por 10 vezes; ou seja, 1/2, 1/2, 1/2, e assim por diante.

Lembretes ou sistemas de lembretes	Estratégia para mudar o comportamento médico. Lembretes manuais ou computadorizados para incitar mudanças de comportamento.
Levantamento	Estudo observacional que focaliza a obtenção de informações sobre atividades, crenças, preferências, conhecimentos ou atitudes de respondentes por meio de métodos autoadministrados ou administrados pelo entrevistador.
Líderes de opinião (ou Líderes locais de opinião)	Ver Líderes locais de opinião.
Líderes locais de opinião (ou Líderes de opinião)	Estratégia para mudar o comportamento médico. Essas pessoas são pares reconhecidos por seus colegas como provedores modelos ou vistos como tendo experiência particular em relação a conteúdos.
Limiar de teste ou limiar teste-não-teste	A probabilidade abaixo da qual o médico decide que um diagnóstico não justifica mais considerações.
Limiar de tratamento ou limiar terapêutico	Probabilidade acima da qual um médico consideraria diagnóstico confirmado, interromperia os testes e iniciaria o tratamento.
Limiar NNT ou limiar NND	Número máximo necessário para tratar (NNT) ou número necessário para causar dano (NND) aceito como aquele que justifica os benefícios e danos do tratamento.
Medicina baseada em evidências (MBE)	A MBE pode ser considerada uma subcategoria de cuidados de saúde baseados em evidências, que também inclui outros ramos da prática de cuidados de saúde, como a enfermagem ou a fisioterapia baseadas em evidências. Subcategorias da MBE incluem cirurgia baseada em evidências e cardiologia baseada em evidências. Ver também Cuidados de saúde baseados em evidências.
Metanálise	Técnica estatística para combinar quantitativamente os resultados de múltiplos estudos que medem o mesmo desfecho em uma única estimativa agrupada ou sumário.

Metanálise de dados de um paciente individual	Metanálise na qual dados de pacientes individuais de cada estudo primário são usados para criar estimativas agrupadas. Esse tipo de abordagem pode facilitar análises de intenção de tratar mais acuradas e análises informadas de subgrupo.
Metassíntese	Procedimento para combinar pesquisas qualitativas sobre um tópico específico no qual pesquisadores comparam e analisam os textos de estudos individuais e desenvolvem novas interpretações.
Método *trim and fill*	Quando há suspeita de viés de publicação em uma revisão sistemática, os investigadores podem tentar estimar o verdadeiro efeito da intervenção removendo, ou *trimming*, estudos pequenos com resultados positivos que não têm um estudo correlativo com resultados negativos, e então calculando um suposto efeito verdadeiro a partir do gráfico de funil simétrico resultante. Os investigadores então substituem os estudos com resultado positivo que removeram e acrescentam estudos hipotéticos que espelhem esses estudos de resultado positivo para criar um gráfico de funil simétrico, que inclua a nova estimativa de efeito agrupado. Esse método permite o cálculo de um intervalo de confiança ajustado e de uma estimativa do número de estudos que faltam.
Modelo	O termo é muitas vezes usado para descrever análises de regressão estatística envolvendo mais de uma variável independente e uma variável dependente. Essa é uma análise multivariável ou de regressão múltipla (ou multivariável).
Modelo de efeitos aleatórios	Modelo usado para dar uma estimativa resumida da magnitude do efeito em uma metanálise que pressupõe que os estudos incluídos sejam uma amostra aleatória de uma população de estudos que abordam a questão colocada na metanálise. Cada estudo estima um efeito subjacente verdadeiro diferente, e presume-se que a distribuição desses efeitos seja normal em torno de um valor médio. Como um modelo de efeitos aleatórios leva em conta tanto a variabilidade intra como entre estudos, o intervalo de confiança em torno da estimativa pontual é, quando houver variabilidade considerável em resultados entre os estudos, mais amplo do que poderia ser se usássemos um modelo de efeitos fixos.

Modelo de Markov (ou Modelo de transição multiestados)	Modelos de Markov são instrumentos usados em análises de decisão, que levam o nome de um matemático russo do século XIX. Os modelos de Markov são os alicerces de programas de computador que modelam o que poderia acontecer com uma coorte de pacientes durante uma série de ciclos (p. ex., períodos de 1 ano). O modelo permite a possibilidade dos pacientes passarem de um estado de saúde para outro. Por exemplo, um paciente pode ter um acidente vascular cerebral (AVC) leve em um ciclo de 3 meses, continuar com uma limitação funcional mínima por vários ciclos, ter um episódio de sangramento gastrintestinal em um ciclo subsequente e finalmente sofrer um AVC importante. Idealmente, dados de ensaios randomizados determinarão a probabilidade de passar de um estado a outro durante qualquer ciclo em opções de manejo rivais.
Modelo de regressão de Cox	Técnica de regressão que permite ajuste para diferenças conhecidas em características basais ou em características tempo-dependentes entre dois grupos, aplicadas a dados de sobrevida.
Modelo de transição multiestados	Ver Modelo de Markov.
Modelos de efeitos fixos	Modelo para gerar uma estimativa sumária da magnitude do efeito em uma metanálise que restringe inferências ao conjunto de estudos nela incluídos e pressupõe que existe um único valor verdadeiro subjacente a todos os resultados dos estudos primários. O pressuposto é que, se todos os estudos foram infinitamente grandes, produziriam estimativas idênticas do efeito; assim, estimativas observadas do efeito só diferem de um para o outro devido ao erro aleatório. Esse modelo só considera a variação intraestudo, e não a variação entre estudos.
N *Fail-safe*	O número mínimo de estudos não detectados com resultados negativos que seriam necessários para mudar as conclusões de uma metanálise. Um N *fail-safe* pequeno sugere que a conclusão da metanálise pode ser suscetível a um viés de publicação.

Não adesão	Ocorre não adesão se os pacientes não forem expostos a todo o curso de uma intervenção de estudo (p. ex., mais comumente, não tomam a dose ou não respeitam a duração receitada de uma droga ou não participam totalmente do programa do estudo).
Não cego	Pacientes, médicos, pessoas que monitoram desfechos, determinadores judiciais de desfechos, analistas de dados e autores de artigos sabem se os pacientes foram designados para o grupo experimental ou para o controle.
Níveis de evidências	Hierarquia de evidências de pesquisa para subvencionar a prática, normalmente variando da mais forte para a mais fraca.
Nível α (nível alfa)	A probabilidade de concluir erroneamente que há uma diferença entre grupos de comparação, quando na verdade não há diferença (erro tipo I). Tipicamente, os investigadores decidem sobre a chance de um resultado falso-positivo que estão dispostos a aceitar, ao planejarem o tamanho de amostra de um estudo (p. ex., investigadores frequentemente estabelecem o nível α em 0,05).
Nomograma	Escala gráfica que facilita o cálculo de uma probabilidade. O nomograma mais usado na MBE foi desenvolvido por Fagan para passar de uma probabilidade pré-teste, por meio de uma razão de probabilidades, para uma probabilidade pós-teste.
Número necessário para causar dano (NND)	O número de pacientes que, se receberam a intervenção experimental, levaria a mais um paciente sofrendo dano durante um período específico. É o inverso do aumento de risco absoluto (ARA), expresso sob a forma de porcentagem (100/ARA).
Número necessário para rastrear (NNR)	O número de pacientes que seria preciso rastrear para prevenir um evento adverso.
Número necessário para tratar (NNT)	O número de pacientes que precisam ser tratados durante um período específico para se obter mais um bom desfecho. Ao discutir NNT, é importante especificar a intervenção, sua duração e o desfecho desejável. É o inverso da redução de risco absoluto (RRA), expresso sob a forma de porcentagem (100/RRA).

Observação de campo	Em pesquisa qualitativa, um dos três métodos básicos de coleta de dados. Envolve os investigadores testemunhando e registrando eventos à medida que ocorrem. Existem três abordagens à observação de campo. Com observação direta, investigadores registram notas de campo detalhadas do meio que estão estudando. Na observação não participativa, o pesquisador participa relativamente pouco nas interações que está estudando. Na observação participativa, o pesquisador assume um papel no contexto social além daquele de um pesquisador (p. ex., clínico, membros do comitê).
Observação direta	Ver Observação de campo.
Observação não participativa	Ver Observação de campo.
Observação participante	Ver Observação de campo.
Operadores booleanos (ou Operadores lógicos)	Palavras usadas ao fazer buscas em bancos eletrônicos de dados. Esses operadores são AND, OR e NOT e são usados para combinar termos (AND/OR) ou excluir termos (NOT) da estratégia de busca.
Operadores lógicos (ou Operadores booleanos)	Ver Operadores booleanos.
Padrão de referência (ou Padrão-ouro ou Critério padrão)	Ver Critério padrão.
Padrão-ouro (ou Padrão de referência, ou Critério padrão)	Ver Critério padrão.

Pareamento	Processo deliberado de tornar o grupo de intervenção e o grupo-controle comparáveis em relação a fatores (ou confundidores) que são externos ao propósito da investigação, mas que podem interferir na interpretação dos achados do estudo. Por exemplo, no caso de estudos de caso-controle, casos individuais podem ser pareados a controles com base em idade comparável, sexo ou a outras características clínicas.
Patologia de interesse	Em estudos de teste diagnóstico, a patologia em que os investigadores ou médicos estão particularmente interessados em identificar (como tuberculose, câncer pulmonar ou anemia ferropriva).
Perda durante o seguimento ou acompanhamento	Pacientes com estado desconhecido em relação ao desfecho ou ao *endpoint* de interesse.
Perfil de saúde	Tipo de instrumento de coleta de dados, com vistas a ser usado em toda a população (incluindo pessoas saudáveis, muito doentes e pacientes com qualquer tipo de problema de saúde), que procura medir todos os aspectos importantes da qualidade de vida relacionada à saúde (QVRS).
Período de *washout*	Em um estudo de cruzamento ou de n = 1, o período necessário para que o tratamento pare de agir depois de ter sido interrompido.
Pesquisa qualitativa	A pesquisa qualitativa focaliza fenômenos sociais e interpretados, e não quantificáveis, visando a descobrir, interpretar e descrever, e não a testar e avaliar. A pesquisa qualitativa faz inferências indutivas e descritivas à teoria sobre experiências ou contextos sociais, enquanto a pesquisa quantitativa faz inferências causais ou correlacionais sobre populações. A pesquisa qualitativa não é um método único, mas sim uma família de abordagens analíticas que se baseiam na descrição e na interpretação de dados qualitativos. Métodos específicos incluem, por exemplo, teoria fundamentada nos dados, etnografia, fenomenologia, estudo de caso, teoria crítica e historiografia.

Pesquisa quantitativa	A investigação de fenômenos que se prestam para testar hipóteses bem especificadas por meio da medição e da quantificação precisas de variáveis pré-determinadas que produzem números adequados para análise estatística.
PICO (paciente, intervenção, comparação, desfecho)	Método para responder a questões clínicas.
Placebo	Substância biologicamente inerte (tipicamente pílula ou cápsula) o mais similar possível à intervenção ativa. Às vezes, administra-se placebo aos participantes no braço-controle de um estudo de droga para ajudar a garantir que o estudo é cego.
Poder	A capacidade de um estudo de rejeitar a hipótese nula quando é falsa (e deve ser rejeitada). O poder está ligado à adequação do tamanho da amostra: se o tamanho de amostra for muito pequeno, o estudo não terá poder suficiente para detectar diferenças entre grupos.
Ponto de estimativa	O valor único que melhor representa o valor do parâmetro populacional.
População-alvo negativo	Em estudos de teste diagnóstico, pacientes que não têm a condição de interesse.
População-alvo positivo	Em estudos de teste diagnóstico, pacientes que têm a condição de interesse.
Prática baseada em evidências (PBE)	PBE é a prática clínica em que decisões de manejo do paciente são consistentes com os princípios de cuidados de saúde baseados em evidências. Isso significa que, em primeiro lugar, serão consistentes com as melhores evidências sobre os benefícios e os aspectos negativos das estratégias alternativas de manejo. Em segundo lugar, as decisões serão consistentes com os valores e preferências de cada paciente.
Preferências	Ver Valores e preferências.

Preferências do paciente	Valor relativo que os pacientes atribuem a várias situações de saúde. Preferências são determinadas por valores, crenças e atitudes que pacientes demonstram ao considerarem o que irão ganhar – ou perder – em resultado de uma decisão de manejo. A enumeração explícita e o equilíbrio entre riscos e benefícios, central à prática clínica baseada em evidências, trazem à tona os julgamentos de valor subjacentes envolvidos na tomada de decisões de manejo.
Prevalência	Proporção de pessoas afetadas por uma dada doença em um momento específico. Taxas de prevalência obtidas de estudos de alta qualidade podem informar probabilidades pré-teste.
Prevenir ou prevenção	Uma manobra preventiva é a ação que diminui o risco de evento futuro ou a ameaça de surgimento de doença. A prevenção primária é desenhada para impedir que o agravo se desenvolva. A prevenção secundária é desenhada para sustar ou frear a progressão da doença ou agravo, quando os pacientes apresentam uma doença e têm risco de desenvolver algo relacionado à sua doença atual. Muitas vezes, é impossível distinguir a prevenção secundária do tratamento. Um exemplo de prevenção primária é a vacinação contra a coqueluche. Um exemplo de prevenção secundária é a administração de uma intervenção antiosteoporose a mulheres com baixa densidade óssea e com evidência de fratura vertebral, para prevenir fraturas subsequentes. Um exemplo de prevenção terciária é um programa de reabilitação para pacientes que sofrem efeitos adversos associados a um infarto do miocárdio.
Princípio da intenção de tratar	Analisar os desfechos de participantes, de acordo com o grupo ao qual foram randomizados, mesmo se participantes naquele grupo não receberam a intervenção planejada. Esse princípio preserva o poder da randomização, garantindo assim que importantes fatores conhecidos e desconhecidos que influenciam desfechos provavelmente estejam igualmente distribuídos entre os grupos de comparação. Não usamos o termo *análise de intenção de tratar* devido à ambiguidade criada por pacientes perdidos ao seguimento, que pode causar exatamente o mesmo tipo de viés que a não adesão ao princípio de intenção de tratar.

Probabilidade	Estimativa quantitativa da probabilidade da existência de uma patologia (como no diagnóstico) ou de eventos subsequentes (como em um estudo de intervenção).
Probabilidade pós-teste	A probabilidade de a patologia de interesse estar presente depois que os resultados de um teste diagnóstico estejam disponíveis.
Probabilidade pré-teste	A probabilidade de a patologia de interesse estar presente antes que os resultados de um teste diagnóstico estejam disponíveis.
Probabilidades condicionais	A probabilidade de um dado estado, dado outro estado (i.e., a probabilidade de A, em caso de B).
Processo de consenso local	Estratégia para mudar o comportamento médico. Inclusão de clínicos participantes em discussões, a fim de criar concordância com uma abordagem sugerida para modificar a prática do provedor.
Prognóstico	As possíveis consequências e os desfechos de uma doença e a frequência com que se espera que ocorram.
Publicação secundária	Uma publicação secundária não publica pesquisas originais, e sim inclui sinopses de estudos publicados que satisfazem critérios pré-especificados tanto de relevância clínica quanto de qualidade metodológica.
Qualidade assistencial	O grau com que cuidados de saúde satisfazem padrões técnicos e humanísticos de cuidados ótimos.
Qualidade da atenção e melhora da qualidade	Abordagem para definir, medir, melhorar e controlar práticas para manter ou melhorar a adequação de serviços de assistência à saúde.

Qualidade de vida relacionada à saúde (QVRS)	1. Qualidade de vida relacionada à saúde (QVRS): medidas de como as pessoas se sentem ou do valor que atribuem a seu estado de saúde. Tais medidas podem ser específicas por doença ou genéricas. 2. Qualidade de vida relacionada à saúde específica por doença: medidas de QRVS específicas por doença avaliam toda a gama de problemas e experiências de pacientes relevantes a uma condição ou doença específica. 3. Qualidade de vida relacionada à saúde genérica: medidas de QVRS genérica contêm itens que abrangem todas as áreas relevantes da QVRS. São desenhadas para serem administradas a pessoas com qualquer tipo de problema subjacente de saúde (ou nenhum problema). As medidas de QVRS genérica permitem comparações entre doenças ou condições.
Qualidade de vida relacionada à saúde específica por doença	Ver Qualidade de vida relacionada à saúde.
Qualidade de vida relacionada à saúde genérica	Ver Qualidade de vida relacionada à saúde (QVRS).
Questões abertas	Questões que não oferecem nenhuma estrutura específica para as respostas e permitem que as respondam com suas próprias palavras.
Questões básicas	Essas questões clínicas envolvem fisiologia, patologia, epidemiologia e manejo geral e são frequentemente levantadas por médicos em treinamento. As respostas a questões básicas muitas vezes são melhor encontradas em livros-texto ou em artigos narrativos de revisão.

Questões clínicas	Essas questões clínicas são mais comumente feitas por clínicos experientes. São perguntas feitas ao consultar a literatura (p. ex., que importante novo sistema de informação devo conhecer para dar um tratamento ótimo a meus pacientes?) ou ao resolver problemas (p. ex., definir questões específicas que surgem no cuidado de pacientes e então consultar a literatura para resolver esses problemas).
Raciocínio diagnóstico bayesiano	A essência do raciocínio bayesiano é que começamos com uma probabilidade ou distribuição de probabilidade prévia e incorporamos informações novas, a fim de chegarmos a uma probabilidade ou distribuição de probabilidade posterior. A abordagem ao diagnóstico apresentada neste livro pressupõe que os médicos que fazem diagnósticos são pensadores bayesianos intuitivos e passam das probabilidades pré-teste para as probabilidades pós-teste à medida que as informações se acumulam.
Randomização (ou Alocação aleatória)	Alocação por acaso de participantes aos grupos, geralmente realizada com o auxílio de uma tabela de números aleatórios. Não deve ser confundida com alocação sistemática ou quase randomização (p. ex., em dias pares e ímpares) ou com outros métodos de alocação à discrição do investigador.
Rastreamento	Serviços projetados para detectar pessoas em alto risco de sofrer agravo associado a desfecho adverso modificável, oferecidos a pessoas que não apresentam nem sintomas nem fatores de risco para um desfecho de interesse.
Razão custo-efetividade incremental	O preço com o qual se podem obter unidades adicionais de benefício.
Razão de chances (OR) (ou Chances relativas)	Uma razão das chances de um evento no grupo exposto e das chances do mesmo evento no grupo não exposto.

Razão de chances diagnósticas relativas	A razão de chances diagnósticas é um valor único que fornece um modo de representar o poder de um teste diagnóstico. É aplicável quando temos um único ponto de corte para um teste, e classifica resultados de teste como positivos e negativos. Calcula-se a razão de chances diagnósticas como o produto do verdadeiro-positivo e do verdadeiro-negativo dividido pelo produto dos falso-positivos e falso-negativos. A razão de chances diagnósticas relativas é a razão entre duas razões de chances diagnósticas.
Razão de custos para encargos	Onde há um desvio sistemático entre custos e encargos, uma análise econômica pode ajustar preços, usando uma razão custo-para-encargos, a fim de se aproximar dos custos reais.
Razão de probabilidade (RP)	Para um teste diagnóstico ou de rastreamento (incluindo sinais clínicos ou sintomas), a RP expressa a probabilidade relativa que seria esperada de um dado teste em um paciente com um distúrbio de interesse, comparado a outro sem o distúrbio. Uma RP de 1 significa que a probabilidade pós-teste é idêntica à probabilidade pré-teste. À medida que as RPs sobem para acima de 1, a probabilidade pós-teste aumenta progressivamente em relação à probabilidade pré-teste. À medida que as RPs caem para abaixo de 1, a probabilidade pós-teste diminui progressivamente em relação à probabilidade pré-teste. Calcula-se uma RP como a proporção de alvo positivo com um dado resultado de teste (o que, com um único ponto de corte, seria um resultado positivo ou negativo) dividido pela proporção de alvos negativos com o mesmo resultado de teste.
Razão de azares	O risco relativo ponderado de um desfecho (como óbito) durante todo o período de estudo; muitas vezes informado no contexto da análise de sobrevida.
Razão de riscos	Ver Risco relativo.

Razão sinal-ruído	Sinal refere-se ao alvo da medida; ruído, ao erro aleatório que obscurece o sinal. Quando se tenta discriminar entre pessoas em um único ponto no tempo (quem está melhor, quem está pior), o sinal vem de diferenças de escores entre pacientes. O ruído vem da variabilidade ou de diferenças de escore dos mesmos pacientes ao longo do tempo. Quanto maior é o ruído, mais difícil é detectar o sinal. Quando se tentam avaliar mudanças ao longo do tempo, o sinal vem da diferença de escores em pacientes cujo estado apresentou melhora ou deterioração. O ruído vem da variabilidade de escores em pacientes cujo estado não se alterou.
Rede neural	A aplicação de estatísticas não lineares para problemas de reconhecimento de padrões. Redes neurais podem ser usadas para desenvolver regras de predição clínica. A técnica identifica aqueles preditores mais fortemente associados com o desfecho relevante que pertençam a uma regra de predição clínica e a aqueles que podem ser omitidos da regra sem que haja perda de poder preditivo.
Redução de chances	A redução de chances expressa, para chances, o que o risco relativo expressa para riscos. Assim como a redução de risco relativo é 1 – risco relativo, a redução de chances é 1 – chance relativa (chances relativas e razão de chances são sinônimos). Assim, se um tratamento resultar em uma razão de chances de 0,6 para um dado desfecho, o tratamento reduzirá a chance daquele desfecho em 0,4.
Redução de risco absoluto (RRA) ou diferença de risco (DR)	A diferença absoluta (diferença de risco) entre taxas de desfechos nocivos entre grupos experimentais (taxa de eventos no grupo experimental ou TEE) e controle (taxa de eventos no grupo-controle ou TEC), calculada como a taxa de desfechos nocivos no grupo-controle menos a taxa de desfechos nocivos no grupo experimental (TEC – TEE). Tipicamente utilizada para descrever uma exposição ou intervenção benéfica (p. ex., se 20% dos pacientes no grupo-controle apresentam um evento adverso, bem como 10% dos pacientes tratados, a RRA ou DR será de 10%, expresso como percentual, e 0,10, expresso como proporção).

Redução de risco relativo (RRR)	A redução proporcional em taxas de desfechos nocivos entre participantes experimentais e controles. É calculada dividindo a taxa de desfechos nocivos no grupo-controle (taxa de eventos no grupo-controle ou TEC) menos a taxa de desfechos nocivos no grupo experimental (taxa de eventos no grupo experimental ou TEE) pela taxa de desfechos nocivos no grupo-controle ([TEE – TEC]/TEC). Usada com uma exposição ou intervenção benéfica.
Redundância informacional	Em pesquisa qualitativa, o ponto da análise em que novos dados deixam de gerar novos temas e novas informações. Esse é considerado um ponto de parada apropriado para a coleta de dados na maioria dos métodos e um ponto de parada apropriado para análise em alguns métodos.
Reflexividade	Em pesquisa qualitativa que usa observação de campo, qualquer das três abordagens que seja usada, o observador sempre terá algum efeito sobre o que está sendo observado, grande ou pequeno. Essa interação do observador com o que é observado é chamada reflexividade. Tendo papel positivo ou negativo na avaliação de verdades sociais, o pesquisador deve reconhecer e investigar a reflexividade e justificá-la na interpretação de dados.
Regra inversa dos 3	Uma regra prática, chamada de regra inversa dos 3s, diz que, se um evento ocorre, em média, uma vez a cada x dias, precisamos observar 3x dias para termos 95% de confiança de observarmos pelo menos um evento.
Regras de decisão (ou Regras de decisão clínica)	Ver Regras de decisão clínica.
Regras de decisão clínica (ou Regras de decisão, Regras de Previsão Clínica, ou Regras de Previsão)	Um guia para a clínica que é gerado pelo exame inicial e finalmente pela combinação de diversas variáveis a fim de prever a probabilidade de um diagnóstico atual ou de um evento futuro. Às vezes, se a probabilidade for suficientemente alta ou baixa, a regra gera um curso de ação sugerido.

Regras de interrupção	São guias metodológicas e estatísticas que dão informações para a decisão de interromper estudos antes do previsto. Podem incorporar questões como tamanho planejado de amostra, análises de intervalo planejadas e realizadas, presença e tipo de monitoramento de dados incluindo supervisão independente de pesquisas, limites estatísticos e ajustes estatísticos para análises de intervalo e interrupção.
Regras de predição (ou Regras de predição clínica)	Ver Regras de predição clínica.
Regressão (ou Análise de regressão)	Técnica que usa variáveis preditoras ou independentes para construir um modelo estatístico que prevê a situação de um dado paciente em relação a uma variável dependente ou variável-alvo.
Regressão hierárquica	A regressão hierárquica examina a relação entre variáveis independentes ou variáveis preditoras (como idade, sexo, severidade da doença) e uma variável dependente (ou variável desfecho) (como óbito, capacidade de exercício). A regressão hierárquica difere da regressão padrão porque um preditor é uma subcategoria de outro preditor. O preditor de nível mais baixo está alojado no preditor de nível mais alto. Por exemplo, em uma regressão que prevê a probabilidade de interrupção de sistemas de apoio à vida em unidades de tratamento intensivo (UTIs) que estão participando de um estudo internacional, a cidade está alojada no país e a UTI está alojada na cidade.
Regressão linear	O termo usado para uma análise de regressão quando a variável dependente ou variável-alvo é uma variável contínua, e acredita-se que a relação entre a variável dependente e a variável independente seja linear.
Regressão logística	Análise de regressão em que a variável dependente é binária.
Regressão simples (ou Regressão univariada)	Ver Regressão univariada.

Regressão univariada ou univariável (ou Regressão simples)	Regressão em que há apenas uma variável independente sendo avaliada em relação a uma variável dependente.
Representante acadêmico (ou Visitas de extensão educacional)	Estratégia para mudar o comportamento médico. Uso de pessoa treinada que se reúne com profissionais em seus locais de trabalho, a fim de transmitir informações com a intenção de mudar suas práticas. A indústria farmacêutica frequentemente usa essa estratégia, os chamados representantes. O representante acadêmico é uma interação desse tipo, iniciada por grupo ou instituição acadêmica, e não pela indústria farmacêutica.
Responsividade	A sensibilidade ou a capacidade de um instrumento para detectar mudanças ao longo do tempo.
Resultado nulo	Resultado não significativo; nenhuma diferença estatisticamente significativa entre grupos.
Resumo estruturado	Um breve sumário de elementos-chave de um artigo segundo títulos pré-especificados. Por exemplo, os resumos de tratamento do *ACP Journal Club* incluem grandes títulos da questão, métodos, contexto, pacientes, intervenção, principais resultados e conclusão. Resumos mais altamente estruturados incluem subtítulos. Por exemplo, as seções de métodos de resumos de terapia do *ACP Journal Club* incluem desenho, alocação, cegamento e período de seguimento.
Reuniões educacionais ou oficinas interativas	Estratégia para mudar o comportamento médico. Participação de profissionais em oficinas que incluem interação e discussão.
Revisão	Termo geral para designar artigos que sumarizam resultados de mais de um estudo primário. Ver também Revisão sistemática.
Revisão de utilização	Procedimento organizado para revisar hospitalizações, duração e serviços programáticos, profissionais e farmacológicos fornecidos, e para avaliar a necessidade desses serviços e promover seu uso mais eficiente.

Revisão narrativa	Artigo de revisão (tal como um típico capítulo de livro) que não é elaborado com métodos para minimizar o viés (em contraste com uma revisão sistemática).
Revisão sistemática	Identificação, seleção, avaliação e sumário de estudos primários que abordam uma questão clínica focalizada usando métodos para reduzir a probabilidade de viés.
Risco	Medida da associação entre exposição e desfecho (incluindo incidência, efeitos adversos ou toxicidade).
Risco absoluto (ou Risco basal ou Taxa de evento no grupo-controle [TEC])	O risco de um evento (p. ex., se 10 entre 100 pacientes apresentarem um evento, o risco absoluto será 10%, expresso como percentual, ou 0,10, expresso como proporção).
Risco basal ou taxa basal de eventos (ou Taxa de eventos no grupo-controle [TEC])	A proporção ou porcentagem de participantes do estudo no grupo-controle em quem se observa um resultado adverso.
Risco relativo (RR) (ou Razão de riscos)	Razão entre o risco de um evento entre a população exposta e o risco entre não expostos.
Saturação teórica	Na pesquisa qualitativa, é o ponto na análise no qual temas estão bem organizados em uma teoria ou em um marco conceitual coerente; é considerado o ponto apropriado para interrupção da análise de dados, especialmente em métodos de teoria fundamentada nos dados.
Seguimento ou seguimento completo	O grau com que investigadores estão cientes do desfecho em cada paciente que participou de um estudo. Se o seguimento foi completo, o desfecho de todos os participantes do estudo é conhecido.
Sensibilidade	A proporção de pessoas que verdadeiramente têm determinada doença e que são assim identificadas pelo teste. O teste pode consistir em ou incluir observações clínicas.

Séries de casos	Relato de um estudo de uma coleção de pacientes tratados de modo similar, sem um grupo-controle. Por exemplo, um clínico pode descrever as características de um desfecho para 25 pacientes consecutivos com diabete que receberam educação para a prevenção de úlceras de pé.
Sigilo da alocação (ou cegamento)	A randomização é sigilosa se a pessoa que toma a decisão sobre a inscrição de um paciente desconhece se o próximo paciente incluído será inscrito no grupo de intervenção ou controle (usando técnicas como randomização central ou envelopes opacos fechados em numeração sequencial). Se a randomização não é sigilosa, pacientes com prognósticos diferentes podem ser diferentemente recrutados para o grupo de tratamento ou controle. O que é particularmente preocupante é que pacientes com melhores prognósticos podem tender a ser matriculados preferencialmente no braço de tratamento ativo, resultando em um exagero do benefício aparente da intervenção (ou mesmo levando à falsa conclusão de que a intervenção é eficaz).
Significância estatística	Termo que indica que os resultados obtidos em uma análise de dados de estudo provavelmente não ocorreram por acaso, rejeitando-se a hipótese nula. Quando existe significância estatística, a probabilidade de que os resultados observados, dada a hipótese nula, está abaixo de um nível de probabilidade especificado (mais frequentemente $P < 0{,}05$).
Sinal	Qualquer anormalidade indicativa de doença, passível de ser descoberta pelo clínico ao examinar o paciente. É um aspecto objetivo de uma doença.
Síndrome	Coleção de sinais ou de sintomas ou anormalidades fisiológicas.
Sinopse	Breve sumário que encapsula os detalhes metodológicos-chave e resulta em um único estudo ou revisão sistemática.
Sintoma	Qualquer fenômeno ou afastamento do normal na função, na aparência ou sensação relatados pelo paciente e sugestivos ou indicativos de doença.

Sistema computadorizado de apoio à decisão (SCAP)	Estratégia para mudar o comportamento médico. Sistemas computadorizados de informações, usados para integrar informações clínicas e de pacientes, e que fornecem apoio à tomada de decisão em cuidados de pacientes. Em sistemas computadorizados de apoio à decisão clínica, dados detalhados de pacientes individuais são registrados em um programa de computador e são classificados e pareados a programas ou algoritmos em banco de dados computadorizado, resultando na geração de determinações ou recomendações específicas para o paciente. SCAPs podem ter os seguintes propósitos: alertar, lembrar, criticar, interpretar, prever, diagnosticar e sugerir. Ver também Sistema de apoio à decisão clínica.
Sistema de apoio à decisão clínica (SADC)	Estratégia para mudar o comportamento médico. Sistema de informação usado para integrar informações clínicas e de pacientes e dar apoio à tomada de decisão no cuidado de pacientes. Ver também Sistema computadorizado de apoio à decisão.
Sistemas	Sistemas incluem diretrizes práticas, vias clínicas ou sumários de livros-texto baseados em evidências que integram informações baseadas em evidências sobre problemas clínicos específicos e fornecem atualizações regulares para orientar o cuidados de pacientes individuais.
Sobrevida mediana	Tempo em que metade da população do estudo sobrevive.
Tamanho do efeito	A diferença em desfechos entre os grupos de intervenção e controle, dividida por alguma medida de variabilidade, tipicamente o desvio padrão.
Taxa de eventos	Proporção ou porcentagem de participantes do estudo em um grupo no qual se observa um evento. Utilizam-se a taxa de eventos no grupo-controle (TEC) e a taxa de eventos no grupo experimental (TEE) para referir-se a taxas de eventos no grupo-controle e no grupo experimental de participantes do estudo, respectivamente.
Taxa de eventos no grupo experimental (TEE)	Proporção ou porcentagem de participantes do estudo no grupo experimental ou de intervenção em que se observa um evento.

Taxa de eventos no grupo-controle (TEC) (ou Risco basal ou taxa basal de eventos)	Ver Risco basal.
Técnica *bootstrap*	Técnica estatística para estimar parâmetros como erros padrão e intervalos de confiança, com base na reamostragem de um conjunto de dados observados, com substituição da amostra original.
Tendências seculares	Mudanças na probabilidade de eventos ao longo do tempo, independentemente de previsores conhecidos do desfecho.
Teoria	Conceitos e suas relações.
Teoria crítica	Uma tradição em pesquisa qualitativa, focalizando o entendimento da natureza de relações de poder e constructos correlatos, muitas vezes com a intenção de ajudar a corrigir injustiças sistêmicas na sociedade.
Teoria fundamentada nos dados	Em pesquisa qualitativa, é uma abordagem de coleta e análise de dados com o objetivo de desenvolver uma teoria fundamentada em observações do mundo real.
Terapia, tratamento ou intervenção experimental	Alternativa terapêutica à terapia padrão ou controle, que frequentemente é uma intervenção nova ou uma dose diferente de uma droga padrão.
Termômetro de impressões ou medida de sentimento	Um termômetro de impressões é uma escala visual análoga apresentada como um termômetro, tipicamente com marcações de 0 a 100, em que 0 representa óbito e 100 saúde total. Os indivíduos usam o termômetro para indicar suas classificações de utilidade de seu estado de saúde ou de um estado de saúde hipotético.
Teste de sinal	Teste não paramétrico para comparar dois grupos pareados de acordo com a classificação relativa de valores entre os pares.
Teste do χ^2	Teste não paramétrico de significância estatística usado para comparar a distribuição de desfechos categóricos em dois ou mais grupos; a hipótese de nulidade é que as distribuições subjacentes são idênticas.

Teste *t*	Um teste estatístico paramétrico que examina a diferença entre as médias de dois grupos de valores.
Triangulação	Em pesquisa qualitativa, uma abordagem analítica na qual achados-chave são corroborados usando múltiplas fontes de informação. Há diferentes tipos de triangulação. A triangulação de investigadores requer que mais de um investigador coletem e analisem os dados brutos, de modo que os achados surjam pelo consenso entre a equipe de investigadores. A triangulação de teorias é um processo por meio do qual achados emergentes são corroborados com teorias de ciências sociais existentes.
Triangulação de investigador	Ver Triangulação.
Triangulação teórica	Ver Triangulação.
Unidade de alocação	Unidade ou foco usado para alocação a grupos de comparação (p. ex., indivíduos ou *clusters*, como escolas, equipes de saúde, enfermarias hospitalares, ambulatórios).
Unidade de análise	Unidade ou foco da análise; embora seja, mais frequentemente, o participante individual do estudo, em um estudo que use a alocação por *cluster*, a unidade de análise é o *cluster* (p. ex., escola, clínica).
Utilitarista (ou Consequencialista)	Ver Consequencialista.
Validade (ou Credibilidade)	Em termos de medição do estado de saúde, validade é o grau com que um instrumento mede aquilo que pretende medir. Em termos de avaliação crítica, validade reflete o grau com que os resultados de estudo provavelmente estarão sujeitos ao erro sistemático e, portanto, ter maior ou menor probabilidade de refletir a verdade. Ver também Credibilidade.

Validade de constructo	Na teoria de mensuração, um constructo é uma noção derivada teoricamente da(s) área(s) que desejamos medir. Compreender o constructo levará a expectativas de como um instrumento deve se comportar se for válido. Portanto, a validade do constructo envolve comparações entre os instrumentos em avaliação e outras medidas (p. ex., características de pacientes ou outros escores) e as relações lógicas que devem existir entre elas.
Validade externa (ou Generabilidade)	O grau com que os resultados de um estudo podem ser generalizados a contextos ou amostras além dos estudados.
Validade interna	A validade dos resultados fornecidos por um estudo dependerá de um bom delineamento e realização, de modo que os achados representem acuradamente a direção e a magnitude do efeito subjacente verdadeiro (i.e., estudos que têm maior validade interna têm menor probabilidade de viés/erro sistemático).
Validade nominal	O grau com que um instrumento de medida parece medir aquilo que deve medir.
Valor P	A probabilidade de que resultados tão ou mais extremos do que os observados ocorreriam se a hipótese nula fosse verdadeira e o experimento fosse repetido numerosas vezes. $P < 0,05$ significa que há uma probabilidade menor de 1 em 20 de que, ao se repetir o experimento, ocorram resultados tão ou mais extremos do que os observados, caso a hipótese nula seja verdadeira.
Valor preditivo	Duas categorias: valor preditivo positivo – a proporção de pessoas com resultado de teste positivo que têm a doença; valor preditivo negativo – a proporção de pessoas com resultado de teste negativo que não têm a doença.
Valor preditivo negativo (VPN)	Ver Valor preditivo.
Valor preditivo positivo (VPP)	Ver Valor preditivo.

Valores e preferências	Quando usado genericamente, refere-se à coleção de objetivos, expectativas, predisposições e crenças que indivíduos demonstram em relação a certas decisões e seus desfechos potenciais. A incorporação de valores e preferências do paciente na tomada de decisão é central para a medicina baseada em evidências. Esses termos também têm significado específico em outros contextos. Instrumentos de medição que exigem escolha em condições de incerteza para medir indiretamente a preferência por um desfecho em economia de saúde (como a aposta padrão) quantificam preferências. Instrumentos de medição que avaliam o desfecho em uma escala com finais favoráveis e desfavoráveis definidos (p. ex., escalas visuais análogas, termômetro de sensações) quantificam valores.
Variância	O termo técnico para a estimativa estatística da variabilidade de resultados.
Variável categórica	Uma variável categórica pode ser nominal ou ordinal. Variáveis categóricas podem ser definidas de acordo com atributos sem qualquer ordem associada (p. ex., hospitalização, cirurgia eletiva ou cirurgia de emergência); são chamadas variáveis nominais. Uma variável categórica também pode ser definida de acordo com atributos ordenados (p. ex., altura, como alta, média ou baixa); são chamadas variáveis ordinais.
Variável continua (ou Intervalo de dados)	Variável que teoricamente pode assumir qualquer valor e, na prática, pode assumir um grande número de valores com pequenas diferenças entre eles (p. ex., altura). Às vezes, variáveis contínuas também são chamadas intervalo de dados.
Variável de desfecho (ou Variável dependente, ou Variável-alvo)	A variável que é alvo de interesse. A variável que, na nossa hipótese, depende de ou é causada por outra variável (a variável independente).
Variável dependente (ou Variável de desfecho, ou Variável-alvo)	A variável de interesse. Segundo a hipótese, a variável que depende ou é causada por outra variável, a variável independente.

Variável independente	A variável que se acredita causar, influenciar ou pelo menos estar associada com a variável dependente.
Variável-alvo (ou Variável dependente ou Variável de desfecho)	Ver Variável dependente.
Verdadeiro-negativo	Aquele indivíduo que o teste identifica corretamente como não tendo a doença de interesse.
Verdadeiro-positivo	Aquele indivíduo que o teste identifica corretamente como tendo a doença de interesse.
Verificação pelos membros	Em pesquisa qualitativa, envolve compartilhar achados da minuta de estudo com os participantes a fim de ver se seus pontos de vista foram interpretados fielmente e para verificar se o relato faz sentido para os participantes.
Viés (ou Erro sistemático)	Desvio sistemático da verdade subjacente, devido a uma característica do delineamento ou da condução de um estudo de pesquisa (p. ex., superestimação de um efeito de tratamento devido à não randomização). Algumas vezes, autores classificam tipos específicos de viés em uma variedade de contextos. 1. Efeito de canalização ou "viés de canalização": tendência de clínicos de prescrever o tratamento de acordo com o prognóstico do paciente. Em resultado desse comportamento, em estudos observacionais, pacientes tratados têm maior ou menor probabilidade de serem pacientes de alto risco do que pacientes não tratados, levando a uma estimativa distorcida do efeito do tratamento. 2. Viés da integridade dos dados: o uso de um sistema computadorizado de apoio à decisão (SCAP) para registrar episódios no grupo de intervenção e o uso de um sistema manual no grupo-controle sem SCAP podem criar variações na integridade dos dados. 3. Viés de detecção ou "viés de vigilância": tendência a procurar mais cuidadosamente um desfecho em um dos grupos de comparação.

Viés (ou Erro sistemático) (*Continuação*)	4. Viés de verificação diferencial: quando os resultados dos testes influenciam a escolha do padrão de referência (p. ex., pacientes com teste positivo fazem um exame invasivo para estabelecer o diagnóstico, enquanto pacientes com teste negativo passam por acompanhamento em longo prazo, sem a aplicação do exame invasivo), a avaliação das propriedades do teste pode ter um viés. 5. Viés de expectativa: na coleta de dados, um entrevistador tem informações que influenciam sua expectativa de encontrar a exposição ou o desfecho. Na prática clínica, a avaliação de um clínico pode ser influenciada por conhecimento prévio da presença ou ausência de um agravo. 6. Viés de incorporação: ocorre quando investigadores usam um padrão de referência que incorpora um teste diagnóstico que é o alvo da investigação. O resultado é um viés que faz com que o teste pareça mais poderoso em diferenciar alvo positivo de alvo negativo do que realmente é. 7. Viés do entrevistador: sondagem maior por um entrevistador de alguns participantes em relação a outros, dependendo de características particulares dos participantes. 8. Viés de tempo ganho: ocorre quando desfechos como sobrevida, medidos a partir do diagnóstico, possam estar aumentados, não porque os pacientes vivam mais, mas porque o rastreamento aumenta o tempo em que sabem que têm a doença. 9. Viés de duração temporal: ocorre quando pacientes cuja doença é descoberta pelo rastreamento também podem parecer ter melhor resultado ou viver por mais tempo do que pessoas cuja doença apresenta-se clinicamente com sintomas, porque o rastreamento tende a detectar doenças destinadas a progredirem lentamente e que, portanto, têm um bom prognóstico.

Viés (ou Erro sistemático) (*Continuação*)	10. Viés do observador: ocorre quando as observações diferem sistematicamente de acordo com características de participantes (p. ex., fazer observações sistematicamente diferentes nos grupos de tratamento e controle). 11. Viés de verificação parcial: ocorre quando apenas uma amostra selecionada de pacientes que fizeram o teste-índice é verificada pelo padrão de referência, e essa amostra depende dos resultados do teste. Por exemplo, pacientes com suspeita de arteriopatia coronariana com testes de exercício positivos podem ter maior probabilidade de fazer angiografia coronariana (o padrão de referência) do que aqueles com testes de exercício negativos. 12. Viés de publicação: ocorre quando a publicação da pesquisa depende da direção dos resultados do estudo e se eles são ou não estatisticamente significativos. 13. Viés de memória: ocorre quando pacientes que sofrem um desfecho adverso têm probabilidade diferente de lembrar de uma exposição do que pacientes que não sofrem o desfecho adverso, independentemente da real extensão da exposição. 14. Viés de encaminhamento: ocorre quando as características de pacientes diferem entre um local (como cuidados primários) e outro local que inclua somente pacientes encaminhados (como cuidados secundários e terciários). 15. Viés de publicação (ou viés de notificação seletiva de desfechos): a inclinação de autores de notificar diferencialmente suas pesquisas de acordo com magnitude, direção ou significância estatística dos resultados. 16. Viés de preferência social: ocorre quando participantes respondem conforme normas sociais ou comportamentos socialmente desejáveis, e não conforme os fatos reais (p. ex., subnotificar o consumo de álcool).

Viés (ou Erro sistemático) (*Continuação*)	17. Viés de espectro: idealmente, as propriedades do teste diagnóstico serão avaliadas em uma população na qual o espectro da doença nos pacientes-alvo positivos inclui todos aqueles para os quais os médicos podem não ter certeza sobre o diagnóstico, e os pacientes-alvo negativos incluem todos aqueles com agravos facilmente confundidos com o agravo de interesse. O viés de espectro pode ocorrer quando a acurácia de um teste diagnóstico é determinada em uma população que difere desse ideal. Exemplos de viés de espectro incluiriam uma situação em que proporção substancial da população-alvo positiva tem doença avançada, e participantes-alvo negativos são normais ou assintomáticos. Tais situações tipicamente ocorrem em estudos diagnósticos caso-controle (p. ex., comparando indivíduos com doença avançada a indivíduos normais). Tais estudos são passíveis de produzir estimativa demasiado otimista da utilidade do teste. 18. Viés de vigilância: ver Viés de detecção. 19. Viés de verificação: ver Viés de verificação diferencial. 20. Viés de investigação diagnóstica: ver Viés de verificação diferencial.
Viés da integridade dos dados	Ver Viés.
Viés de detecção (ou Viés de vigilância)	Ver Viés.
Viés de duração temporal	Ver Viés.
Viés de encaminhamento	Ver Viés.
Viés de espectro	Ver Viés.

Viés de expectativa	Ver Viés.
Viés de incorporação	Ver Viés.
Viés de investigação diagnóstica	Ver Viés
Viés de memória	Ver Viés.
Viés de preferência social	Ver Viés.
Viés de publicação	Ver Viés.
Viés de publicação (ou Viés de publicação seletiva de desfechos)	Ver Viés.
Viés de tempo ganho	Ver Viés.
Viés de verificação	Ver Viés
Viés de verificação diferencial	Ver Viés.
Viés de verificação parcial	Ver Viés.
Viés de vigilância	Ver Viés.
Viés do entrevistador	Ver Viés.

Viés do observador	Ver Viés.
Visitas de extensão educacional (ou Representante acadêmico)	Ver Representante acadêmico.

Índice

A

Abordagem dicotômica razão de probabilidades positiva/razão de probabilidades negativa (RP+/RP−), 230-233
AC
   (Ver Arteriopatia coronariana)
Acetaminofeno, 199
Aciclovir, 32-33
Acidente vascular cerebral (AVC), 204-205
ACP Journal Club, 61-62, 69-71, 79-80, 106-107, 261-262
Adenocarcinoma vaginal, 171-173
Aderência em pacientes, 116-118
   Não aderência, 33, 116-118
Agency for Healthcare Policy and Research
   (Ver US Agency for Healthcare Research and Quality)
Agonistas do receptor de histamina$_2$, 292
Agonistas β-adrenérgicos, 172-174
Alergia ao amendoim
   Na infância, 162
   Estudo de coorte, 162
Amianto crisotila, 171-172, 181-182
Análise de decisão
   De recomendações de tratamento, 290-296, 300-303, 306
Análise de sensibilidade, 302-303, 306-307
   Multiformas (*Multiway*), 303, 306
   Uma forma (1-*Way*), 302-303
Análise de sensibilidade 1-*Way* (uma forma), 302-303
Análise de sensibilidade multiformas (*multiway*), 303, 306
Análise de sobrevida, 148
Análise de subgrupo, 123-124, 278-280
Análise econômica, 125-126
Anti-inflamatórios não esteroidais (AINEs), 168-171, 182-184
Apreciação com viés mínimo
   Dano, estudos observacionais, 165-166
Arteriopatia coronariana (AC), 109-110
Artigos correlatos, 81-84
Árvore de decisão
   Custo-efetividade, 290-293
   Probabilidade, 292-296
Asma, 172-174, 260, 271-272, 275-276, 279-282
Aspirina, 106-108, 129, 156, 183-184, 265-267, 286, 289, 291, 299-300, 308-310
Ataque isquêmico transitório (AIT), 265-267
Ativador de plasminogênio tecidual (APT), 125-126
Avaliação cega, 221-222
Avaliação diagnóstica definitiva, 204-208
   Avaliação abrangente, 204-206
   Avaliação consistente, 206-207
   Critérios, 205-206
   Pacientes não diagnosticados, 206-207
   Seguimento, 206-207
   Reprodutibilidade, 206-207
Azia, 195-196

B

Bandolier, 70-72
Bendectina, 175-176
Benzodiazepínicos, 168-170
β-bloqueadores, 98-99
Bmjupdates+, 75-76

C

Canadian Task Force, 300-302
Câncer colorretal (CRC), 217
Câncer gastrintestinal, 109-110
Cardiopatia reumática, 248-249
Cegamento, 102-104
   Manter o balanço prognóstico, 112-116
Cetoprofeno, 168-169
CINAHL (Cumulative Index to Nursing and Allied Health Literature), 74
Cintilografia ventilação/perfusão, 195-196, 222-224
Clopidogrel, 107-108, 156, 299-300
Cochrane Controlled Trials Registry, 74-76, 268
Cochrane Library, 61-62, 72, 74, 80-81, 260
Cochrane Database of Systematic Reviews, 60-62, 72
Cointervenções, 113-116
   Eliminando, 102-104
Cólera, 211-212
Comorbidade, 109-110, 245
Comunicação eletrônica, 76-77
Coronariopatia, 106-107
Curva característica de operação do receptor (ROC), 230-231
Curva de sobrevida, 142-143, 251-252

D

Dados de sobrevida, 142-145
   Curva de sobrevida, 142-143
Dano, 43, 101
   Estudo de caso-controle
      Circunstâncias e métodos, 170-172
      Uso de aspirina e síndrome de Reye, 183-184
   Estudo de coorte, 167-168
      Alergia ao amendoim na infância, 162
      Avaliando a mortalidade hospitalar, 178-179
         Risco relativo, 178-180
      De exposições potencialmente nocivas, 167-168
      Detecção de desfecho, 170-172
      Direções de investigação e pontos fracos e fortes chave da metodologia, 166-167
      Fatores prognósticos
         Anti-inflamatórios não esteroidais, 168-169
         Estudo prospectivo, 167-168
         Estudo retrospectivo, 167-168
         Grupos expostos e não expostos, 167-170
         Seguimento, 171-172
   Ensaios clínicos randomizados, 182-183
      Detecção de desfecho, 170-172
      Efeito nocivo, 165-166
         Agente terapêutico, 165-166
      Questões de delineamento, 176-179
      Razões para
         Efeitos adversos, 165-166
         Falta de ética, 165-166
         Não transmitir adequadamente a informação, 165-166
   Estudos transversais, 175-176
   Exposição e desfechos
      Fortalecimento, 178-180
      Período de seguimento, 180-182
   Intervenções médicas/agentes ambientais, 163-164
   Paciente na clínica, 180-181
   Pacientes expostos e não expostos
      Desfecho relevante, risco diferente, 168-169
   Risco
      Estimativa, 179-181
      Exposições, benefícios associados, 182-184
      Magnitude, 181-183
   Séries de casos e relatos de caso, 175-177
DARE (Database of Reviews of Effects), 72-73
Delírio, 204-205
Demência, 223-225
Desconforto torácico, 201-204
Desfecho importante para o paciente, 124-126, 277-279
Desfecho relevante, 101, 109-112
   Em dano, estudos observacionais, 168-169

Diretrizes para Utilização da Literatura Médica

Diretrizes para um Artigo Sobre Terapia

Os resultados são válidos?

Os grupos intervenção e controle começaram com o mesmo prognóstico?
- Os pacientes foram randomizados?
- A randomização não foi revelada?
- Os pacientes dos grupos de estudo eram semelhantes com respeito a fatores prognóstico conhecidos?

O equilíbrio prognóstico foi mantido durante o desenvolvimento do estudo?
- Em que medida o estudo foi cegado?

Os grupos eram prognosticamente equilibrados quando o estudo foi concluído?
- O acompanhamento foi completo?
- Os pacientes foram analisados nos grupos para os quais foram randomizados?
- O ensaio foi interrompido precocemente?

Quais são os resultados?
- Qual é o tamanho do efeito do tratamento?
- Qual era a precisão da estimativa do efeito do tratamento?

Como posso aplicar os resultados à atenção ao paciente?
- Os pacientes do estudo eram semelhantes ao meu paciente?
- Todos os desfechos importantes foram considerados?
- Os prováveis benefícios do tratamento compensam o dano e os custos em potencial?

ESTIMANDO O TAMANHO DO EFEITO DO TRATAMENTO

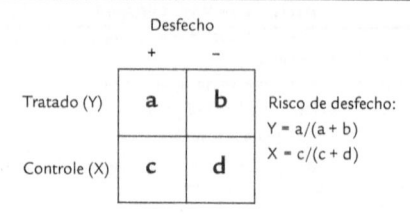

	Desfecho +	Desfecho −
Tratado (Y)	a	b
Controle (X)	c	d

Risco de desfecho:
$Y = a/(a+b)$
$X = c/(c+d)$

Risco relativo ou **Razão de risco** é a razão de risco no grupo tratado (Y) sobre o risco no grupo controle (X):

$RR = Y/X$

Redução de risco relativo é a redução percentual do risco no grupo tratado (Y) comparado com controles (X):

$RRR = 1 - RR = 1 - Y/X \times 100\%$ ou

$RRR = [(X - Y)/X] \times 100\%$

Redução de risco absoluto é a diferença de risco entre grupo controle (X) e grupo tratado (Y):

$RRA = X - Y$

Número necessário para tratar é 100 dividido pela RRA expresso como porcentagem:

$NNT = (100/RRA) \times 100\%$

Um NNT de 15 significa que 15 pacientes devem ser tratados durante determinado tempo para prevenir um desfecho adverso.

DIRETRIZES PARA UTILIZAÇÃO DA LITERATURA MÉDICA

NOMOGRAMA PARA NNT*

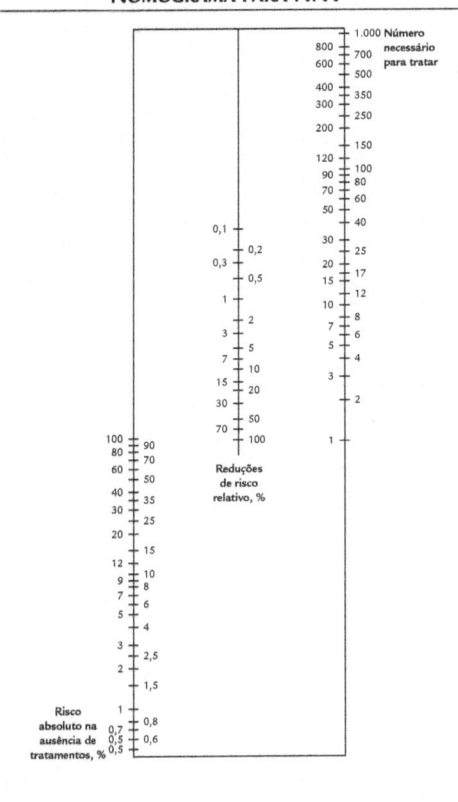

Risco absoluto na ausência de tratamentos, %

Reduções de risco relativo, %

Número necessário para tratar

EXEMPLO: seu paciente, um homem com 62 anos de idade com insuficiência cardíaca congestiva (ICC) severa recentemente estabelecida e com uma classificação pela New York Heart Association (NYHA) de IV, tem um risco de 33% de morrer em um ano na ausência de tratamento. Você sabe que a terapia com β-bloqueadores pode oferecer uma redução de risco relativo (RRR) de 32% em pacientes com ICC. Para determinar o benefício dessa terapia para seu paciente, você usa o nomograma para obter diretamente um número necessário para tratar (NNT) sem qualquer cálculo. Você alinha uma régua a partir do risco absoluto de 33% na escala do lado esquerdo até a RRR de 32% na escala central. O ponto de interceptação fornece o NNT. Nesse caso, nove pacientes precisam ser tratados com terapia com β-bloqueador para evitar uma morte durante 1 ano. Se o paciente tivesse uma insuficiência menos severa e um *status* funcional III pela NYHA, seu risco basal seria 21% e seu NNT 15. Um paciente ainda menos limitado de classe II teria um risco basal de 8% e um NNT de 39.

* Reproduzido de Chatellier G, Zapletal E, Lamaitre D, Menard J, Degoulet P. The number needed to treat: a clinically useful nomogram in its proper context. *BMJ*. 1996;312:426-429. Reproduzido com permissão do grupo editorial BMJ.

DIRETRIZES PARA UTILIZAÇÃO DA LITERATURA MÉDICA

NOMOGRAMA* PARA INTERPRETAR RESULTADOS DE TESTES DIAGNÓSTICOS

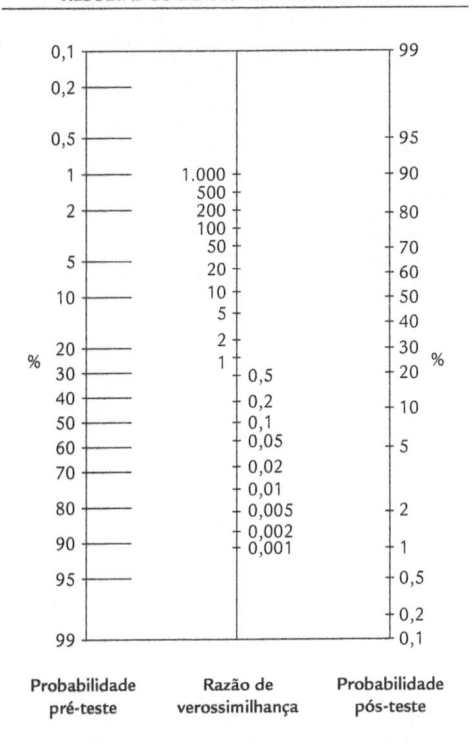

Probabilidade pré-teste	Razão de verossimilhança	Probabilidade pós-teste
0,1 %	1.000	99 %
0,2	500	95
0,5	200	90
1	100	80
2	50	70
5	20	60
10	10	50
20	5	40
30	2	30
40	1	20
50	0,5	10
60	0,2	5
70	0,1	2
80	0,05	1
90	0,02	0,5
95	0,01	0,2
99	0,005	0,1
	0,002	
	0,001	

EXEMPLO: a coluna da esquerda desse nomograma representa a probabilidade pré-teste, a coluna central representa a razão de verossimilhança (RV) e a coluna da direita mostra a probabilidade pós-teste. Você obtém a probabilidade pós-teste fixando uma régua na probabilidade pré-teste e girando-a até se alinhar com a RV para o resultado do teste observado. Por exemplo, considere uma paciente com suspeita de embolia pulmonar (EP) 10 dias depois de uma cirurgia abdominal e com uma probabilidade pré-teste estimada de 70%. Suponha que sua tomografia de ventilação/perfusão (VA/Q) foi registrada como de alta probabilidade. Fixando uma régua em 70% no lado do pré-teste do nomograma e alinhado-a com a RV de 18,3 associada a uma tomografia de alta probabilidade, a probabilidade pós-teste é de mais de 97%. Se o resultado de sua tomografia VA/Q for registrada como intermediária (RV 1,2), a probabilidade de EP muda pouco (para 74%), enquanto um resultado próximo do normal (0,1) produz uma probabilidade pós-teste de 19%. Também existem nomogramas interativos na web (http://www.JAMAevidence.com) que calcularão isso para você.

* Adaptado de Fagan TJ. Nomogram for Bayes's theorem. *N Engl J Med.* 1975:293:257. Copyright © 1975 Massachussetts Medical Society. Todos os direitos reservados. Adaptado com permissão da Massachussetts Medical Society.

ALGUMAS RAZÕES DE VEROSSIMILHANÇA

Aneurisma abdominal de aorta (AAA) em pacientes assintomáticos com fatores de risco para AAA

AAA de 3 cm ou mais:

Palpação abdominal direcionada para detecção de AAA	Positiva	12
	Negativa	0,72

AAA de 4 cm ou mais:

Palpação abdominal direcionada para detecção de AAA	Positiva	16
	Negativa	0,51

Trombose venosa profunda (TVP) em pacientes sintomáticos hospitalizados ou ambulatoriais com suspeita de estarem tendo o primeiro episódio de TVP

Ultrassonografia	Positiva	15
	Negativa	0,12
Teste Elisa com dímero-D	Positivo	1,6
	Negativo	0,12

Deficiência de ferro em pacientes anêmicos

Ferritina sérica (Ug/L)	< 15	55
	15-25	9,3
	25-35	2,5
	35-45	1,8
	45-100	0,54
	> 100	0,08

Tromboembolia ou embolia pulmonar (EP) aguda em pacientes clinicamente suspeitos de terem sintomas de EP nas últimas 24 horas

Tomografia computadorizada (TC):		
TC com contraste com feixe de elétrons	Positiva	22
	Negativa	0,36
Tomografia helicoidal	Positiva	24,1
	Negativa	0,11
Cintilografia de ventilação/perfusão (tomografia de VA/P)	Alta probabilidade	18
	Probabilidade intermediária	1,2
	Baixa probabilidade	0,36
	Quase normal	0,10

Ascite em pacientes com suspeita de terem doença hepática ou ascite

História:	Circunferência da cintura aumentada	Presente	4,6
		Ausente	0,17
	Ganho recente de peso	Presente	3,2
		Ausente	0,42
	Hepatite	Presente	3,2
		Ausente	0,80
	Edema de tornozelo	Presente	2,8
		Ausente	0,10
Exame físico:	Ondas de fluido	Presente	6,0
		Ausente	0,4
	Flutuação móvel	Presente	2,7
		Ausente	0,3
	Flutuação nos quadris	Presente	2,0
		Ausente	0,3
	Quadris salientes	Presente	2,0
		Ausente	0,3